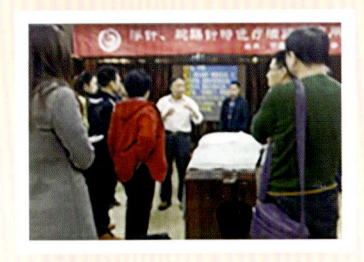

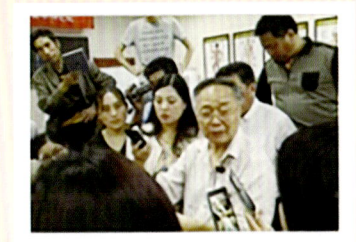

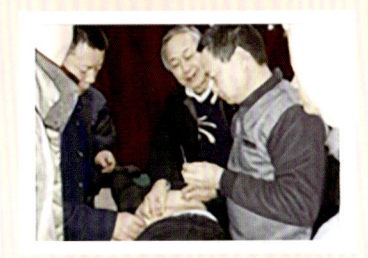

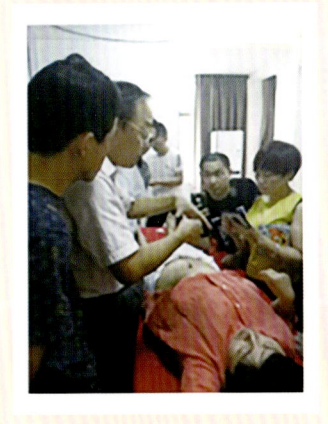

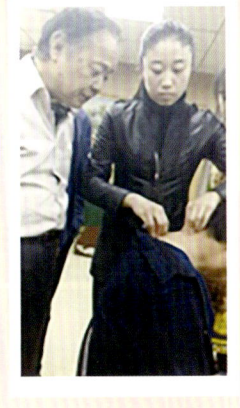

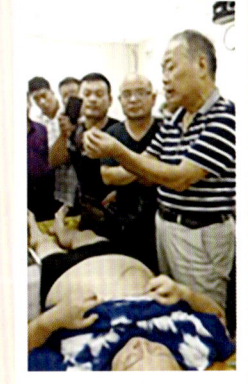

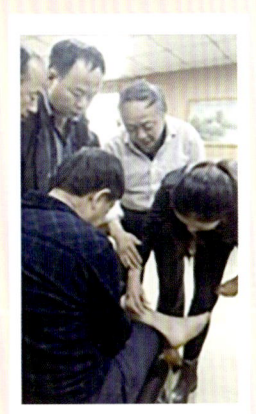

王启才教授临床带教中医浮刺疗法培训班

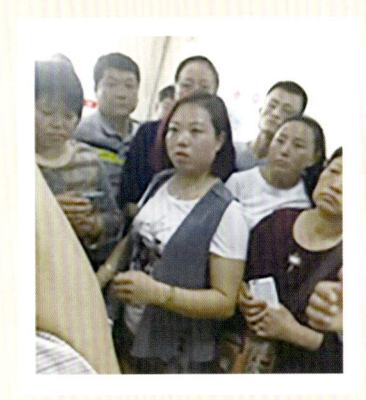

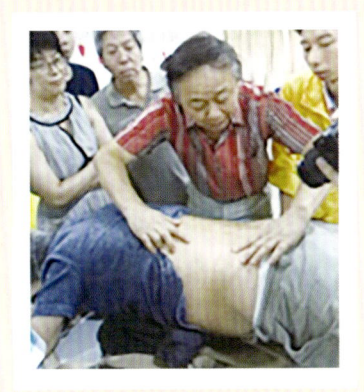

学员们专注观看演示　　王启才教授认真查找痛点（阿是穴）　　澳门班学员刻苦练针（一）

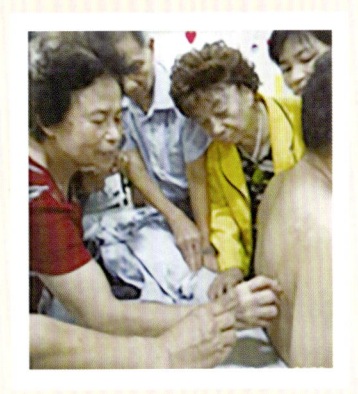

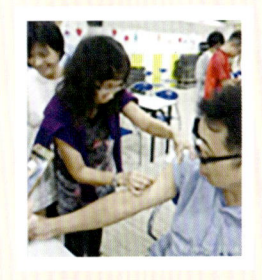

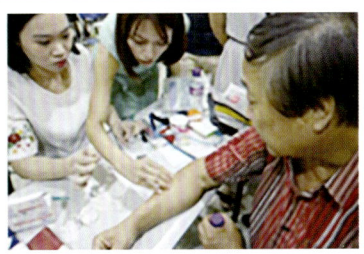

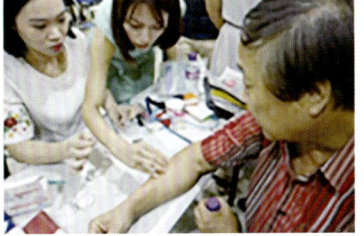

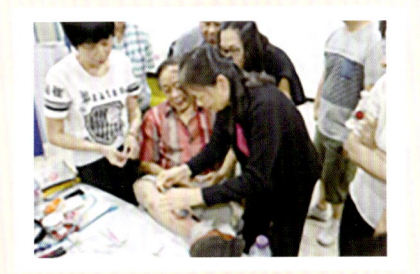

澳门班学员刻苦练针（二）　　为了让学员练好进针基本功，王启才教授让学员在他身上试针

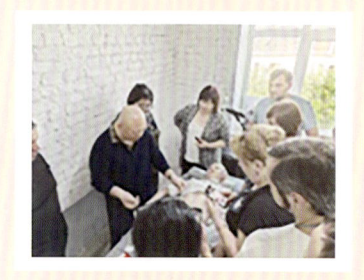

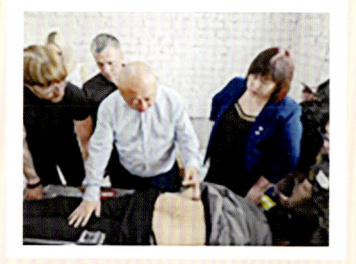

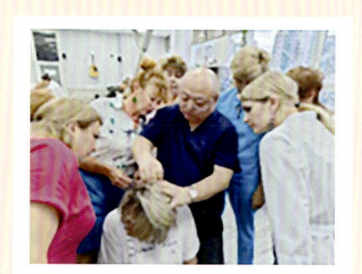

吴继华教授在俄罗斯套针培训班临床带教　　　　　　　　　　　手法示范（一）

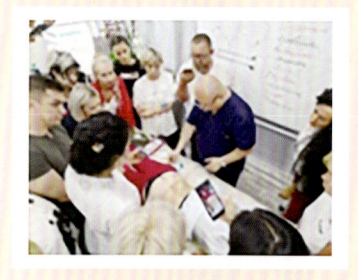

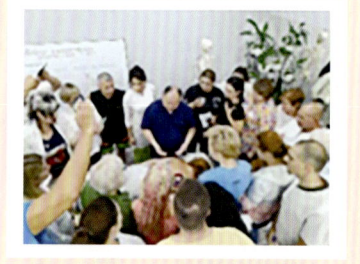

手法示范（二）　　　　　　　手法示范（三）　　　　　　莫斯科学员欢庆结业

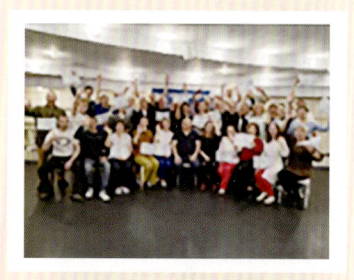

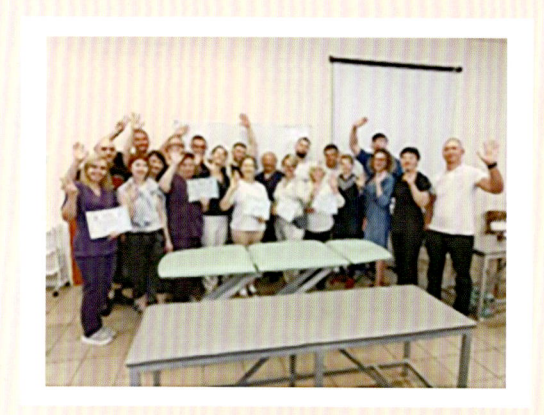

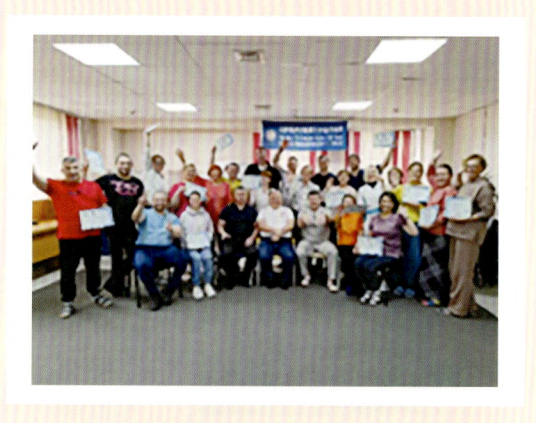

圣彼得堡学员欢庆结业　　　　　　　　　　　叶卡捷琳堡学员欢庆结业

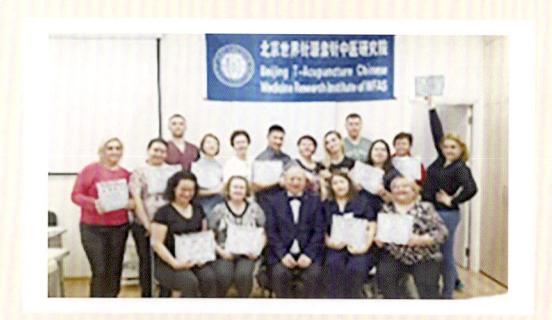

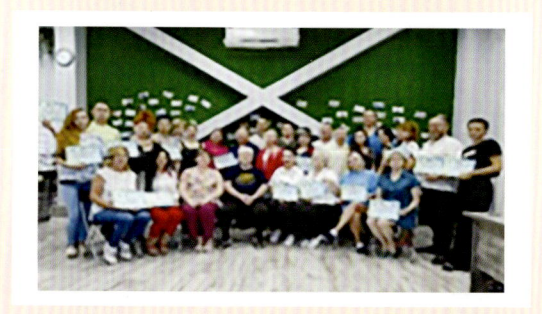

俄罗斯学员结业

新世纪全国高等中医药院校创新教材

《内经》浮刺治疗学

主编 王启才 吴继华 张 燕 钱 娟 曹雪梅

中国科学技术出版社
·北京·

图书在版编目（CIP）数据

《内经》浮刺治疗学 / 王启才等主编 . -- 北京：中国科学技术出版社，2025.10. -- ISBN 978-7-5236-1481-5

Ⅰ．R245.3

中国国家版本馆 CIP 数据核字第 2025MQ3150 号

策划编辑	王久红
责任编辑	靳　羽
装帧设计	华图文轩
责任印制	徐　飞

出　　版	中国科学技术出版社
发　　行	中国科学技术出版社有限公司
地　　址	北京市海淀区中关村南大街 16 号
邮　　编	100081
发行电话	010-62173865
传　　真	010-62179148
网　　址	http://www.cspbooks.com.cn

开　　本	787mm×1092mm　1/16
字　　数	360 千字
印　　张	18 印张 +8 面彩插
版　　次	2025 年 10 月第 1 版
印　　次	2025 年 10 月第 1 次印刷
印　　刷	北京盛通印刷股份有限公司
书　　号	ISBN 978-7-5236-1481-5
定　　价	98.00 元

（凡购买本社图书，如有缺页、倒页、脱页者，本社销售中心负责调换）

编著者名单

（以姓氏笔画为序）

主　　编	王启才	吴继华	张　燕	钱　娟	曹雪梅
执行主编	王　勋	刘昌埠	林报连	高增伟	符庄彪
副 主 编	刘丽敏	刘全军	陈维臻	侯　斌	郭忠武
	樊志超				
编　　者	马良福	马浩玄	王年云	甘方芳	卢筱燕
	田元旭	刘向生	许贻义	杜丽洁	李　军
	李　奇	李　薇	李丽珠	肖健添	何　军
	张俊青	张绪刚	陈尔国	周宝群	孟凡华
	赵　健	唐金叶	曹育松	符民鸿	温　升

内容提要

　　浮刺疗法，源于《灵枢·官针》二十六刺中的"浮刺""直针刺"。本书作为《内经》浮刺治疗创新教材，对《内经》浮刺渊源、特点、优势及其现代研究的作用机制、适用范围、操作程序、针具（套针）的多种功能等基础内容做了系统梳理，更为突出实用性，用近200幅实操图对浮刺治疗疗效颇佳的80多种常见病证浮刺诊疗的辨证论治、选点配穴和操作方法进行了直观展示，并记录了数百例各科真实病案的浮刺全流程诊治操作，旨在启发广大读者能短、平、快地了解、学习、掌握浮刺，达到应用浮刺，受益于浮刺的目的，同时正本清源、回归经典，让传统中医针灸的"浮刺疗法"发挥作用。此外，本书附录部分还介绍了简易、实用的"腕踝针疗法"的操作方法、临床应用和典型病例操作。

　　本书内容理论联系实际，通俗易懂，讲述生动活泼，幽默风趣，适合从事浮刺工作的医疗工作者、正在和即将接受培训的浮刺工作者及中医初学者。

主编简介

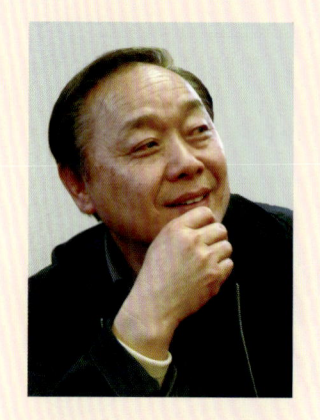

王启才　南京中医药大学国际教育学院教授、研究生导师。欧洲自然科学院院士，俄罗斯联邦中医学学科终身教授，世界浮刺针灸学会荣誉主席，世界中医药学会联合会套针专业委员会荣誉会长，美国自然医学研究院荣誉院士，美国国际医药大学研究生院教授、博士研究生导师，美国纽约中医学院客座教授，加拿大中医学院（蒙特利尔）兼职副院长、教授，加拿大中医研究院学术顾问，瑞士中医药大学教授、博士研究生导师，英国伦敦中医学院教授，法国里昂中医学院客座教授，香港大学中医药学院针灸研究生班特邀教授，香港中医药研究院学术顾问、客座教授，澳门中医药学会名师带高徒指导老师。2006年荣获第四届中国科协先进工作者奖。新世纪（第二版）全国高等中医药院校规划教材《针灸治疗学》主编，成人教育教材《针灸学》主审。

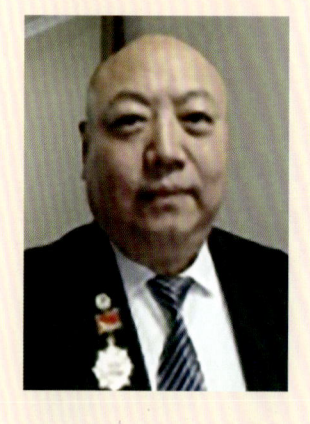

吴继华　1988年毕业于上海医科大学（现上海复旦大学），就业于浙江省杭州市职业病防治院。2002年赴俄罗斯联邦莫斯科国立第一医科大学研究生院留学，2007年毕业获得博士学位，分别在莫斯科东方医疗中心、莫斯科东方传统医学院工作。2013年至今，在俄罗斯传统医学会任主席助理。金砖国家健康医疗国际合作委员会驻俄罗斯联邦首席代表，欧洲自然科学院院士，俄罗斯科学院院士，世界中医药学会联合会套针专业委员会副会长，北京世界针联套针中医研究院副院长，俄罗斯联邦传统医学专家专业协会主席助理，俄罗斯中医药专家学会副会长。从2022年开始，已在俄罗斯举办套针浮刺培训班50多期，为俄罗斯联邦培养中医、针灸医生2000余人。

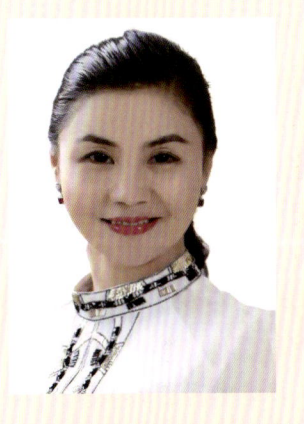

张燕（心羽） 先后毕业于湖北大学文学系和北京中华研修大学中医美容（硕士研究生），2003—2009 年在北京参加中国中医研究院（现中国中医科学院）、北京大道中医研究所美容职业培训。2018 年晋升为中医副主任医师，中国医药新闻信息协会仲景学术传人，蒙古国传统医学研究院研究员，上海漾亮生物科技有限公司董事长，中国民族卫生协会中医大健康推广工作委员会副主任委员，世界中医药学会联合会套针专业委员会常务理事，中国中医药信息学会中西医学汇通分会常务理事，中华全国工商业联合会美容化妆品业商会穴位营养美学专业委员会主任委员。创办了漾亮康美教育培训中心，为行业输送上万人才。其独创的"无针穴位注射透皮给药"新技术，对美容、妇科病和男性病等疗效独特。发表论文 10 余篇，主编《针灸治疗与解惑》《不苦口的良药》《特定穴临床应用》《经络学：正经以外临证体系》等著作，《经络学》一书被纳入瑞士中医药大学教科书。

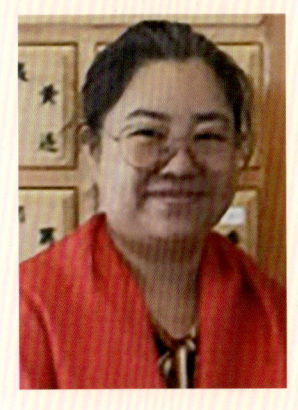

钱 娟 苏州人，苏州"生幼堂"中医诊所有限公司创始人。家传中医（吴门医派钱氏一脉），北宋名医钱乙第 31 代后人，家传医馆"生幼堂"是"姑苏老字号"之一。后师从国医大师张大宁和李佃贵及欧洲自然科学院院士王启才教授。擅长针药并用，对内科、妇科和儿科等慢性病有独特见解和经验。苏州钱镠文化研究会副会长，北京生幼堂中医药研究院院长、主任医师，中医药研究院院长、研究员、教授，世界中医药学会联合会套针专业委员会常务理事，大国医药智库首席科学家，西班牙武康大学医学博士，英国剑桥大学研究员，生物技术管理博士后。发表论文 10 余篇，主编《针灸治疗与解惑》《不苦口的良药》《特定穴临床应用》《一点就通 2：家庭救急的指尖备急方》《经络学：正经以外临证体系》等著作，后两本被纳入瑞士中医药大学教科书。先后荣获"中医特色诊疗传承人"、"中国科技创新优秀发明成果奖"、中国科协评定的"建党一百周年 100 人大国医者"，2022 年被香港卫视聘为"国际健康宣传大使"。

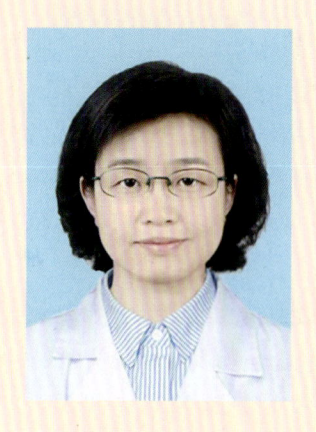

曹雪梅 医学硕士，主任中医师，深圳市中医院一门诊针灸科主任，硕士研究生导师。世界中医药学会联合会套针专业委员会常务理事，中国针灸学会盆底功能障碍专业委员会副主任委员，广东省针灸学会灸法专业委员会副主任委员、减肥及内分泌专业委员会副主任委员、康复专业委员会常务委员，广东省中医药学会整合生殖医学专业委员会常务委员，深圳市针灸学会常务理事，深圳市中医药学会外治专业委员会副主任委员。1995年毕业于广州中医药大学针灸系，从事针灸康复近30年。美国贝勒医学院医学访问学者，于美国迈阿密大学医学院进修现代康复。主持和参与国家、省、市级科研10余项，曾获深圳市科技创新奖、广东省针灸学会科学技术奖、中国针灸学会科学技术奖。主编《针灸治疗与解惑》，副主编《经络学：正经以外临证体系》。

前 言

我从1999年开始研究"浮刺疗法",至今已有二十余年,其间不断通过临床实践,揣摩其机制、疗效,颇有心得。但因1969年参加工作至今,发表了五六百篇学术论文,出版了近百部中医针灸专业著作和科普图书以及教学光盘,感到很辛苦劳累。故在2017年,主编出版《实用中医新浮刺疗法》一书之前,一直没有写浮刺疗法专著的想法。

2015年底,北京中推联合医学研究院(以下简称"北京中推")庞振华院长来电,特邀我前往北京给学员主讲"浮刺疗法"。据他们了解,"浮刺疗法"源于《内经》中的"浮刺",属于中医学领域,同我国传统的针灸医学息息相关。20世纪60年代,德国用于静脉输液的"静脉输液留置针"的研制以及现代腕踝针疗法的创立,都为"浮刺疗法"的形成和发展奠定了坚实的理论和实践基础。

基于此,北京中推的"浮针"课程就界定为"《内经》浮刺疗法",本书书名也与之相应。

2016年1月,我正式接受邀请开始赴京授课,在这之前也曾在国内外的一些机构培训过"浮刺疗法"课程。教学中,不仅能回归经典,正本清源,还能将"浮刺疗法"紧密结合中医针灸学的经络、腧穴系统理论及笔者五十多年的针灸临床实践经验,理论联系实际,使得课程内容生动活泼、幽默风趣、通俗易懂。"浮刺疗法"以其独特的教学风格和教学效果,深受海内外学员们的欢迎、喜爱,就连没有中医针灸基础的学员也能一听就懂,一学就会,一用就灵。

这几年,我都是用临时编写的打印材料作为教材。很多学员在北京中推的"浮刺疗法"培训课上表达心愿,非常希望能看到笔者再写一本源于传统、高于传统,在传统经络、腧穴理论以及辨证论治思想指导下进行浮刺治疗的著作,作为学习教材。我觉得学员们的要求是正当的、合理的,自己也有责任和义务。

本书不仅对中医"浮刺疗法"(含"腕踝针疗法")的特点和优势、作用机制、适应范围、操作程序及新型浮刺针具的多种功能等问题都做了提纲挈领的介绍,而且全面详细地介绍了八十多种常见病证的浮刺辨证论治、选点配穴和具体操作方法。

书中数百例病案分享和几百幅"浮刺疗法"操作图,亦是本书的两大亮点。这些病案,有我在针灸临床中的实际经验和在"浮刺疗法"培训中亲自治疗的实际病例,也有全国各地浮刺培训班的学员在学有所成后的临床经历和心得。可以说,本书是集"浮刺疗法"治疗经验之大成,是老师和学员们共同智慧的结晶。

编写本书的宗旨有两点,一是启发广大读者能短、平、快地学习浮刺,了解浮刺,掌握浮刺，达到应用浮刺，受益于浮刺的目的；二是正本清源、回归经典，让传统中医针灸的"浮刺疗法"绽放时代的花朵。

我在编写本书的过程中，得到了北京中推庞振华院长、康凡部长以及许多学员们的关心、关注和大力支持，在此，我要表达我的感激之情。感谢全国各地诸多优秀医师，支持编写本书，并提供大量浮刺疗法临床治疗宝贵经验。

说来也巧，2017年初出版《实用中医新浮刺疗法》后，下半年我就收到了荷兰针灸学会和世界浮刺针灸学会会长康力升教授的讲学邀请，重点是讲授《内经》"毫针浮刺疗法"。由于讲学获得了巨大的成功，后又受邀到意大利和比利时宣讲。于2018年和2019年，我先后收到德国、波兰、法国、西班牙、英国、瑞士及美国等地的讲学邀请，使得《内经》浮刺之花开遍欧美。

在欧美讲学的过程中，我又有缘收了吴继华博士为徒。他是浙江杭州人，三十多年前毕业于上海医科大学（现复旦大学上海医学院），到了莫斯科却走上了西学中之路。二十多年来一直从事中医、针灸教育工作，2022年他又重点从事"套针浮刺"培训，开班近50期，培训俄罗斯西医医生学习中医针灸2000多人。吴继华在俄罗斯获得了很多荣誉，现在也是欧洲自然科学院院士，俄罗斯科学院院士。于是，我们强强联合，邀请了部分从事浮刺工作的弟子，编写了本书，奉献给中、俄从事浮刺工作的医疗工作者、正在培训和将要培训的浮刺学习者。

王启才　吴继华

目 录

上篇　基础理论

第1章　概论 ··· 001
　　一、理论基础 ··· 001
　　二、针具组成 ··· 001
　　三、针具规格 ··· 002
　　四、操作特点 ··· 003
　　五、适用范围 ··· 005
　　六、客观疗效及评价 ··· 007

第2章　作用机制 ··· 011
　　一、皮部理论的支撑 ··· 011
　　二、十二经脉的主导 ··· 012
　　三、十二经筋的联系 ··· 013
　　四、阿是穴的作用 ·· 014
　　五、部分腧穴的参与 ··· 014
　　六、摇针手法的推动 ··· 015
　　七、松解剥离作用 ·· 016
　　八、生物电现象及能量转换原理 ··· 016
　　九、"多米诺骨牌"效应 ·· 016

第3章　针刺治疗操作 ·· 018
　　一、针刺前的准备 ·· 018
　　二、针刺操作方法 ·· 020
　　三、针刺治疗疗程 ·· 026
　　四、注意事项和禁忌 ··· 026
　　五、异常情况的预防和处理 ·· 027

中篇　经络腧穴

第4章　经络学说 ········· 029
　一、经络的概念和特点 ········· 029
　二、经络系统的组成 ········· 030

第5章　腧穴总论 ········· 040
　一、腧穴的起源和发展 ········· 040
　二、腧穴的命名 ········· 040
　三、腧穴的分类 ········· 041
　四、腧穴的作用 ········· 042
　五、腧穴的定位和取法 ········· 047

第6章　经络腧穴各论 ········· 049
　一、任脉 ········· 049
　二、督脉 ········· 050
　三、手太阴肺经 ········· 050
　四、手阳明大肠经 ········· 051
　五、足阳明胃经 ········· 052
　六、足太阴脾经 ········· 053
　七、手少阴心经 ········· 054
　八、手太阳小肠经 ········· 055
　九、足太阳膀胱经 ········· 056
　十、足少阴肾经 ········· 057
　十一、手厥阴心包经 ········· 058
　十二、手少阳三焦经 ········· 059
　十三、足少阳胆经 ········· 060
　十四、足厥阴肝经 ········· 061

第7章　人体各部常用穴位 ········· 063
　一、头部常用穴的定位、主治及操作 ········· 063
　二、面部常用穴的定位、主治及操作 ········· 065
　三、胸腹部常用穴的定位、主治及操作 ········· 066
　四、背腰部常用穴的定位、主治及操作 ········· 068
　五、上肢常用穴的定位、主治及操作 ········· 072

六、下肢常用穴的定位、主治及操作 ·· 075

下篇　临证治疗

第8章　头面五官疾病 ·· 096
　　一、头痛 ·· 096
　　二、面神经麻痹 ·· 099
　　三、面肌痉挛 ·· 101
　　四、三叉神经痛 ·· 102
　　五、下颌关节炎 ·· 105
　　六、腮腺炎 ·· 106
　　七、目赤肿痛 ·· 108
　　八、麦粒肿 ·· 109
　　九、近视、视物昏花 ·· 110
　　十、迎风流泪、多泪症 ·· 112
　　十一、中耳炎 ·· 113
　　十二、耳鸣、耳聋 ·· 115
　　十三、鼻炎 ·· 117
　　十四、鼻窦炎 ·· 119
　　十五、牙痛 ·· 120
　　十六、咽喉肿痛 ·· 121

第9章　颈肩部病证 ·· 124
　　一、落枕 ·· 124
　　二、颈椎病 ·· 126
　　三、肩关节周围炎 ·· 138
　　四、颈肩综合征 ·· 143

第10章　上肢病证 ·· 146
　　一、臂丛神经痛 ·· 146
　　二、肱骨外上髁炎 ·· 148
　　三、腕关节炎、腕关节扭伤 ·· 152
　　四、腱鞘炎、腱鞘囊肿 ·· 153

第 11 章　胸胁部病证 · 156

　　一、胸胁部扭挫伤、肋软骨炎、肋间神经痛 · 156
　　二、心绞痛 · 158
　　三、乳腺炎 · 159
　　四、乳腺增生 · 161
　　五、胁痛 · 162
　　六、胆囊炎 · 163
　　七、胆石症 · 164

第 12 章　腹部病证 · 167

　　一、胃痛 · 167
　　二、急性胃痉挛 · 170
　　三、胃炎 · 171
　　四、胃及十二指肠溃疡 · 172
　　五、胃下垂 · 174
　　六、腹痛 · 176
　　七、泄泻 · 178
　　八、肠易激综合征 · 180
　　九、慢性非特异性结肠炎 · 182
　　十、阑尾炎 · 184
　　十一、便秘 · 186
　　十二、经前期紧张综合征 · 188
　　十三、痛经 · 189
　　十四、盆腔炎 · 191
　　十五、更年期综合征 · 193

第 13 章　腰背痛 · 195

　　一、背痛 · 195
　　二、腰痛 · 196
　　三、急性腰扭伤 · 198
　　四、慢性腰肌劳损 · 200
　　五、腰椎间盘病变 · 202

第 14 章　前后二阴病证 · 206

　　一、遗尿 · 206

二、尿潴留 ·· 208

　　三、尿路感染 ·· 209

　　四、泌尿系绞痛 ·· 211

　　五、前列腺炎 ·· 212

　　六、睾丸炎 ·· 214

　　七、性功能低下 ·· 215

　　八、疝气 ··· 216

　　九、脱肛 ··· 218

　　十、痔疮 ··· 219

第 15 章　下肢病证 ·· 222

　　一、坐骨神经痛 ·· 222

　　二、股骨头坏死 ·· 227

　　三、股外侧皮神经炎 ·· 229

　　四、膝关节疼痛 ·· 230

　　五、腓肠肌痉挛 ·· 234

　　六、踝关节病证 ·· 236

　　七、痛风 ··· 237

　　八、足跟痛 ·· 240

第 16 章　其他病证 ·· 244

　　一、咳嗽 ··· 244

　　二、哮喘 ··· 246

　　三、鼾症 ··· 248

　　四、失眠 ··· 250

　　五、抑郁症 ·· 252

　　六、癔病 ··· 253

　　七、眩晕 ··· 254

　　八、皮肤瘙痒 ·· 256

　　九、湿疹 ··· 258

　　十、荨麻疹 ·· 260

　　十一、带状疱疹 ·· 261

　　十二、单纯性肥胖症 ·· 263

　　十三、肿瘤防治 ·· 266

　　十四、竞技紧张综合征 ·· 268

十五、其他疑难杂症 ·· 270
附录　腕踝针疗法 ··· 273
　　一、腕踝针疗法的特点 ·· 273
　　二、腕踝针的适用范围 ·· 273
　　三、全身分区 ·· 273
　　四、定位与主治 ··· 274
　　五、选点方法 ·· 278
　　六、操作方法 ·· 279
　　七、治疗疗程 ·· 280
　　八、注意事项 ·· 280

上篇　基础理论

第1章　概　论

《内经》浮刺治疗是运用特制的新型浮刺针具，治疗以疼痛性病证为主的一种针刺疗法。

一、理论基础

《内经》浮刺疗法是在中医传统针灸疗法、腕踝针疗法的基础上发展起来的，源于传统（《内经》的浮刺法、直针刺法）而不拘泥于传统。

"浮刺"，源于《灵枢·官针》二十六刺中的"浮刺""直针刺"。腕踝针疗法也源于传统针刺疗法。

二、针具组成

1. 毫针浮刺针具　毫针浮刺的针具，可以用稍微粗一点的毫针或注射器针头，我的弟子田波就习用毫针或注射器针头做浮刺治疗。欧洲市场上的粗毫针，称之为"裸针"，我在法国讲学时，看到旅居法国的针灸医生使用"裸针"和注射器针头治疗顽固性咳嗽，以及注射器针头浮刺治疗肠套叠。

2. 浮刺针具　浮刺使用的是特制的、专用的针刺工具，最初是仿照20世纪60年代德国的"静脉留置针"（Braunüle），在注射针头外加一层聚氯乙烯（一说为硅胶）软管制作的。

"静脉留置针"是由德国贝朗公司在20世纪60年代（1962年）研制的，于70年代末、80年代初引进我国，率先在急诊室和外科、儿科使用。

最初的浮刺针具是实心的，但鉴于针尖过于锐利，在摇针过程中锐利的针尖会刺激周围末梢神经、毛细血管和软组织，部分敏感质患者疼痛感觉明显，后来有人把浮刺针具还原成空心，并在空心中增加了一支很细的钢针，按照国际针灸针制作标准，将针尖加工成"松针形"，称之为"新型浮针"或"套针"。粗钢针便于进针，"松针形"针芯便于"摇针"（青龙摆尾），"软套管"便于留针。这一改进，不仅克服了第一代浮针针具在摇针中部分患者的疼痛问题，还增加了埋线和穴位注射功能，颇具临床意义。

附：静脉留置针

长期以来，静脉输液成了医疗急救以及内、儿科的主要医疗手段。许多体弱、脱水的患者，尤其是青少年和婴幼儿需要每日或连续性静脉输液。然而由于脱水，患者的血管情况不佳，不得不承受反复进行静脉穿刺造成的痛苦，致使他们对打针输液产生强烈的恐惧感，家属也容易产生焦躁情绪。

为了最大限度地减少这类患者的身心痛苦，尤其是儿童患者，减轻患者对打针输液的恐惧感，缓解家属的焦躁情绪，便于临床用药以及对急症和危重患者的抢救用药，也减轻护士的工作量，20世纪60年代初（1962年），德国贝朗公司发明了世界上第一支能够相对长时间留在血管内的静脉留置针。后在亚洲发达国家和地区被应用，其开放式留置针率先进入中国手术室。留置针相对普通钢针能减少多次穿刺的痛苦，在儿科得到广泛应用，并逐渐扩展到住院病房的其他科室。

静脉留置针分为开放式和密闭式，每一种又分为普通型和安全型（防针刺伤型）。

留置针核心的组成部件包括可以留置在血管内的柔软导管（套管）、不锈钢穿刺引导针芯。使用时将导管和针芯一起穿刺入血管内，当导管全部进入血管后，抽出针芯，仅将柔软导管留置在血管内从而进行输液治疗。

三、针具规格

1. 毫针浮刺的规格 毫针浮刺针具可以是0.48mm或者0.5mm的毫针，也可以用再粗一点的毫针（直径0.52mm）或圆利针（直径0.7mm）。长度规格：可以根据患者不同部位的长度选用不同尺寸的针具，短的1寸，中等的1.5寸，长的2寸或2.5寸，都有很好的疗效。

2. 套针浮刺的结构、规格 浮刺针具是复式结构，既有和注射器针头一模一样的斜坡形钢针（实心）、软套管及针座、保护套管三部分；又有空心针以及在空心注射器中加入松针形针芯的套针问世。

(1) 形同注射器针头的硬钢针：硬钢针针头呈尖锐的斜坡形（实心或空心），外面包有软套管。该部分使浮刺针具达到足够的硬度，能快速进入皮下，使针向前推进，并引动摇针手法。

(2) 软套管及针座：软套管是浮刺针具的主要结构，针芯包裹其中，紧套在穿刺样硬钢针的外层，比空心针管短1～2mm。该部分使浮刺具有足够的柔软度，以利长时间留针，在浮刺针具结构中起关键作用。

针座是浮刺针具的附属结构，借此固定留置于体内的软套管，防止软套管滑脱进入皮下。

(3) 松针形针芯：浮刺针具中的最核心部分，针尖按毫针的国际标准呈松针形，既有一定的硬度，又有一定的柔性，用于摇针手法时患者基本不会感觉到疼痛。但在进针时需要退出3～5mm，避免同硬钢针形成两个针尖，卡住肌纤维，影响进针。

(4) 保护套管：为保持针芯和软套管不与其他物品接触产生磨损，同时为了保持无菌状态。

(5) 新型套针浮刺针具的规格：主要指针芯、针芯套管、软套管的长度或直径（表1-1和表1-2）。

表1-1　新型套针浮刺针具的长度规格

型　号	长　号	中　号	短　号
长　度	40mm	32mm	24mm

表1-2　新型套针浮刺针具的直径规格

型　号	粗　号	中　号	细　号
直　径	0.9mm	0.6mm	0.3mm

套针浮刺针具因留置体内的时间长，都是一次性使用，不得反复使用，以防感染。不用时存放于干燥、通风、无热源的地方。如果发现针具包装破损，切勿使用。

3. 套针浮刺的多功能作用

(1) 浮刺疗法本身。

(2) 腕踝针疗法浮刺法：用新型多功能浮刺针具取代旧式腕踝针疗法中使用的毫针，增加摇针手法和久留针，提高腕踝针治疗效果。

(3) 点刺出血。

(4) 套针通电浮刺法：用套针通电针治疗仪导电线夹子夹持多功能新型浮刺针具的针芯，通电后可施行电动摇针术。

(5) 药物注射疗法：在摇针手法后、留针前根据病情需要，利用多功能新型浮刺针具的空心钢针或者软管，注入适量的所需药物（北京中推2016年5月浮刺培训班江苏学员杨某5月30日微信反馈应用很好）。

(6) 埋线法：先将多功能新型浮刺针具上的软管退出不用，将一段1～2cm的可吸收性外科缝线（0号）从多功能新型浮刺针具的空心钢针前缘导入，使可吸收性外科缝线全部进入针管内，再将针芯从空心针管的后面插入，直至触及线体。进针处皮肤严格消毒，将针斜刺入皮下肌层，达到既定深度并寻求得气感后，双手配合，一边向后退出钢针针体，一边用针芯将可吸收性外科缝线向前推进，直至可吸收性外科缝线全部被植入到肌肉层为止。这时，钢针全部退出体外，针孔处用碘伏加强消毒1次，以埋线贴覆盖，10天或半个月可吸收性外科缝线自行吸收。

四、操作特点

《内经》浮刺疗法的操作特点：①不在疼痛点进针，而是在痛点周围进针；②皮下浅刺；③不要求得气；④施行"摇针"（"青龙摆尾"）手法；⑤软套管留针时间长等。

1. 不在痛点取穴　浮刺法的特点是通常不在疼痛点进针，而是远离痛点，在痛点周围进针。

外治法大多作用在病灶局部，如局部封闭、外敷膏药、拔罐疗法以及针刺阿是穴等。《内经》浮刺疗法的针刺点并非在病灶局部，而是远离痛点在压痛点周围进针（针尖也不刺达病所），仅仅将痛点作为一个靶向目标。这是《内经》浮刺疗法与传统针刺"以痛为腧"理论的不同之处，也是《内经》浮刺疗法机制研究的重点所在。

现代医学治疗痛证的肌筋膜松解术也不碰及痛点，而是用双手拇指深压痛点周围或扳机点两侧，并沿着肌纤维的分布走向，向外朝肌肉两侧的末端加压按摩。

2. **取穴少**　传统针刺一般病证总得针刺少则三五个穴位，多则一二十个穴位，有的甚至达几十个、几百个、上千个刺激点，如同"刺猬"。

而《内经》浮刺疗法一个病灶一般只需要选取一两个穴位（针刺点），最多也只有3~5个针刺点，这符合明代《医学入门》"凡病三至五穴为率，满身针者可恶"的宗旨和规范要求，减少了针刺的穴位数量，减轻了患者的皮肉之苦，患者乐于接受。当然，现代临床应用也出现一些荒唐不可取的浮刺疗法，应当摒弃。

3. **皮下浅刺**　传统针刺疗法大多要求深达肌肉层，而《内经》浮刺疗法遵循《灵枢·官针》"引皮乃刺之"的针法，所涉及的组织仅仅在皮下组织（主要是皮下疏松结缔组织）。

4. **不要求得气**　传统针刺治疗，得气是临床取效的一个重要标志。《内经》："刺之要，气至而有效"。在临床上大多数针灸医生强调"得气"，即酸、麻、胀、重、痛等感觉。而浮刺疗法并不要求患者有"得气"感，有得气感反而不好。两者大相径庭，也是《内经》浮刺疗法机制研究的重点和难点。

5. **特殊的行针手法**　"摇针"手法是《内经》浮刺疗法的特色和重要环节，也是《内经》浮刺疗法效果好的重要因素。"摇针"手法有别于传统针刺疗法的提插、捻转以及诸多单式和复式补泻手法，与古代针刺术中的"青（苍）龙摆尾"手法基本一致。

摇法分"直摇"和"卧摇"两种，直摇法是针身直刺，左右摇摆针柄，可以加强针感；卧摇法是沿皮下刺针，手持针柄，将针左右摇摆，如摇橹之状。浮刺疗法者用的是卧摇法，可以加强行气，促使针的作用向一定方向传导。

6. **配合"动刺"**　摇针过程中应配合患者相应部位的活动，即医者用押手在痛点处配合按揉，或者患者主动按揉，同时感受压痛点处的疼痛是否已经减轻或消失。传统针灸学称之为"动刺法"，简称"动刺"；董氏奇穴谓之"动气"法。浮刺疗法者为了标新立异，称之为"再灌注"，常有人认为还要再注射药水，引起误会。

7. **软套管留针时间长**　传统针刺法一般留针20~30分钟，除了急性剧烈疼痛留针时间较长以外，其他很少有超过60分钟的。而《内经》浮刺疗法使用软套管，留针过程中患者没有不适感觉，甚至对软管的存在感受较小，因而没有心理压力和障碍，留置时间可达1~3天。

8. **相对安全，无不良反应**　《内经》浮刺疗法不但没有药物治疗的不良反应，而且针体仅在皮下疏松结缔组织，不会伤及任何脏腑组织器官以及较大的神经、血管，留在体内的软管也无毒性，故而非常安全。医生容易操作，患者乐于接受。传统针刺引起的滞针、弯针、断针现象也不复存在，晕针现象也较少发生。

2016年7月太原浮刺疗法培训班新疆学员杨某学习之后说："本人从事基层医疗工作三十年，每天担惊受怕，最担心出医疗事故，自从学习浮刺疗法之后，使我有了从未有过的安全感。"

9. 简便易学，容易掌握 《内经》浮刺疗法操作简便，一学就会。套用2016年3月北京浮刺疗法培训班一位没有中医针灸基础的学员刘某写的顺口溜：浮刺疗法，简便易行；救死扶伤，防治疾病；没有基础，也能学会；相对安全，请您放心！

五、适用范围

《灵枢·官针》"十二刺"中的浮刺"傍入而浮之，以治肌急而寒者也"和直针刺"引皮乃刺之，以治寒气之浅者也"，都表明浮刺疗法主要适用于治疗日常生活中最为常见的寒气入侵体表的筋肉疼痛之症。

身体软组织或骨关节风湿、类风湿、粘连、损伤引起的疼痛，如落枕、颈椎病、颈肩综合征、肩周炎、冈上肌腱炎、肩峰下滑囊炎、肱骨外上髁炎（网球肘）或肱骨内上髁炎（高尔夫球肘）、类风湿关节炎、腱鞘炎、弹响指、各种急性扭挫伤、慢性腰肌劳损以及腰椎退行性病变、强直性脊柱炎、坐骨神经痛、慢性膝关节炎、髌骨下滑囊炎、痛风关节炎、足跟痛、肢体麻木等。以上可以说是浮刺疗法的优势病种。

部分神经功能病变、内脏病变及五官疾病，如头痛、三叉神经痛、下颌关节炎、腮腺炎、眼痛、耳痛、鼻窦炎、牙痛、急性肠胃炎、急慢性阑尾炎、急性胆囊炎或胆结石绞痛、泌尿系结石绞痛、乳腺炎、痛经、妇科炎症、带状疱疹，乃至癌肿等引起的疼痛（副癌综合征）。浮刺疗法在临床镇痛方面有一定的优势，对恶性肿瘤引起的疼痛，虽然远期疗效不是很理想，但也不失为一种较好的止痛方法。

还有一些没有列入的非疼痛性病证，如面瘫、面肌痉挛、其他眼病、耳疾、鼻病、心悸、咳喘、鼾症等，我们可以视为开拓性病种，也可以试行浮刺疗法，摸索、总结经验，或可配合毫针和其他疗法。

我们的责任和任务是要将浮刺疗法发扬光大，深入研究一些有关机制问题，如其操作不"以痛为腧"、不要求"得气"；扩大适用范围，提高适应证的疗效等。

1. 北京中推2016年4月长春浮刺疗法培训班哈尔滨学员邵某病例分享如下。

例1　王某，女，54岁。心慌，心前区像火烧一样难受年余，医院检查未见任何阳性表现，未予治疗，经浮刺针具在心前区扎了一针，症状随即消失。

例2　一位心律不齐伴胃胀患者，胸闷，呼吸困难，开车时手握方向盘就发抖，难以自控。用浮刺针具在心俞针刺，摇针10分钟后，患者打了一个大嗝，放了两个屁，自诉好了一大半。接着又针刺了膻中和内关，诸症消失。

例3　一位67岁老太太，腰痛伴胃胀痛，从肺俞向腰部进针。操作结束后，老太太问："你这针还治胃呀？我现在腰和胃都不痛了。"

例4　一位社会福利院的女性患者，腰背疼痛，检查发现肺俞（第3胸椎棘突下旁开1.5寸）至胆俞（第10胸椎棘突下旁开1.5寸）明显隆起、拒按。用浮刺针具治疗之后，疼痛消失，隆起部位松弛柔软、变平了。

例5　一位20年病史的精神障碍患者，住房矮了就发病，自觉压抑感重，无缘无故发脾气、打砸物品，下雨天就哭，不能见强光。用浮刺针法针刺风池、心俞、肝俞、胆俞、肾俞等穴，毫针先开四关，再针人中、百会（刺血）及四神聪、印堂（刺血）、太阳、大陵、曲池等穴，留针半小时。几天后，家属反馈：患者这几天没发病，人变得性格温和，只偶尔心烦，但能控制情绪。嘱加服中成药礞石滚痰丸配合治疗。

例6　韩某，女，56岁。耳鸣、脑鸣10余年，第一次浮刺风池、翳风，面部浮刺对准耳前听宫，头部浮刺对准脑鸣部位，第二次治疗后加了承山点刺出血。共针刺7次，耳鸣、脑鸣症状消失。

2. 北京中推2016年7月合肥浮刺疗法培训班西安学员李某微信分享如下。

例1　7月21日，一位患者表现为中指僵硬，无法完全握拳，浮刺治疗后，患者中指僵硬减轻，能握拳。

例2　7月24日，一位患者慢性咽喉炎伴梅核气十几年，在颈部做一次浮刺治疗，摇针不到1分钟，患者就说咽喉不适的感觉减轻，甚至消失，非常开心。

例3　患者，女，50多岁，慢性咽喉炎，表现为常年咽痛、咽干，需要不停地喝水，伴有舌尖痛。患者在多家医院按照慢性咽炎、干燥综合征治疗，予以中药或膏方无效。经用浮刺施治，从胸部正中的膻中上方2.5寸进针，朝向咽喉天突，摇针1分多钟，患者当时不再感觉咽干，舌尖痛消失。

例4　我母亲患有白内障，双眼常年干涩，左眼视物模糊严重。我用浮刺疗法治疗，从前额左上朝左侧眉毛正中鱼腰刺一针，从左侧耳前听会处进针沿皮下刺向左侧外眼角，再从左侧口角旁边的地仓刺向同侧目眶下的四白。一次治疗后，我母亲左眼干涩现象已经消失，但右眼干涩感仍存在，可见两只眼睛的治疗反应不一样。

3. 北京中推2016年1月北京浮刺疗法培训班学员昌黎牛某微信分享如下。

例　一位患者耳鸣半年，休息时加重3个月，以浮刺法试治。双侧从肩井向上（耳朵）各刺1针，肝俞由下往上针，配合毫针合谷、耳背静脉点刺出血。1次治疗后休息时已有所缓解，3次治疗后耳鸣基本消失。

4. 北京中推2016年5月北京浮刺疗法培训班石家庄学员穆某自身经历如下。

例　穆某耳鸣20多天，在浮刺疗法培训期间，老师用浮刺针具从后发际下向风池方向针刺，留针2天。第二天耳鸣有所减轻，第三天听觉较之前清晰。培训结束后，他用浮刺疗法配合毫针治疗，5月25日微信反馈，耳鸣大有好转。

5. 北京中推2016年6月武汉浮刺疗法培训班湖北罗田学员王某自身经历如下。

例　自诉患左眼泪囊炎3年左右，整日流泪不停，尤以下午至晚上为甚，经过多家医院眼科治疗效果甚微。6月11日下午教学中，老师用浮刺疗法演示，从后项部两侧的后发际下朝两侧风池进针并摇针2分钟，针后王医生当即眼泪停止，第二天未再反复。

6. 北京中推2016年7月太原浮刺疗法培训班香港学员王某自身经历如下。

例　自诉半年前因强烈的噪声干扰，导致耳鸣、听力下降，服中药半年无效，刺血疗法治疗略有好转。7月13日上课，王老师用浮刺法演示刺风池后，耳鸣明显减轻，听觉逐渐清晰。

7. 北京中推武汉浮刺疗法培训班湖北罗田学员刘某7月28日微信分享如下。

例　李某，女，65岁。双耳闭气、听力下降1年多，住院半个月效果不显。昨天前来就诊，2支浮刺针下去，患者自觉气闭消失，听力有所恢复。

8. 北京中推2016年北京浮刺疗法培训班山东济宁学员张某9月6日微信分享如下。

例　一位男性患者，22岁，嗓子自感有东西卡住（梅核气）3年多，服用各种治疗咳嗽、咽喉炎的药无效。用浮刺治疗，从膻中朝上对准天突进针，摇针1分钟左右，患者感觉嗓子异物感消失，非常开心。目前，我已治疗此类咽喉炎4例，随访3个月，均未复发。

9. 北京中推2016年3月浮刺疗法培训班病例分享如下。

例　笔者为山东泰安、淄博两位打鼾的学员做浮刺治疗教学演示，胸部从膻中向上进针对准咽喉，上肢在下臂的手太阴肺经循行线上的孔最进针（针尖向上）。经两位学员的室友证实，他们二人当晚夜间鼾声明显减少、减轻。

10. 北京中推2016年6月北京浮刺疗法培训班辽宁葫芦岛学员路某自身经历如下。

例　路某，女，体型偏胖，夜寐鼾重。在课堂上演示治疗，用浮刺针具从胸部膻中稍下进针，上对咽喉；外加两侧手太阴肺经孔最。次日同室学员反映，该生当晚入睡较早，鼾声全无。路某说后来倒是被室友的轻度鼾声吵醒过2次。8月2日，该生微信留言，回家后她老公（也学过浮刺）为她再次针刺，加了丰隆，夜晚用录音机观察，鼾声极少、极轻，平息鼾声的疗效得到了巩固。

六、客观疗效及评价

经过临床观察，浮刺疗法疗效确切，有以下特点。

第一，治疗疼痛时，在进针之后或施术完毕即可产生疼痛减轻、完全消失的即时效果，取效快捷。如果无效，多数情况下是由于针刺部位或方法有误，调针即效。

第二，留针过程中能保持这种疗效，当留针达到一定的时间，起针后疗效也能维持。

第三，对软组织伤痛的病证，疗效最好，基本上能够达到痊愈或根除的远期疗效。还有些顽固性病证，在使用其他疗法包括中西医药物无效的情况下，也有较好的效果。

第四，软套管留针期间患者没有心理障碍，可以自由活动或安心睡觉，不需要像传统针刺一样躺在治疗床或椅子上留针，治疗场所的空间利用率较高。

第五，临床显示，浮刺疗法对急性疼痛有即时止痛效果，但是远期疗效（即"治本"）还不是很满意的。故对于治疗难度比较大、浮刺远期疗效不理想的病证，应适当配合其他综合治疗措施，以提高疗效，减少复发。

鉴于浮刺疗法的简便易行，疗效显著，很多学员发表感言。

1. 北京中推2016年重庆浮刺疗法培训班学员周某（一枝梅）2016年1月在微信中写道：潜心研习新针灸，服务社会解烦忧；学以致用送安康，开启征程扬帆舟。

2. 北京中推2016年1月浮刺疗法培训班南京学员上清圣手（田某）感悟：他本职工作开药店，经过短短几天的认真学习，较好地掌握了浮刺技术，每天都有得心应手的浮刺法治疗病案和心得体会。他在微信中写道：浮刺疗法作用大，疼痛病证都怕它；颈肩腰腿显神威，针到痛止人人夸！

3. 北京中推2016年3月浮刺疗法培训班河北承德学员刘某分享：她本来是一家美容院老板，没有中医针灸基础，学习第一天完全没有信心，可第二天就不一样了，对学好浮刺疗法开始充满信心。通过3天的学习，她就掌握了浮刺疗法的基本操作技能，并用之于临床，获得满意的治病效果，不到一个月的时间，浮刺疗法就成了她的技术强项。她在微信中写道：浮刺疗法，简便易行；救死扶伤，防治疾病；没有基础，也能学会；绝对安全，尽管放心！

4. 北京中推2016年长春浮刺疗法培训班哈尔滨复读学员邵某感悟：早年曾经跟其他老师学过浮刺疗法，对授课老师提出的"浮刺疗法不属于中医，同传统针灸没有任何关系"的说法感到很迷茫、很困惑。这次来长春听王启才教授的浮刺疗法课程，对上述问题彻底明白了。浮刺疗法源于《内经》浮刺和腕踝针疗法，腕踝针疗法又源于针灸疗法，一源三歧，一针三代，万变不离其宗。他在微信中写道：跟王老师学习浮刺疗法之后，我发现自己也喜欢动脑子思考问题了，您讲的浮刺理念很能启发人的思路。您的学术思想可以说是正本清源，认识您是我最大的收获，值得我们一直学习。将浮刺思想发扬光大，正本清源，还《内经》浮刺的本来面貌。因此，特赋诗一首——学《王启才浮刺疗法》有感：启才老师真有才，经络腧穴拈手来，推陈出新不忘"本"，解除病痛笑开怀。再学浮刺于长春，答疑解惑茅塞开，期待老师出新作，中华医学放异彩。

5. 北京中推2016年长春浮刺疗法培训班辽宁铁岭复读学员徐某，也在微信中写了一首诗——赞王启才《内经》浮刺疗法：浮刺打在痛点旁，遇到经络细审量；摇针活动达病所，传统思维有用场。辨证取穴肘膝下，内外妇儿全用上；浮刺药物配合用，标本兼治效辉煌。

6. 北京中推2016年4月武汉浮刺疗法培训班湖北罗田学员刘某7月25日微信分享两个病例。

例1 程某，女，79岁，患第4、5腰椎间盘突出十余年，腰及右下肢疼痛并足趾麻木，活动受限，依杖而行。在多家医院诊治无效。通过学习浮刺疗法，我针对其第4、5腰椎两侧分别作浮刺法，右下肢承山向上一针，摇针5~6分钟，疼痛当即消失，下地不用拐杖可以自如行走。患者问我是不是打了麻药，并满脸笑意地说："你怎么不早点学这个好技术？"

例2 肖某，男，58岁。一个月前因交通事故致下肢受伤，小腿疼痛，难以行走。在其他医院吃药打针半月不见好转。听别人说我能治好，就来试试，来时一瘸一拐的。用浮刺法对准痛点仅一针，摇针2分钟后痛减，再摇针5分钟，疼痛完全消失，下地行走自如。

7. 北京中推2017年4月武汉浮刺疗法培训班湖北黄冈学员雷某6月16日微信分享：我用浮刺疗法分别治疗一位颈椎病患者，两位肩周炎患者，效果特好，疼痛消失。他感慨：现代《内经》浮刺，国医精华求辨证，中推技术就是好，风寒湿痹有克星。

8. 北京中推武汉浮刺疗法培训班湖北荆州学员贾某（宁静致远）6月16日微信分享：患者肩胛骨疼痛，肩膀不敢活动，浮刺2分钟后立马止痛，能自如活动了，效果非常好。他在微信中写道：浮刺疗法神又奇，循经找穴作针刺；各种疼痛与顽疾，针到痛止觉舒适；世人若是置怀疑，手捏针扫现奇迹；针灸大师王启才，传道授业救苍生！

9. 北京中推2016年合肥浮刺疗法培训班缅甸学员汪某（一针飞渡）6月23日微信分享：王老师好！您的授课，深入浅出，通俗易懂，又融会贯通，经络清晰，穴位精准，简洁独特。今天您对天枢的定性和对良性、恶性肿瘤成因的分析深入浅出，让我受益匪浅。非常感谢王老师的赐教！十分感谢您一次为我解答多个问题，真是一位虚怀若谷的学者，向您致敬！最难得的是您能及时把一些新穴的作用和特性结合病例传授给我们，是为良师也。恨时间太短，没能跟您多学几招。但已学神技，终身受益。待拜读大作，或有所登高。

10. 北京中推2016年8月浮刺疗法培训班内蒙古学员古赵某（西医）8月18日微信分享：王老师，您是领我进入中医针灸学殿堂的启蒙老师。感谢王老师将我领进中医针灸学殿堂，让我成为中医人。您博学的中医针灸理论知识和实践经验令我佩服，老师的书让我中医、针灸的理论及临床方面进步很快，我现在开始运用针灸治疗内科疾病了，对于疼痛性病证的治疗基本上有把握了。您说浮刺是建立在中医针灸基础理论和实践之上的客观事实，浮刺应与穴位相结合治疗，如果浮刺疗法离开了中医针灸理论和实践的指导，显然是错误的，是没有生命力的。您倡导的《内经》浮刺理念和实践在您的指导下一定会走得更远。

11. 成都岐黄轩医学培训中心 2016 年 7 月太原班新疆学员杨某 8 月 8 日分享心得： 学习浮刺疗法快 1 个月了，一盒针已经用完了。浮刺疗法的效果真的是不错，对脊柱、四肢痛证效果可达 90%，对胃肠痉挛绞痛、胆绞痛、输尿管绞痛、痛经等内脏疼痛效果可达 80%。王老师，是您让我掌握了一门安全有效、简单快捷的治疗方法，同时是一条很好的维持生计之道。十分感谢您！

10 月 5 日杨某又分享：浮刺治疗疾病有三大难点。①触摸病证的阳性反应，寻找痛点和肌筋膜扳机点（即"阿是穴"反应点、反应区）；②明确诊断；③辨证施治。整体观念和辨证论治，是中医学的两大特点和精华所在，浮刺疗法治病也需要强调辨证论治，全方位思考，不能头痛医头，脚痛医脚。

2017 年 1 月 15 日分享：浮刺疗法安全、速效、立竿见影，使我名利双收，同时带来成就和收获。

送给浮刺疗法所有学员一副对联。上联：病员有疾用浮刺；下联：安全速效有福祉；横批：针到痛止。

第2章 作用机制

浮刺疗法源于《内经》，传统针灸学也多有应用，探究浮刺疗法机制，不能离开《内经》和传统针灸的理论体系及其临床实践。

一、皮部理论的支撑

《内经》浮刺疗法刺在皮下，作用于皮下组织，讨论《内经》浮刺疗法作用机制一定不能脱离中医针灸学的皮部理论。

皮部是经络系统七大组织结构之一，所谓"皮部"，即皮肤的分部，是十二经脉功能活动反应于体表的部位，也是络脉之气散布所在。十二经脉和从经脉分出来的大小络脉在体表都有一定的分布区域，这些区域最浅表的部位就是皮肤。由于正经有十二条，故皮肤也相应分为十二个部分。

《素问·皮部论》云："皮有分部……凡十二经络脉者，皮之部也。"《类经》注："浮络之见于皮，故曰皮之部。"可见，十二皮部与络脉（特别是孙络、浮络）关系最为密切。

《素问·皮部论》云："欲知皮部，以经脉为纪。"十二皮部的分区与十二经脉在体表的循行部位及络脉在体表的散布范围是一致的。换句话说，十二皮部区域的划分，是以各经脉以及该经所属络脉在体表的分布范围为依据的。但在分布形式上，皮部与经脉、络脉有所不同。经脉呈线状循行，络脉呈网状散布，而皮部则是着重于"面"的划分，完全分布在体表浅层，覆盖周身，范围比经脉更广大，结构比络脉更致密，故而成为机体与外界接触的天然屏障。这些就是皮部的基本特点。

在针灸疗法中，内病外治或外病外治，刺激皮部是一种行之有效的治疗手段。与《灵枢·官针》"五刺"中的半刺"浅内而疾发针，无针伤肉，如拔毛状，以取皮气"，"九刺"中的毛刺"刺浮痹于皮肤也"，"十二刺"中的浮刺"傍入而浮之，以治肌急而寒者也"，扬刺"正内一，傍内四，而浮之，以治寒气之搏大者也"，赞刺"直入直出，数发针而浅之，出血是谓治痈肿也"，直针刺"直针刺者，引皮乃刺之，以治寒气之浅也"等浅刺皮部的针刺方法同出一辙。仅就名称而言，"浮刺"与"浮针"又何其相似。综上所述，浮刺疗法就是源于《内经》之针法，但针具有所不同，浮刺针具借鉴于德国。

传统针刺方法对于一定要刺入肌肉层才能产生疗效，还存在争议。有人主张针刺只需在浅层即可，北京肖友山、程莘农、杨甲三等就是典型的浅刺学派代表人物。他们的针刺往往只进入皮下 3~5 分，有时候针体干脆就"躺"在皮肤上，这使《内经》浮刺疗法的皮下浅刺疗效在针刺临床实践中得到了验证。例如，皮内针法和皮肤针法，都只作用在皮肤（表皮和真皮），并没有深入浅筋膜和肌肉层，却照样有效。这也符合传统针刺方法中的"浮刺"（《灵枢·官针》）、"沿皮（透）刺法"。

为何说《内经》浮刺疗法不要求得气？得气属于一种"隐性循经感应现象"，因为针刺本身是会有感觉的，只不过由于刺得浅，针尖透皮后感觉不明显或无明显感传线罢了。这种刺激信息仍能沿着经脉循行趋向病变部位，从而起到治疗作用，甚至下针即效。正如上海市虹口区中心医院盛善本主任医师在评论浮刺疗法的前身腕踝针疗法时所说："所谓无针感，无非是说刺激十分轻微……皮下平刺，虽然基本上没有感觉，但不等于说没有刺激。刺在皮下，进针一寸半，又要留针半小时，就给予人体一种持久的轻刺激，可以推动人体内部的生理活动。无感觉，并不等于说不得气，只是得气不通过针感表现出来。"（张心曙，凌昌全. 实用腕踝针疗法 [M]. 北京：人民卫生出版社，2002：349. 原载《自然辩证法杂志》1976 年第 2 期）。

传统的艾灸、热熨、药物敷贴、药物熏洗、拔罐等疗法也是通过对皮部的温热刺激发挥治疗作用的。后世的皮肤针疗法、皮内针疗法、挑刺疗法、割治疗法以及现代的磁穴疗法、腕踝针疗法、浮刺疗法、激光穴位照射、紫外线照射等疗法都是建立在皮部治病的机制上。

二、十二经脉的主导

十二经脉是经络系统的主体结构，通过内属脏腑、外络肢节的途径，左右对称地分布于人体头面、躯干和四肢，纵贯全身，成为人体主要的联系系统。

十二经脉在生理、病理、诊断、治疗和预防等各方面，在整个经络系统对机体的作用中，占有最主要的地位。在生理方面，十二经脉通过属、络、贯、注的方式沟通内外，联系上下；运行气血，营养周身；参与气化，维持生命；抗御外邪，护卫机体；调节平衡，适应自然。在病理方面有传导病邪、反应病候的作用。在诊断方面有助于理清疾病的部位和性质，为治疗提供临床依据。在治疗方面可以引药归经、传递药性，接受针灸刺激，调节疾病的虚实，恢复脏腑功能，促进阴阳平衡。在预防疾病方面，也能发挥强身健体、益寿延年的作用。

诚如《素问·皮部论》所说："欲知皮部，以经脉为纪。"纪者，纲领之意也。既然皮部是以经脉为纲领的，浮刺疗法又刺在皮部，那么，《内经》浮刺疗法无论是定点还是进针，都不可能回避十二经脉。例如，浮刺疗法治疗偏头痛或颈椎病，除了在疼痛的局部刺激以外，远端常配合选用上肢外侧前缘或正中部位的刺激点，其实就是刺激手阳明大肠经或手少阳三焦经。

《内经》浮刺疗法治疗胁肋痛，除了在疼痛的局部刺激以外，远端常配合选用上肢或下肢外侧正中部位的刺激点，其实就是刺激手少阳三焦经或足少阳胆经。

《内经》浮刺疗法治疗腰背疼痛伴发坐骨神经痛，除了在疼痛的局部刺激以外，远端常配合选用下肢后缘或下肢外侧正中部位的刺激点，其实就是刺激足太阳膀胱经或足少阳胆经。

英国推崇浮刺疗法的吴继东医生在浮刺疗法治疗痛经讲座中说：用大腿内侧的足太阴脾经和足厥阴肝经。

三、十二经筋的联系

十二经筋即十二经脉之气聚结于筋肉、骨骼、关节的体系，其名称首见于《灵枢·经筋》。"筋"的含义，我国汉代最早的辞书《说文解字》释为"肉之力也"，意指能产生力量的筋肉。经筋就是人体筋肉系统的总称，隶属于正经，为十二经脉在肢体外周的连属部分，故按十二经脉的循行部位予以分类。每一条经筋主要连系同名经脉循行部位上的若干肌肉群，而与脏腑没有属络关系（并非不入脏腑），故仅以十二经脉之意按手足、阴阳命名，而不冠以脏腑名称。

目前，我国的各种字典、词典（包括《词源》《辞海》等）对"筋"的认识，都离不开《说文解字》的基调，认为经筋相当于现代解剖学中的肌肉、肌腱、韧带等组织结构。例如，《辞海》释为"大筋、小筋、筋膜"（包括韧带、肌腱等）。《说文解字》对"腱"的解释为"筋之本也"。笔者认为，经筋所包含的组织结构远不止这些，还应包括肌肉、骨骼、皮下脂肪、内脏系膜、内脏平滑肌，甚至部分神经组织。

《灵枢·经筋》云："手太阳之筋……弹之应小指之上。""足阳明之筋……其病……卒口僻。""足少阳之筋……左络于右，故伤左角，右足不用，命曰维筋相交。"前者与尺神经的分布和弹拨尺神经的反应一致；后二者则与周围神经、中枢神经对人体的运动、感觉呈左右交叉、上下颠倒的支配形式完全吻合。只不过《内经》是将椎体交叉现象称之为"维筋相交"而已。而经筋的系列病证如筋脉瘛疭抽搐、角弓反张或弛缓不收、瘫痪失用，面肌麻痹、口眼歪斜等均属于现代医学的神经系统疾病。

在《灵枢·经筋》中，每一条经筋都有具体的病候记载。综合而论，十二经筋的病候多表现为肌肉、肌腱、关节、韧带及内脏系膜等组织在感觉、运动方面的功能失常。例如，手阳明筋病"肩不举，颈不可以左右视"，足太阳筋病"脊反折，项筋急，肩不举"，足少阳筋病"伤左角，右足不用"。足少阴筋病"腰反折不能俯"，足厥阴筋病"阴器不用"等，均与现今临床中的肌肉风湿、关节炎症、软组织损伤以及运动系统、神经系统疾病引起的肌肉、筋脉的拘挛、强直、抽搐或弛缓、麻痹、瘫痪等极为相似。

《灵枢·经筋》还云："经筋之病，寒则（反折）筋急，热则筋弛纵不收，阴痿不用，阳急则反折，阴急则俯不伸。"《素问·生气通天论》云："湿热不攘，大筋软短，小筋弛长，软短为拘，弛长为痿。"这是十二经筋病候的主要特点，而其中绝大部分都是《内经》浮刺疗法的适应证。

《灵枢·经筋》对经筋为病提出了"以痛为腧"的治疗原则和选穴方法。所谓"以痛为腧"，既泛指病变之所在，包含局部取穴之义；又寓意借助痛点为依据取穴的意思，如与痛点左右对称取穴、上下前后对应取穴等。与痛点左右对称取穴应回归到《内经》的"缪刺"法、"巨刺"法；而上下、前后对应取穴则离不开传统针灸学"病在上取之下，病在下取之上"以及诞生于20世纪70年代的生物全息论。

凡此种种，都是浮刺疗法在痛点周围选取针刺点的依据。从经筋的组织结构、病理反应和治疗原则、选穴方法来看，皆同浮刺疗法查找压痛点、确定针刺点、浅刺皮下筋膜息息相关。

《灵枢·官针》中的浮刺（刺皮下脂肪或筋膜）、分刺（刺分肉之间）、恢刺（刺肌腱、韧带）、关刺（刺关节）、合谷刺（在肌肉深层多向透刺）等都是针对经筋为病提出的一些针刺方法。从经筋的组织结构、病理反应和治疗原则、选穴方法来看，皆同《内经》浮刺疗法查找压痛点、确定针刺点、浅刺皮下筋膜息息相关。

《内经》浮刺疗法查找的压痛点、触发点、扳机点，又称"肌筋膜激痛点"（MTrP），属于皮下软组织中的一种有形的、可以用手指触及的、在压迫时患者会感觉到疼痛的病理反应点，与中医针灸所说的导致患者局部或全身诸多的疼痛和不适的"筋经病灶"（在肌筋膜、结缔组织等存在的病理反应点）很类似。有人为了标新立异，称之为"摸患肌"，其实就是孙思邈在《千金方》所说的"阿是穴"。

上海市虹口区中心医院盛善本主任医师在评论浮刺疗法的前身腕踝针疗法时说："腕踝针如能在中西医结合的指导方针下，同经络理论进一步结合起来，还会得到更大的发展。"（张心曙，凌昌全，周庆辉. 实用腕踝针疗法［M］. 北京：人民卫生出版社，2002年. 原载《自然辩证法杂志》1976年第2期）此理用于浮刺疗法，同样如此，而且更有利于阐释浮刺疗法的作用机制。

四、阿是穴的作用

阿是穴是针灸学腧穴分类的一种。所谓"阿是穴"，实际上是一些没有固定部位、没有既定穴名、没有纳入十四经的病理反应点（以压痛点为主要目标）。这同中医学的"筋经病灶"很类似，也是现代浮刺疗法临床诊断的追逐的目标。浮刺疗法在病痛局部或远端的针刺点并不是经络循行线上的某一个穴位，而是应用了针灸学的"阿是穴"理论。

五、部分腧穴的参与

浮刺疗法治疗颈椎病、肩周炎及颈肩综合征，常用到手阳明大肠经的巨骨（肩峰内上方，锁骨与肩胛冈结合部的凹陷中）、足少阳胆经的肩井（第7颈椎棘突下的大椎与肩峰连线的中点）；胁肋疼痛，除了在疼痛的局部刺激以外，远端常配合选用上肢外侧正中部位的刺激点，如手少阳三焦经腕背横纹中点上2寸的外关、上3寸的支沟，下肢外侧正中部位的刺激点，如足少阳胆经腘窝水平线上7寸的风市、腓骨小头前下方凹陷中的阳陵泉等。不少压痛点和扳机点与传统针灸穴位是高度吻合、完全一致的，其中与特定穴的关系最为密切。

六、摇针手法的推动

摇法源于《灵枢·官能》"摇大其穴"，金元时代窦汉卿《针经指南》将其列为行针十四法之一："摇者，凡泻时，欲出针，必须动摇而出者是也。"其明确指出，摇针是为了开大针孔，泻其邪气，属于泻法，治疗实证、痛证和热证，虚寒证和久病气虚者不宜使用。明朝杨继洲在《针灸大成》中将"摇法"列为下针八法之一。汪机在《针灸问对》中说："摇，凡退针出穴之时，必须摆撼而出之。青龙摆尾亦用摇法，故曰摇以行气。"

明代徐凤《针灸大全》记载："青龙摆尾，如扶船舵，不进不退，一左一右，慢慢拨动。"其方法是将针斜刺或浅刺入皮下，针尖刺向病所，而后手扶针柄，将针缓缓左右摆动，如摇橹之状，或左或右，以正航向，且推动气行。此即"动而进之，推气之法"。可见，青龙摆尾针法的主要作用是行气止痛，可疏通经络、行气活血、化瘀止痛，乃古代"飞经走气"第一法。正如明代高武《针灸聚英》所云"苍龙摆尾气交流，血气奋飞遍体周，任君疼痛诸般疾，一插须臾万病休"，说明青龙摆尾针法用于治疗筋骨疼痛，效果立竿见影。

青龙摆尾针法在左右摇摆时，还需要配合"循而摄之"的行气手法，即用手循按针刺部位或病变部位的皮肉、筋腱，远刺近动的"动刺法"，以加强行气止痛的力量。例如，远取后溪、绝骨（悬钟）治疗落枕，一边行针一边嘱咐患者不断活动颈椎。此术在20世纪60年代针灸界称之为"动刺法"，董氏奇穴称之为"动气法"，现被浮刺疗法者称之为"再灌注"。

北京中医药大学旅居意大利的著名针灸专家何树槐教授认为，现今的浮刺疗法在进针的方向、深浅，行针的手法（扫散）、针刺的功效等方面同传统的浮刺法基本都是一致的。浮刺疗法的"扫散"手法理应回归到古针灸手法的"摇"法（即"青龙摆尾"手法，比较规范），而"再灌注"也应该恢复为"动刺法"，才符合中医针灸学的传统。这是大凡持科学态度、实事求是的专家、学者的共识。

浮刺疗法强调，进针部位一般应同病灶在关节的同一侧，尽量不要隔着关节，否则会影响治疗效果。"浮刺疗法"的"扫散"手法有行气的作用，故在针与痛点之间最好不要间隔关节。

浮刺疗法的"摇法"具有行气作用，这种气的作用力正如鱼尾摆动能让鱼在水中向前游动，摇橹能使水中的小船前进一样，能作用到针尖指向的疼痛部位（压痛点、扳机点），充分发挥疏经通络、行气活血、化瘀止痛的良好治疗作用。

北京中推2016年长春浮刺疗法培训班优秀学员邵某，经过反复学习、钻研浮刺疗法，认为浮刺治病是疏通瘀阻气血，摇针好比鱼在水中游，鱼尾摆动的频率越快，游的速度就越快，游得也就越远。

七、松解剥离作用

浮刺疗法除了有传统中医针灸学术的理论和实践支撑，还与其他领域的理论和实践有着一定的关联。

浮刺疗法的主要适应证是身体的各种疼痛。对于痛证，中医学认为，"经络不通，不通则痛"。中医处理经脉不通、气滞血瘀导致的疼痛，最好的方法就是"以微针通其经脉，调其血气"（《灵枢·九针十二原》）。这正如孙思邈在《千金方》中所说的"凡病皆由血气壅滞不得宣通，针以开导之，灸以温暖之"。有人因为浮刺疗法并不在痛点针刺，就否认浮刺疗法治疗效果的产生同对病痛部位的组织粘连松解剥离作用相关。须知，炎症产生的粘连状态并非只表现在痛点局部，在痛点周围依然存在，肩周炎就是很好的例子。浮刺疗法在距离痛点5～6cm的地方选穴进针，也是在对组织粘连部位的疏通剥离，并能将相应作用引向痛点，从而起到"通则不痛"的治疗效果。这与现代医学治疗痛证的"肌筋膜松解术"殊途同归，用双手拇指深压痛点周围或扳机点两侧，并沿着肌纤维的分布走向，向外朝肌肉两侧的末端加压按摩（也不碰及痛点），是减轻痛点和扳机点的有效方法。

八、生物电现象及能量转换原理

皮下疏松结缔组织具有良好的导电性能，能高效率的传导生物电，在接受机械刺激后又能产生较强的生物电。浮刺疗法在皮下摇摆过程中，通过机械能转换为电能、热能，通过对皮下丰富的末梢神经的刺激，解除病变局部组织的微循环痉挛状态，使血管扩张并恢复血液供给，加速对炎症病理产物的吸收，起到类似艾灸温通经络、行气活血、消肿止痛的医疗作用。

九、"多米诺骨牌"效应

宋宣宗二年（公元1120年），民间出现了一种名叫"骨牌"的游戏。这种骨牌游戏在宋高宗时传入宫中，随后迅速在全国盛行。当时的骨牌多由畜牧动物的牙骨制成，所以骨牌又有"牙牌"之称，民间则称之为"牌九"（寓意"牌救"）。

1849年8月16日，一位名叫"多米诺"的意大利传教士把这种骨牌带回国，作为最珍贵的礼物，他把骨牌送给了小女儿。后来，多米诺为了让更多的人玩上骨牌，制作了大量的木制牌，并发明了各种玩法。不久，木制牌就迅速地在意大利及整个欧洲传播，骨牌游戏成了欧洲人的一项高雅运动。人们为了感谢多米诺给他们带来这么好的一项运动，就把这种游戏命名为"多米诺骨牌"。到19世纪，"多米诺骨牌"游戏已经发展为世界性的运动，并成为非奥运项目中知名度最高、参加人数最多、扩展地域最广的体育运动。

"多米诺骨牌"既是一种物理力学游戏，也是一种运动，还是一种文化。这种游戏的方法非常简单，将骨牌按一定间距排成单行或分行排成一片，然后推倒第一张骨牌，其余骨牌就会因为惯性的冲击波作用产生连锁反应，导致一个比一个更加快速地依次倒下。人们把这种现象称为"多米诺（骨牌）效应"（图2-1）。

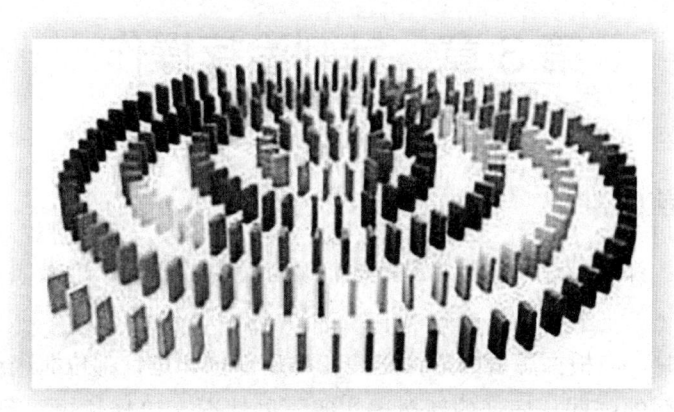

图2-1 "多米诺骨牌"效应

这个源于我国宋代的有趣游戏提示人们：世界万事万物都是相连贯的，产生的任何力都是连贯循环的。在一个相互联系的系统中，一个很小的初始能量可以因为冲击波产生一系列的连锁反应。

因此，笔者认为浮刺疗法是在《内经》和传统针灸学基础上发展起来的一种针法，同传统中医针灸学息息相关，密不可分。浮刺疗法不是新的伟大发明，是将针灸与现代医学输液工具"静脉留置针"和现代针刺疗法"腕踝针疗法"相结合，是古为今用、西为中用的一项发展。在20世纪60年代初，已经有了肌内注射和局部封闭的注射器结合各种中西药物演变成穴位注射。穴位注射和浮刺疗法，都是中西结合的产物，值得发展。

事实证明，属于中医学领域、与传统针灸学密不可分的浮刺疗法，无法用西医的理论和实践来说明其原理。而只有回归到中医针灸学的传统上来，密切联系中医学的整体观和经络、腧穴理论来阐述其原理，才说得清、道得明，也才有出路和前途。所谓"智者化繁为简，愚者化简为繁"，"越是接近本质的东西越简单"就是这个道理。

第3章 针刺治疗操作

一、针刺前的准备

1. 选择针具 首先要看针具质量的好坏。套针针头的软管不能破裂，否则会导致进针困难和疼痛。

在选择针具时，应根据患者的形体肥瘦、疼痛部位和进针部位肌肉组织的厚薄以及性别、年龄、体质的强弱、病证的新久虚实等不同情况，选择长短、粗细适宜的针具。正如《灵枢·官针》中说："九针之宜，各有所为，长短大小，各有所施也。"

体格壮实、形体肥胖、疼痛部位和进针部位肌肉丰厚，男性患者可选用较长、较粗的浮刺针具；反之，身体虚弱、形体瘦小、疼痛部位和进针部位肌肉浅薄（如头项、面部、手足），女性患者或儿童就应选用较短、较细的浮刺针具。至于根据疾病性质、病证的新久虚实选针，一般病变较为轻浅的阳性病证，如肌纤维组织炎，宜选用较短、较细的浮刺针具；病变较为深重，复杂难治，如椎间盘突出症等，宜选用较长、较粗的浮刺针具。

2. 选择体位 浮刺疗法在操作前要注意选择体位，以使患者在治疗过程中舒适，不至于出现晕针，同时便于医生操作。

同传统针刺疗法一样，浮刺疗法也有正面坐位、俯伏坐位、背向坐位、仰卧位、侧卧位、俯卧位等。正面坐位适宜于头面、五官、颈项、上肢等部位；俯伏坐位适宜于头项、背部、耳区、上臂外侧等部位；背向坐位适宜于头项、背部、上肢等部位；仰卧位适宜于面部、五官、胸部、腹部、四肢等部位；侧卧位适宜于身体一侧从头到足的不同部位；俯卧位适宜于头项、背部、腰部、下肢后部等。

若体位选择不当，在施术过程中医生进针、行针不便；患者会感到不舒适乃至晕针。因此，治疗前必须根据所选针刺点的具体部位，选择适当体位，使患者放松、舒适，避免晕针，同时便于施术者操作。一般情况下，针刺头面部、胸背部以及上肢可以采取坐位，针刺腹部、腰部、下肢最好采取卧位。

3. 明确病痛点（靶点） 明确病痛所在和病痛程度是浮刺疗法最为重要的前提。在多数情况下，压痛点、扳机点（MTrP，即"肌筋膜激痛点"）很容易确定。在查找痛点、扳机点的过程中，用力要由轻而重，搜寻范围由大而小。有的病理反应点可能会以结节或条索状物的形式表现出来，有人为了标新立异，称之为"摸患肌"。

当病痛范围在关节周围或关节内，痛点不容易出现，或只有在某种动态体位下才能出现时，要让患者反复仔细体会，或者改变成某种体位，以使痛点明确（病理性体位）。找准痛点后用笔做一个记号，并在保持该体位的状态下做浮刺治疗。

成都岐黄轩医学培训中心2016年贵阳浮刺疗法培训班学员朱某7月4日微信反馈：浮刺疗法第一位患者，男，急性腰扭伤，站立时压痛点明显，于是在站立状态下进针（操作有困难），针进痛止，边摇针边活动，2分钟后疼痛完全消失。

北京中推2016年5月浮刺疗法培训班宁夏学员赵某7月11日微信反馈：学习班结束后，在浮刺临床实践中，我对老师在课堂上讲的"如果在正常体位下痛点不明显的患者，就改变体位查找阳性反应点，并且保持在病理性体位下做浮刺治疗"的经验之谈体会很深。

例1 马某，男，49岁，颈椎病引起的右侧上臂肱三头肌疼痛半个月。正常体位下找不到痛点，仰头到极限时肘后上部痛甚，压痛点也明显。在上臂肘后对准痛点从上向下针，当即痛止，仅仅治疗一次而愈。马某事后还介绍其他患者前来用浮刺法治疗颈椎病。

例2 我的堂兄赵某，62岁，上下楼梯时左下肢疼痛半年多。治疗前分别在上下楼梯的时候查找出明显压痛点，浮刺治疗后，再次上下楼梯时就不痛了。

4. 确定针刺点 针刺点的选择，与进针顺利和疗效密切相关。在选择针刺点的过程中，要明确以下几点。

第一，根据病痛部位在压痛点的上、下、左、右四周确定针刺点，不能距离病灶太远，一般在距痛点6~10cm处。个别病证可以相隔较远，如梨状肌损伤综合征可以在膝关节上方进针，甚至踝关节上方进针。

其实，在疼痛范围大、痛点多而杂或痛点不明显的情况下，用浮刺工具直接针对疼痛区甚至痛点进针、摇针，也能起到很好的治疗作用。正如中推2016年8月北京浮刺疗法培训班内蒙古学员赵某微信反馈：一位肩周炎患者，肩部疼痛范围很大，痛点却不明确，上肢活动受限，用手托也抬不起来，说明肩周组织粘连。无奈就找了个相对比较痛的阳性点作靶点，浮刺后疼痛减轻，但胳膊还是抬不起来。第二天就靠上扎了一些，接近肱骨大结节与锁骨肩峰端之间的肩髃附近，针尖对准肩髃，进针有点偏深，感到有阻力，用力突破进针难点后摇针，这时胳膊就能抬起来了。浮刺针是不是松解了结节？针进结节散，透刺见效果。

第二，痛点多的尽量找最明显的为靶向目标，痛点分散的尽量找集中的，疼痛范围大或患者表达不清时选择疼痛部位的中央点。找准痛点后用笔做一记号，避开皮下的肌腱、韧带、浅表血管、结节和皮肤表面的溃疡面、破损处和陈旧性瘢痕。

第三，进针部位一般应同病灶在关节的同一侧，尽量不要隔着关节。如果病痛在胸背肋间，则沿着肋间隙横向进针。

所谓"一般""尽量",只是总体规律,特殊情况下,针刺点不能同病痛点在同一侧,也是能收到治疗效果的。十六年前,笔者在南京金陵饭店曾经给一位 72 岁的男性痛风患者作了浮刺治疗。通过翻译获知,他足背肿痛,足背靠足弓处压痛明显。由于老人很瘦,足背骨关节、青筋和静脉血管明显,实在无从下手,最后决定从踝关节以上的胫骨内外两侧进针,针尖向下浮刺。摇针 3~5 分钟并配合病痛部位抹揉,疼痛当即消失。

北京中推 2016 年 8 月北京浮刺疗法培训班内蒙古学员赵某 9 月 14 日微信分享:浮刺治疗肘关节以下麻木十多例,都痊愈了。其中有病史较久的,治疗 2 次就好了,证明治疗方案非常正确。但是,主要针刺点都是在从肘关节以上向肘关节以下的麻木点透刺的,还有从腕关节以上向麻木的手指进针的,治疗效果甚好。

5. **消毒** 针刺前必须做好消毒工作,包括医者手指消毒和进针部位消毒。

(1) 医者手指消毒:施术前,医者应先将双手洗刷干净,待干后再用 75% 酒精棉球擦拭即可。

(2) 进针部位消毒:在准备针刺的部位,先用 2.5% 碘伏棉球擦拭,再用 75% 的酒精棉球脱碘或只用碘伏、75% 酒精棉球擦拭也可。在擦拭时,应由针刺点的中心向四周擦拭。当针刺点消毒之后,切忌接触污物,以免重新污染。

二、针刺操作方法

1. **持针** 在针刺疗法中,拿针操作的手称为"刺手"(一般是右手),应以拇指、食指、中指三指挟持针柄,如斜持毛笔之状。

2. **进针** 操作时必须聚精会神,心无旁骛,与传统针灸学强调针刺过程中"专一其神"是一致的。《素问·宝命全形论》云:"凡刺之真,必先治神……深浅在志,远近若一,如临深渊,手如握虎,神无营于众物。"

在浮刺疗法的操作过程中,也要讲究"治神",持针时手如握虎,精神意志高度集中,不可左顾右盼,分散精力,甚至要达到"毋闻人声"之入静状态。浮刺疗法仅仅刺在皮下,深浅掌握得要好,方向要求准确无误,更要强调"治神"这个环节。

关于进针问题,古代医籍记载:"右主推之,左持而御之"(《灵枢·九针十二原》),"知为针者信其左,不知为针者信其右"(《难经·七十八难》)。《针经指南·标幽赋》更进一步阐述其义:"左手重而多按,欲令气散;右手轻而徐入,不痛之因。"

这几段话虽然是针对毫针刺法而言,但在强调左右手相互配合这一点上浮刺疗法也应如此。用押手(一般是左手)的拇指、食指挟持和提捏皮肤,辅助进针,类似毫针刺法中的提捏进针法。

有松针形内芯的针具(套针),进针前需要将针芯退出少许(约 5mm),以免在进针过程中肌纤维卡在两个针尖之间,造成患者疼痛,同时影响进针。等进针完全到位、准备摇针时再将针芯完全推入。

进针时,押手的拇指和食指捏起针刺点部位的皮肤,刺手持针,针体与皮肤成

10°～15°刺入，透皮速度要快，用力要适中，一开始不要刺入太深。

提捏皮肤进针有三大好处：①充分暴露针刺点；②减少进针时的疼痛；③确保针身能进入皮下。

3. 针刺的方向 刺向病所。浮刺疗法对针刺方向要求较为严格，针尖必须由远而近地直对病痛部位（刺向病所），不能偏斜，否则达不到预期目标，影响治疗效果。更不能背道而驰朝反方向针刺。

关于这个问题，日本针灸家赤羽幸兵卫对皮内针的研究工作可作为参考，因皮内针和浮刺疗法都是与皮肤紧密相关的针刺方法。他在皮内针的远隔治疗的问题上做了临床实验：为避免将实验用的针尖刺深，改用2mm环形皮内针，针尖刺入皮内达表皮与真皮之间。结果观察，在同一经脉上用皮内针治疗有效，且顺向患病部位刺入比逆向患病部位刺入效果更显著。避开经脉的问题不谈，就顺向还是逆向患病部位的问题，赤羽幸兵卫的结论与浮刺疗法的结果是一致的。

4. 皮下浅刺 针进入皮下之后，就要倾倒针身，沿着皮下向前推进。推进时针体要稍稍提起，使针尖勿深入肌肉层，随时将针体上提时，皮肤下呈现牙签状隆起。

在整个过程中，刺手感觉松软易进无阻力，患者没有疼痛或酸胀麻等感觉，不然就是针刺太浅（皮内）或太深（肌肉层）。针刺太浅，针尖会紧滞在皮内，进针困难，患者会感到非常疼痛；进针太深，则不可能出现牙签状隆起，患者针下会有酸麻胀的感觉。

皮下浅刺在针灸学中又称"横刺""卧刺""沿皮刺"，即针身与皮肤表面成10°左右沿皮刺入。此即《灵枢·官针》所说的"引皮乃刺之"，适用于皮肉特别浅薄之处（如头面、手足等部位）的针刺。

5. 不要求得气 至于浮刺疗法不要求得气，其实也属于一种"隐性循经感应现象"。针刺本身是会有感觉的，只不过由于刺得浅，针尖透皮后感觉不明显或无明显感传线罢了。这种刺激信息仍能沿着经脉循行趋向病变部位，从而起到治疗作用，甚至下针即效。正如上海市虹口区中心医院盛善本主任医师所说："所谓无针感，无非是说刺激十分轻微……皮下平刺，虽然基本上没有感觉，但不等于说没有刺激。刺在皮下，进针一寸半，又要留针半小时，就给予人体一种持久的轻刺激，可以推动人体内部的生理活动。无感觉，并不等于说不得气，只是得气不通过针感表现出来。"（张心曙，凌昌全，周庆辉. 实用腕踝针疗法［M］. 北京：人民卫生出版社，2002. 原载《自然辩证法杂志》1976年第2期）

当进针程序结束，可以在暂停10秒左右科学地、策略地询问患者的针下感觉，切忌问患者"痛不痛"，避免使患者大脑皮质在条件反射的作用下产生痛感，可以模糊地问患者"有什么感觉"，或者引导地问"没有什么感觉吧"。如果能学习名医华佗在为患者针刺之前擅用的语言暗示，将精湛的医疗技术同精妙的治病艺术巧妙地结合起来，就更加高明了。

6. 调针 当发现针刺太浅或太深、患者感觉疼痛或酸麻胀重、针尖与痛点方向有偏差时，就需要调针，将针慢慢退到皮下，再按正确角度、深度和方向推进，直至疼痛或得气感消失、针尖正对痛点为止，这个过程又与传统针灸操作中的"苍龟探穴"术类似。调针深度（针尖距痛点的距离）一般掌握在2～3cm，对范围大、病程长的病痛，运针深度可长；反之则短（1～2cm）。

7. 特殊的行针手法 "摇针"手法与疗效有直接的关系，摇针频率越快、时间越长，疗效越好。没有摇针动作，无法保证疗效。浮刺疗法的摇摆动作可使没有疗效的产生疗效，疗效较差的效果提高。曾经反复学习过浮刺疗法、在多年临床实践中将浮刺疗法运用于中西医临床各科并颇有建树的哈尔滨学员邵某深有体会："我认为浮刺疗法就是疏通瘀阻的气血，摇针就像鱼在水里游，尾巴动得越快，游得就越快、越远。"

手法操作：针尖在离痛点2cm左右停止后，将进针前退出的松针形针芯完全推入针芯套管内。以针刺点为支点，手握针座，拇指在一侧，食指、中指、无名指在另一侧，利用拇指和食指、无名指将针左右摇摆，连续施术2分钟及以上。

若想疗效好，摇针是关键。学习浮刺疗法，一定要多多练习摇针手法。

8. 配合"动刺" 在传统针灸施术的同时，积极主动地配合适当的动态方式或结合其他外治方法配合治疗，称之为"动刺"。其特点是注重针刺点与病痛点之间的有机结合。充分体现了《内经》"杂合以治，各得其所宜"的学术思想。

"动刺"方式分主动运动和被动运动。主动运动又分肢体运动、按摩运动、呼吸运动、意念运动数种。医生在为患者做浮刺治疗的过程中，一边行针施行手法，一边嘱咐患者主动活动相应肢体、自行按摩病痛部位，或配合不同节奏的呼吸，自我引动各种意念等。

被动运动又分为协助运动、推拿运动、拍打运动、运气运动数种。医生在为患者作浮刺治疗的过程中，一边行针施行手法，一边用押手在病痛点局部帮助患者做相关肢体的活动，为患者推拿或拍打病痛部位，同时询问患者疼痛部位的感觉。

附："动刺"疗法

- **叩头或干梳头（延伸至后发际的健脑、供血穴）** 失眠、脑萎缩、记忆力下降者在远端神门、内关、悬钟、大钟、三阴交等镇静宁神、健脑益智穴位行针时可以配合运用，以增强疗效。

- **张口抹面** 面部疾病如面神经麻痹、面神经痉挛、三叉神经痛、下颌关节炎、腮腺炎等，均会不同程度出现面部不适、张口困难。在远端穴位合谷、内庭、太冲行针时，嘱患者反复张口、闭口，并用一只手反复抹擦患侧面部，可促使面部气血流通，开口度扩大。

- **挤眉弄眼** 周围性面神经麻痹有不能蹙额、皱眉，眼闭合不全的体征，在远端合谷、太冲、申脉、照海行针时，不妨令患者反复地做上述难以做到的动作。刚开始可能不会有成效，但坚持几次后就会见到起色。

- **搓耳前三穴（耳门、听宫、听会）** 治疗中耳炎、耳鸣、突发性耳聋时，耳朵局部穴位先针先取，远端外关、足临泣行针时运用。搓擦用力要重、速度要快，使耳朵内外发热、发麻。

● 鸣天鼓　"鸣天鼓"本是八段锦中的一节，在针灸治疗耳鸣、耳聋时，可以为我所用。在耳周局部腧穴取针之后，于远端穴如中渚、外关、足临泣等处行针，让患者双手掌心捂住耳朵，指尖向后，反复放开、按紧（或掌心捂耳不放开，用拇指以外的四指拍打后枕部，或只用食指、中指弹击后枕部），使耳中发出震响，有疏调耳部经络之气、补肾填精的作用。

● 耸鼻、呼气、吸气　伤风感冒鼻塞不通气、面瘫鼻唇沟变浅或消失的状态下配合运用邻近穴风池、通天，远端肺俞、合谷。

● 闭气或深呼吸　行针中配合闭气或深呼吸，但不同于呼吸补泻法。呼吸补泻法仅限于进针或出针时的呼吸状态，而动刺中的闭气或深呼吸是在行针过程中实施，适用于与气有关的病证，如嗳气、呃逆、反酸、恶心欲呕等针刺膻中、膈俞、气冲、内关、公孙。

● 令其咳嗽　针刺过程中令患者咳嗽，本来是古人进针时为了分散患者的注意力以减少进针疼痛的配合动作，现在用于针治咳嗽、哮喘兼痰多，或有痰不易咳出者，可嘱患者在中脘、丰隆行针时轻轻咳嗽。其效应是痰多者可促使其排净，不易咳出之痰变得易于咳出。本法也适用于慢性咽炎、梅核气患者。

● 鼓腮、弄舌（舌操）、叩齿　三种动作都在口腔中进行。鼓腮适用于面神经麻痹患者，一边鼓腮，一边用一手的大指和其余四指按压面颊。弄舌适合于舌强不语或中风失语者，方法是将舌头伸出口外又及时收回；舌头向口角两边不停地摆动、搅海；或用舌尖抵上颚、一侧的面颊，左右交替，反复进行；叩齿适用于牙痛，尤其是对伴有牙根松动的肾虚牙痛效果更佳。

● 吞咽动作　针刺局部的天突和远端的列缺、照海行针中配合吞咽动作，主要适用于针灸治疗各种咽喉部位病变。诸如咽喉肿痛（急性扁桃腺炎）、慢性咽喉炎、咽干喉燥、声带麻痹、声音嘶哑、梅核气、食管癌等。动刺的结果，患者常常会感到咽喉湿润，疼痛减轻，吞咽动作较针前顺利。

● 颈部活动（操）　针灸治疗落枕、颈椎病过程中运用，医者一边在远离病变部位的腧穴行针，如膝关节外下方腓骨小头前下方凹陷中的阳陵泉、第5指掌关节后的后溪、足外踝高点上3寸的悬钟，一边嘱咐患者活动相应关节，越是不敢做的动作越要做，可大大提高疗效，缩短疗程。注意：病理性体位下的阿是穴以及远近结合动刺法。

● 肩部活动　肩周炎治疗过程中运用，医者一边在远离病变部位的腧穴行针，如膝关节外下方腓骨小头前下方凹陷中的阳陵泉、外膝眼直下4寸即足三里下1寸的中平，一边嘱咐患者活动相应肩关节，越是不敢做的动作越要做，可大大提高疗效，缩短疗程。

● 胸胁侧转身、捶打或深呼吸（咳嗽）　对于胸胁满闷和扭挫伤，在四肢远端内关（掌面腕横纹中点上2寸）、支沟（背面腕横纹中点上3寸）、阳陵泉（膝关节外下方腓骨小头前下方凹陷中）针刺过程中配合实施。

- **捏按乳房** 针灸治疗产后乳少、急性乳腺炎，疗效肯定。如果在针刺膻中、乳根、内关、肩井、梁丘、足三里等穴的行针过程中，令患者双手有规律地捏按双乳，对疏通乳部经络气血、促进乳汁分泌并顺利排除，大有裨益。用光明、足临泣退乳时也应如此。

- **揉摩脘腹** 针治消化系统病证，如胃脘痛、急性胃肠炎、大便秘结等，在支沟、梁丘、足三里、三阴交行针时配合揉摩脘腹，将会促进胃肠蠕动，通调腑气，变"不通则痛"为"通则不痛"。上腹部以中脘为中心，中腹部以肚脐为中心，下腹部以关元为中心。当然，揉摩脘腹绝大多数情况下应按顺时针方向操作，切不可倒行逆施（"肠易激综合征"例外）。

- **腰部的各种活动或深呼吸（咳嗽）** 急性腰扭伤、慢性腰肌劳损治疗时运用，医者一边在远离病变部位的腧穴行针，如人中、后溪、阳陵泉、委中，一边嘱咐患者活动腰部，越是不敢做的动作越要做，也可以配合深呼吸或咳嗽，可大大提高疗效，缩短疗程。

- **收提肛门（撮谷道）** 针刺承山，行针中要求患者配合作收提肛门的动作。这一动作是治疗肛门病证如脱肛、痔疮的需要。这一动作在针刺和艾灸百会穴时也应该坚持，不但有较好的即时效果，而且利于巩固远期疗效。

- **下肢活动** 瘫痪患者头针治疗中被动活动或带针行走，先行针几分钟，再行走几分钟，直至出针（中间可适当休息）。

- **跺脚或叩击足跟、足底** 足底痛、跟骨骨刺、扁平足等在针刺健侧太溪、照海、复溜行针过程中，可嘱患者不断地跺脚，或足前掌着地不动，足跟快速、反复地叩击地面。由于针灸治疗这些病以取足少阴肾经经穴为主（肾主骨、足少阴肾经分支别入跟中），在患足针刺留针中不便进行活动，故可以根据生物全息论，按左右对应和上下对应选穴法，在健侧足部取穴针刺或同侧腕关节取大陵针刺，而后按常规进行跺脚或叩击足跟、足底动刺法。

动刺疗法无论是主动运动，还是被动运动，都是以"动"为核心，并贯穿整个治疗体系及治疗过程，使治疗达到"动态和谐"的至高境界。实验研究表明，进行各种运动，可以明显地促进机体新陈代谢、细胞的同化和异化、能源物质的分解与合成、肌肉的收缩与放松、神经的兴奋与抑制，由此推动着机体内部的一系列变化。在神经系统的调节下，充分发挥良好和谐的治疗作用。它强调了机体病变部位的活动，大大提高了针灸临床的治疗效果。

当患者感觉病痛减轻或消失后，即可结束摇针。押手按住皮肤外面软套管的针座，退出钢针及针芯，用止血钳夹扁软套管针座，再用浮刺贴、创可贴或胶布贴敷于针座，以固定留在皮下的软套管，并防止感染。

9. 软套管留针 摇针手法结束后，退出钢针，将软套管留置于皮下，也是浮刺治疗全过程中的重要环节。

浮刺疗法留针的目的是保持和延续镇痛效应。临床上常常发现运针完毕疼痛即减轻或消失，说明浮刺疗法有较好的即时疗效。但若随即起针，有的疼痛会复作，而留针能维持疗效。

　　浮刺疗法留针时间一般为 24 小时，可延长至 48 小时、72 小时，临床观察表明，留针 24 小时针刺效果较好，留针 48 小时效果更为明显。留针时间的长短还要根据季节、气候情况以及患者的反应和病情的性质决定。若气候炎热、易出汗，或患者胶布过敏等因素造成针孔或局部皮肤瘙痒，时间不宜过长，可留 5~8 小时；若气候凉爽、不易出汗，患者没有反映不适感，时间可适当延长一些。至于病情的性质与留针时间长短的关系，一般而言，病情复杂、疼痛较重且顽固、缠绵难愈的，如癌症疼痛，留针时间要长；而病情轻浅、病程较短、一般疼痛性病证，留针时间可短一些。

　　由于针身未刺入肌肉层，加之留在体内的部分是软套管，留针一般不影响患者的肢体活动，也无痛感。当然，不是每一次治疗一定要留针。北京中推 2016 年 4 月长春浮刺疗法培训班哈尔滨学员邵某，是学习班的佼佼者，对于浮刺疗法的基本理论知识以及临床实践操作的掌握和运用都很不错。他在哈尔滨的浮刺治疗开展得非常好，许多患者慕名前来，甚至天津等地还有活动不便的患者邀请他出诊。不同的是，他在浮刺摇针后几乎都是不留针的，而治病效果照样很好。北京中推 2016 年 1 月浮刺疗法培训班南京学员田某临床也很少留针；北京中推 2016 年 5 月浮刺疗法培训班江苏邳州学员杨某较少留针；成都岐黄轩 2017 年 1 月济南浮刺疗法培训班的威海学员李某也基本上不留针。

　　10. 出针　　在留针达到既定时间和预期目的后即可出针，一般均由患者自己或家属取出。出针时，押手拇、食指按住针孔周围皮肤，刺手拇、食两指捏浮刺针针座，不要捻转提插，慢慢将针移至皮下取出，放进废套管中，防止收垃圾时刺破手指。

　　对于气滞血瘀导致的肿胀疼痛性病证，出针时可以不用消毒干棉球按压针孔，相反，若有出血现象更好，开始可以不急于止血，顺其自然，任其流出部分瘀血，更有利于病证的好转、痊愈。北京中推 2016 年 5 月浮刺培训班江苏学员杨某临床基本都是如此。

　　成都岐黄轩 2016 年 1 月重庆浮刺疗法培训班学员冷某家属右侧偏头痛多年、遇风痛甚。浮刺治疗从太阳处朝向耳尖进针，摇针和留针中痛减，1 天后自行取针时针孔有些出血（色深红），顺其自然，因势利导，让其自流，血色变淡时止血。事后感觉疼痛完全消失，非常高兴。

　　北京中推 2016 年 6 月浮刺培训班学员高某微信反馈：治疗一位肩周炎及网球肘患者，用浮刺法治疗摇针时出血了，立即取针，并将血挤出，当时患者肩痛消失。第二天复诊时，患者说肩肘都不痛了。

　　不宜刺血的病证要用消毒干棉球揉按针孔，防止出血。临床上虽然很少有出血情况，但偶尔也会碰到。动脉出血应立即止血，8~12 小时后再施行热敷消散；静脉出血可以任其慢慢出紫暗色血液少许，待血色由深转淡时用无菌干棉球按压针孔，以免形成血肿。

　　浮刺疗法操作程序和要领回顾、归纳、总结如下。

　　选择好体位，找准压痛点，关节同一侧，确定针刺点；碘伏先消毒，棉球再脱碘；若是用套针，针芯退几分（注：如果不是套针针具，此点忽略），拿笔式持针，注意针斜面；

押手捏皮肤，速刺进针浅；针尖向病所，形成一条线；进针一寸多，上挑似牙签；进针不理想，重在调深浅；患者无感觉，摇针作扫散；边摇边活动，病痛会大减；钢针退出来，软管留里边；盖上浮刺贴，留针一二天；自己把针取，操作程序完。

三、针刺治疗疗程

浮刺疗法治疗一般隔日1次，5次为1个疗程；病情较重的，开始每日1次，连针3日，稳定后隔日1次，5次为1个疗程。一般情况下，疼痛需要治疗3～5次，即1个疗程左右。麻木的治疗难度比痛证大，需要延长治疗时间和次数。

四、注意事项和禁忌

浮刺疗法刺在皮下，较为安全。但由于人的生理状态和个体差异等不同，在临床运用的过程中，还应注意以下几个方面，才能达到安全有效、事半功倍的目的。

1. 患者在过于饥饿、疲劳、精神紧张时，不宜立即针刺。

2. 妇女怀孕期间不宜针刺，合谷、肩井、三阴交也不能针刺，以免引起胎动不安甚至流产、早产；妇女行经时，若不是为了治疗月经不调、痛经、闭经等，也不宜针刺，以免导致月经紊乱；哺乳期不宜在小腿外侧光明和足背第4、5跖骨之间的足临泣进针，有退乳作用。

3. 常有自发性出血或损伤后出血不止者，不宜针刺。

4. 针刺部位若有瘢痕、感染、溃疡或肿瘤的部位，不宜针刺，需要避开。

5. 针刺的部位一般应选在对日常生活影响较小的部位，活动度较大的关节不宜选用，可在关节附近进针。腰部针刺点靠近腰带的部位宜横向平刺，不宜上下直刺，因为腰带的活动常影响针体的固定，并能引起患者不适感。根据情况，针刺点可以选择在离病灶较远的地方。针刺点与病痛部位之间不能有关节，否则，影响疗效。

6. 治疗消化道疾病，由于腹部皮肤松弛，留针时刺入的针具活动范围较大，方向容易偏差，影响治疗效果。故除了加强固定，还要嘱患者少活动。同时注意观察，一旦发现针体歪斜，及时予以调整。

7. 留针中应注意固定针体、针口密封，防止软管脱落和受到污染。

8. 浮刺疗法留针时间长，相对传统针刺疗法而言，较易感染。操作过程中要注意严格消毒，特别是对容易感染的患者，如糖尿病患者，需加倍小心，慎防感染。

9. 留针期间局部有异常感觉时，大多为胶布过敏所致，可改用其他敷料固定，如消毒纱布、创可贴等。

10. 避免剧烈活动，最好不洗澡，以免汗液和脏水进入针孔引起感染，或打湿敷料导致敷料脱落。

五、异常情况的预防和处理

浮刺疗法针体仅在皮下，没有酸胀麻木等感觉，只是在针尖透过皮肤的一瞬间有一点刺痛，较传统针刺疗法安全，一般不会出现滞针、弯针、断针等异常情况。但如果操作不慎，疏忽大意，或针刺手法不当，或对人体解剖部位缺乏全面的了解，也会出现一些不利于治疗的异常情况，常见的有皮下瘀血、血肿和晕针。

1. 皮下瘀血和血肿

在皮下疏松的结缔组织中，含有丰富的小血管。皮下脂肪组织少的地方或偏瘦的患者，较粗的血管尚可区分，在针刺时可注意避开，但皮下脂肪较厚处，虽较粗的血管也不易辨认，以致难免被刺破而出现皮下出血。

若微量的皮下出血致局部小块青紫时，一般不必处理，略作局部按揉或热敷，即可很快自行消退。对于比较多的出血，先采取冷敷止血措施，8～12小时以后可作热敷。若出血后局部肿胀疼痛、青紫面积大，应在局部先行刺血拔罐，再行热敷消散，每日3～5次，以促使局部瘀血消散或吸收。

北京中推2016年第6期浮刺疗法培训班学员"小蚂蚁的偶像"8月1日微信反馈：前天给姐夫用浮刺法治疗打鼾，在膻中和两前臂手太阴肺经上进针，进针和摇针时都没有问题，也没出血。但昨晚我姐姐给姐夫拔软管时有少量出血，没在意也未作处理，后来发现夜间有持续出血，自行血止。

2. 晕针

晕针是在针刺过程中因大脑一时性缺血、缺氧出现的晕厥现象。相比传统针刺而言，浮刺疗法刺激较浅，疼痛较轻，临床很少发生晕针，仅发生于个别体质敏感者。

(1) 晕针的表现：轻者精神倦怠、头晕目眩、心慌、胸闷、恶心欲吐；重者面色苍白、出虚汗、四肢发冷、血压下降；甚至于神志昏迷、仆倒在地、口唇青紫、二便失禁等。

(2) 晕针的处理：立即停止针刺，将针取出；让患者平卧（最好是头低足高位），热天注意通风，冷天注意保暖。轻者仰卧片刻、饮少许温开水或糖水即可恢复正常；重者在上述处理的基础上，可针刺人中、素髎、内关、足三里，灸百会、关元、气海、神阙（隔盐灸）等即可清醒；若仍不省人事、呼吸细微、血压下降、脉微欲绝，应立即配合西医急救措施。

(3) 晕针的原因：相比传统针刺，浮刺疗法刺激较浅，疼痛较轻，临床很少发生晕针。仅发生于个别体质敏感者，尤其是身体虚弱、饥饿、疲劳、精神高度紧张、体位不当等情况下，更易发生。当然，有时也与医者操作手法过重有关。

湖南邵阳2015年8月浮刺疗法培训班阳光反馈：一位患者膝关节痛，进行第二次浮刺治疗时，进针顺利，摇针时她说头晕。我猜测她是晕针，便问她吃饭了吗。她说没有，正在减肥，已经4天没有吃了。还说浮刺效果可以，等她半个月后能吃饭了，想继续治疗。

(4) 晕针的预防：晕针重在预防，主要是针对发生晕针的原因。如初次接受浮刺疗法或精神紧张、身体虚弱者，应做好解释工作，消除对针刺的顾虑；若饥饿、疲劳时，应令其进食、饮水、休息后再予针刺；注意选择适合的体位；对于初次接受针刺、没有针刺体验的患者，医者在操作中应做到"取穴少、进针浅、手法轻"；医生在针刺治疗过程中，要精神专一，随时注意观察患者的神色，询问患者的感觉（察言观色问感觉）。一旦发现头晕、眼花、心慌、恶心等晕针先兆，应及早采取处理措施，防患于未然。

北京中推2016年第9期浮刺疗法培训班河北廊坊学员孙某9月19日微信反馈：昨天回家，我表弟接我吃饭，路上说脖子扭了，僵硬疼痛，只能左转，不能右转。我包里正好带着针，到了饭店就给他扎上了，效果立竿见影。但治疗中出了一个小插曲，进包间后已经点好菜了，我本来应该等吃完饭再给他扎针的，但当时刚学习归来，心情很兴奋，想到他一个壮汉应该不会有事儿，饭前就扎上针了。结果不到1分钟，他就出现晕针反应，头晕、恶心，脸色瞬间就白了。我立即将针取出，给他喝了一杯饮料，顺着督脉和足太阳膀胱经来回搓。2分钟后缓解，又休息几分钟后，晕针反应消失，脖子也不疼了。

王启才老师评语：针灸有句行话，叫作"十针不如一晕"，就是说扎十次针还不如一次晕针的饱和刺激量效果好。应验了！

孙某问：十针不如一晕？王老师，这是什么道理啊？

王老师回信：物极必反。

孙某：物极必反？是不是当时的注意力都放在晕针上了，身体功能的一种自我保护把病痛的经络冲开了？

王老师：最大饱和刺激量的作用。

孙某：下面又一个物极必反的病例。患者，女，52岁，头晕头痛2天，血压正常，没有感冒。患者自诉在厂子上班，低头干手工活，前两天加班后出现不适。按摩颈椎后缓解，予浮刺治疗，向风池方向进针。当第二针刺入2分钟左右，患者说有点恶心，于是拔针，到床上休息一会儿，头痛、头晕的症状减轻一大半。因患者有晕针症状，没有留针，嘱她隔一天再来。

中篇　经络腧穴

第4章　经络学说

经络学说是中医学理论的重要组成部分，是针灸医学的核心理论，与阴阳、五行、脏腑、气血等学说共同构成中医学的理论体系。它贯穿于中医学的生理、病理、诊断、治疗和预防等各个方面，对于指导中医临床各科，特别是针灸、针麻、推拿、气功的临床实践，具有极其重要的意义。经络还是阐明人体生命活动的重要依据，包括生理现象、病理变化以及诊治和预防疾病（即生老病死全过程）。《灵枢·经别》云："经脉者……人之所以生，病之所以成，人之所以治，病之所以起。"一语中的，道出了经络与人生（即生老病死全过程）的密切联系。

历代医家对于经络学说重要性的认识颇为深刻，认为经络学说是中医学最基本、最重要的理论。学医必学经络，业医必通经络。《灵枢·经脉》云："经脉者，所以能决死生，处百病，调虚实，不可不通。"宋代针灸医家窦材在《扁鹊心书》中云："学医不明经络，开口动手便错。盖经络不明，无以识病证之根源，究阴阳之传变……经络为识病之要道。"明代医家马元台在《黄帝内经素问注证发微》中云："经脉……实学者习医之第一要义，不可不究心熟玩也。"初学中医者必须由此入门，造诣很深的医生，也是以精通经络学说为标准。《灵枢·经别》云："夫十二经脉者……学之所始，工之所止也。"明代医家张介宾《类经》云："经脉之道……初学者必始于此，工之良者亦止于此而已。"经络学说在中医学中的地位可见一斑。

一、经络的概念和特点

经脉、络脉合称为"经络"。《说文解字》云："经，通道。"经有路径、途径之义，纵行人体上下，沟通脏腑表里，是经络系统的主干。《说文解字》云："络，连结。"络有联络、网络之义，横行经脉之间，交错分布在全身各处，是经络系统的分支。

《灵枢·海论》所云"经脉者，内属于腑脏，外络于肢节"，揭示了经络与人体的有机联系。"经脉者，所以行血气而营阴阳，濡筋骨利关节者也"，概括了经络的功能作用。经络是沟通内外、联系上下、运行气血、输布营养、协同完成脏腑功能、维持机体生命活动的通道。对于有机体来说，经络既是躯体各部的联络系统，运行气血的循环系统，主束骨而利关节的运动系统，又是疾病传变的反应系统，抗御外邪的防卫系统，调节阴阳平衡的调整系统。

经脉和络脉合为一体分布于全身，二者之间既有紧密的联系，不可分割；又有明显的区别，各有特点。

1. 经深络浅　《内经》云："经脉者，常不可见也，伏行分肉之间，深而不见……诸脉之浮而常见者皆络脉也。"由于经脉在体内深伏难见，络脉在体表浅显易察，在病理状态下，经脉为病一般从体表也是难以察觉的，只能借助于脉诊来了解经脉的虚实情况。而络脉为病则常可在体表络脉的分布区见到一些不同的病理变化（实则必见，虚则必下）。经深络浅只是相对而言，因为经络本身又有深有浅，即属阴的经络较深，属阳的经络较浅。

2. 经直络横　经脉是经络系统的主干部分，呈线状纵行人体上下，循行路线较长，能越过大小关节并与相应的脏腑、组织、器官发生规律性联系。络脉是经络系统的分支部分，呈网状横行于经脉之间，循行路线较短，一般不能越过较大的关节，与脏腑、组织、器官的联系也不如经脉有规律。脉之直行者为经，支而横者为络。

3. 经粗络细　经脉譬如树干，是经络系统的主干，较为粗大，《内经》称之为"大经"；络脉譬如树枝，是经络系统的分支，结构细小，《内经》称之为"小络"，尤其是孙络、浮络更为细小。故《类经》云："络有大小，大者曰大络，小者曰孙络……络之别者为孙，孙者言其小也。""经即大地之江河，络犹原野之百川"，对经脉与络脉的粗细之别作了较为形象的描述。

4. 经少络多　经脉包括十二经脉、奇经八脉和十二经别，及经脉的附属结构十二经筋、十二皮部，都是以固定数目来划分的。络脉则是数以万计、数不胜数的。

总而言之，经脉在人体，内连六脏六腑，呈线状沟通肢体，譬如河流，具有直、大、深、长、少的特点；络脉在人体，外络四肢百骸，呈网状联络周身，譬如溪沟，具有横、小、浅、短、多的特点（表4-1）。

表4-1　经脉与络脉的区别

经　脉	络　脉
深伏难见	浅显易察
线状纵行，路线较长	网状横行，路线较短
粗大（主干）	细小（分支）
数目固定（正经十二、经别十二、奇经八条）	数目很多（大络十六，孙络、浮络数以万计）

二、经络系统的组成

经络是一个大的系统，是由经脉和络脉两大主体结构以及六脏六腑、十二经筋、十二皮部三大连属结构共同组成。经脉包括十二经脉、十二经别、奇经八脉，络脉包括十六大络、孙络、浮络。

1. 十二经脉的命名、特点和作用

[命名含义]十二经脉的命名是在"天人相应、人应自然"的观念指导下，结合手足、

脏腑、阴阳三方面内容而命名。《内经》云："经脉十二者，外合于十二经水，而内属于五脏六腑，以应十二月。"

(1) 手足：每一条经脉的循行都要走向肢体，或循行于上肢，或循行于下肢。循行于上肢的称为"手经"，循行于下肢的称为"足经"。从六脏来看，肺、心、心包居于膈上，膈上属阳，上肢也为阳，故属于肺、心、心包的经脉循行于上肢；相对而言，与其相表里的大肠、小肠、三焦的经脉也循行于上肢。脾、肝、肾三脏位于膈下，膈下属阴，下肢也为阴，故脾、肝、肾所属的经脉循行于下肢；相对而言，与其相表里的胃、胆、膀胱所属的经脉也循行于下肢。

(2) 脏腑：每一条经脉均分属于一个脏或一个腑，从内向外或由表入里分布于机体，贯穿于周身。联属哪一个脏腑的经脉，便冠以该脏腑命名。

(3) 阴阳：中医学认为，脏属阴、腑属阳；内属阴、外为阳。故属脏并在肢体内侧的经脉为阴经，属于腑并在肢体外侧的经脉即为阳经。

[表现特点]

(1) 有固定的流注次序。中医学认为，人之气血生于脾胃，注于经脉，借肺气的推动输送到全身。十二经脉气血流注即从手太阴肺经开始，按固定的次序一经传一经，具体如下。手太阴肺经→手阳明大肠经→足阳明胃经→足太阴脾经→手少阴心经→手太阳小肠经→足太阳膀胱经→足少阴肾经→手厥阴心包经→手少阳三焦经→足少阳胆经→足厥阴肝经→手太阴肺经……如此阴阳相贯，如环无端，循环往复，周流不息。

十二经脉流注歌：十二经循环，肺大（肠）胃脾传；心小（肠）膀胱肾，心包焦胆肝；始于云门穴，期门一周完；周而又复始，如环而无端。

按：据《针灸甲乙经》所记以及《标幽赋》"太阴为始，至厥阴而方终；穴出云门，抵期门而最后"之说，手太阴肺经起始穴应该是"云门"，而不是"中府"。

十二经脉气血在一昼夜的时间内，如同自然界的潮汐有涨有落的现象一样，也有着盛衰消长的规律变化。古代医家在长期的生产实践和医疗实践中，已经发现和体会到这一点，于是创立了十二经脉气血流注时刻学说，成为"子午流注"的理论基础（表4-2）。

表4-2 十二经脉昼夜运行最盛时刻

时 辰	时 间	经 脉	时 辰	时 间	经 脉
寅	3—5	手太阴	申	15—17	足太阳
卯	5—7	手阳明	酉	17—19	足少阴
辰	7—9	足阳明	戌	19—21	手厥阴
巳	9—11	足太阴	亥	21—23	手少阳
午	11—13	手少阴	子	23—1	足少阳
未	13—15	手太阳	丑	1—3	足厥阴

(2) 循行走向有规律：十二经脉有着规律性循行走向，手三阴经和足三阳经离心而走，手三阳经和足三阴经向心而行，即《内经》所载"手之三阴，从脏走手，手之三阳，从手走头，足之三阳，从头走足，足之三阴，从足走腹（胸）"。此规律提示了十二经脉的起点和终点（图4-1）。

(3) 交接传递有规律：十二经脉的交接传递规律有三。其一，互为表里的阴阳经脉交接于四肢末端，上肢为阴经交阳经，下肢为阳经交阴经。例如，手太阴肺经交手阳明大肠经，足阳明胃经交足太阴脾经等。其二，同名手足阳经交接于头面部，均为手经交足经。例如，手阳明大肠经交足阳明胃经等。其三，异名手足阴经交接于胸腹部，均为足经交手经。例如，足太阴脾经交手少阴心经等（图4-2和图4-3）。

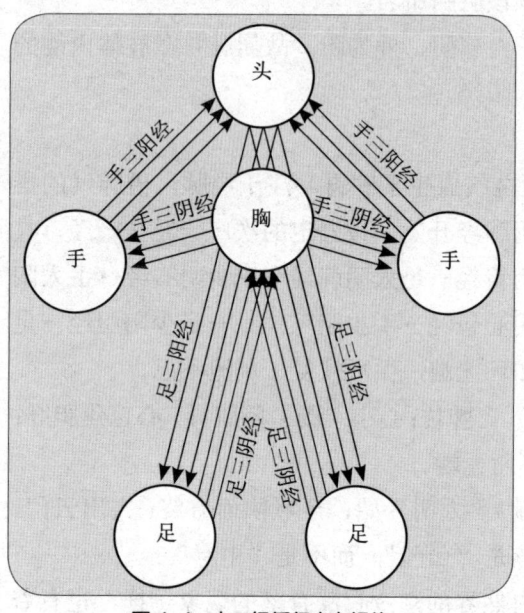

图4-1 十二经循行走向规律

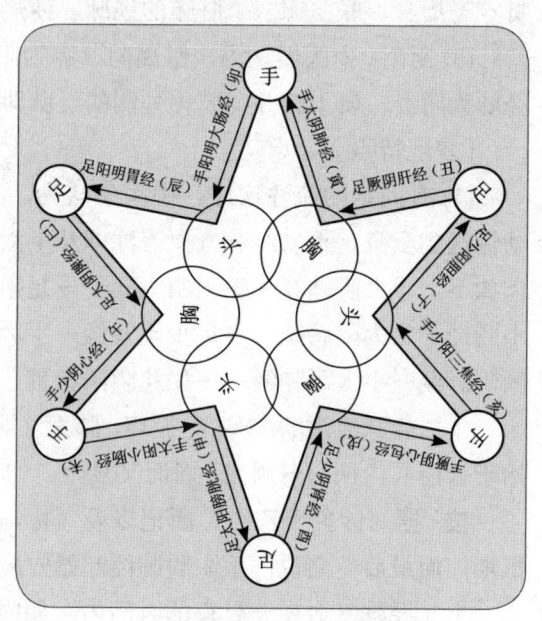

图4-2 十二经脉交接传递规律

(4) 体表分布有规律：手经分布在上肢，足经分布在下肢；阴经分布于四肢内侧，阳经分布在四肢外侧；四肢内侧经脉的排列是太阴在前、厥阴在中、少阴在后（足三阴经在内踝上8寸以下太阴与厥阴易位，即厥阴在前、太阴在中），根据经脉的阴阳表里对应关系，外侧经脉的排列是阳明在前、少阳在中、太阳在后（图4-4）。

图 4-3　十二经脉流注、循行和交接　　　　　图 4-4　十二经脉分布规律

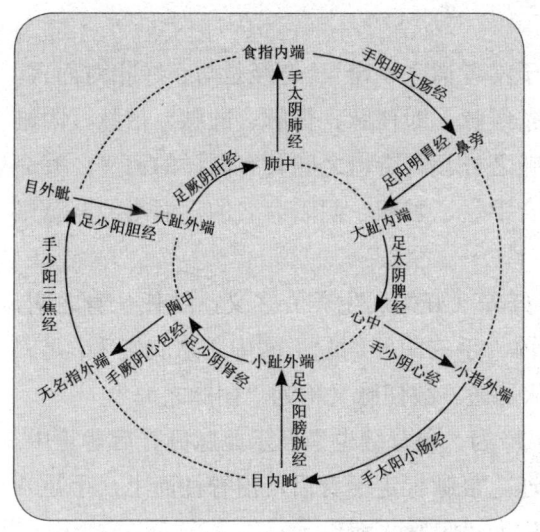

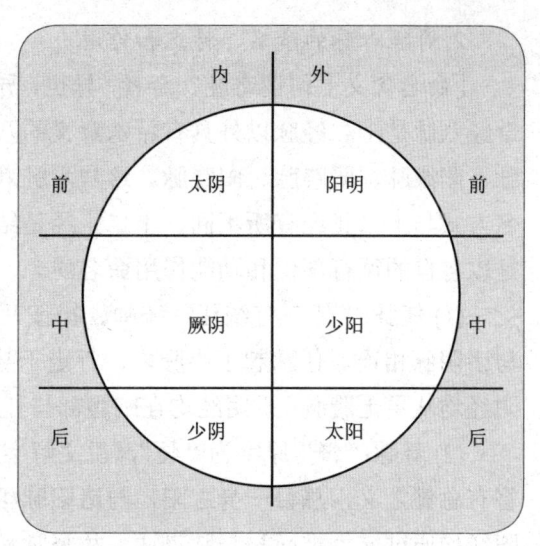

头为诸阳之会。手足六阳经均循颈项外表而上下头面，阳明经在前额、面颊；少阳经在侧头部、颊部；手太阳经在颊部、颧部；足太阳经在头顶、后枕部。阴经经脉只有手少阴心经和足厥阴肝经由颈内挟咽喉、食管上行，心经连络目系，肝经注目交巅。

人体躯干部，前为阴，后为阳；腹为阴，背为阳。手足六阴经均分布在胸腹部，与任脉贯通；手阳明、手少阳行肩上；手太阳行肩胛；足阳明行胸腹；足少阳行胁肋；足太阳行腰背。手足六阳经均交背部的大椎，与督脉贯通。至于足阳明胃经行于身前（阳经分布于阴面），看起来似乎难以理解，实际上，如果从躯干的前后纵截面来看足三阳经的分布情况，正是符合阳明在前、少阳在中（侧）、太阳在后这一分布规律的。

(5) 与脏腑有属络联系：《类经》云："经脉者，脏腑之枝叶；脏腑者，经络之根本。"十二经脉内属于脏腑，脏腑即是经络的根本，经络则是脏腑的标线。每一条经脉在体内无穴通路的循行过程中，均与相应的脏腑发生属络联系，阴经经脉属脏络腑，阳经经脉属腑络脏。

［功能作用］十二经脉是经络系统的主体，通过内属脏腑、外络肢节的途径，成为人体主要的联系统。其功能作用在生理、病理、诊断、治疗和预防等各方面，在整个经络系统对机体的作用中，占有最主要的地位。

(1) 生理方面：十二经脉通过属、络、贯、注的方式沟通内外，联系上下；运行气血，营养周身；参与气化，维持生命；抗御外邪，护卫机体；调节平衡，适应自然。

(2) 病理方面：传导病邪、反应病候的作用。

(3) 诊断方面：有助于理清疾病的部位和性质，为治疗提供临床依据。

(4) 治疗方面：引药归经、传递药性；接受针灸刺激，调节疾病的虚实，恢复脏腑功能，促进阴阳平衡。

(5) 预防疾病方面：能发挥强身健体、益寿延年的作用。

2. 奇经八脉的命名、特点和作用

[命名含义] 何谓奇经？奇者，异也，异于常者谓之"奇"。奇经是与正经相对而言，奇经八脉是十二经脉以外具有特殊意义的八条经脉，即任脉、督脉、冲脉、带脉、阴维脉、阳维脉、阴跷脉、阳跷脉。这与六脏六腑之外又有奇恒之腑具有同样的意义。其命名方式与十二正经有所不同，十二正经是结合手足、脏腑、阴阳命名的，而奇经八脉则是以各自的循行部位和功能作用命名的。

(1) 任脉："任"有统任（统帅、担任）、妊养（妊娠、生养）之义，统任一身之阴，与诸阴脉相连。任脉起于小腹内，行走于身前。手三阴经均起于胸中，从胸走手；足三阴经均从足走腹胸；六阴经均在胸腹部与任脉贯通。故任脉又称为"阴脉之海"。

(2) 督脉："督"原字为"裻"，《说文解字》释为"衣背缝也"，表示此脉循行后背正中。督有总督之义，总督一身之阳，与诸阳脉相连。督脉行走于身后，沿脊柱而上，手足六阳经均通过交大椎而与督脉贯通。故督脉又称为"阳脉之海"。

(3) 冲脉："冲"为"衝"字的简化，乃"重"之假借字。古意指"重身"，古之《内经》和今之《辞海》均释为怀妊、身孕，言此脉与妇人的生理、病理关系密切。"冲"又有要冲、通道之义，因本经脉在人体的循行分布博大深长，上至头面，下至足踝，与任、督二脉同起一源，浅出于气冲；主干在身前挟任脉、足阳明胃经、足少阴肾经直冲而上；分支在身合合于督脉，连系诸阳，又与足太阴脾经、足少阴肾经并而下行，贯穿周身，密切联系先天之本和后天之气，成为气血的要冲。正如《类经》所说："冲脉其上自头、下自足、后自背、前自腹、内自溪谷、外自肌肉、阴阳表里无所不涉。"故冲脉又称"血海""太冲脉""经脉之海"，其中，贯穿于脊柱之内的部分则称为"伏冲脉"。

(4) 带脉："带"有束带之义。本脉在人体腰腹环绕一周，束缚诸经，如束带然，故名"带脉"。

(5) 阴维脉、阳维脉："维"有维持、维系之义。阴维脉维系诸阴经，阳维脉维系诸阳经，故名"维脉"。

(6) 阴跷脉、阳跷脉："跷"的本义为足跟，引申为足跟抬起，有举足跨高之义。阴跷脉、阳跷脉均起发于足跟部，令人行动敏捷矫健，故名"跷脉"。

[表现特点]

(1) 别道奇行，不受十二正经循行的约束。

(2) 呈向心性循行，无逆顺之分：奇经八脉中除带脉绕腰腹横行、冲脉在下肢的分支以外，其余均自下而上呈向心性循行，没有逆顺之分。

(3) 上肢无奇经分布。

(4) 任、督之外，别无腧穴，临床主要借助八脉交会穴以及与十二经脉的有关交会穴发挥一定的治疗作用。

[功能作用]

(1) 对十二经脉起着分类、组合作用　任脉统任一身之阴经；督脉总督一身之阳经；

冲脉贯穿于周身，为"十二经脉之海"；带脉环行于腰部，对诸经起约束作用；阴维脉与六阴经相联系，维系诸阴，阳维脉与六阳经相联系，维系诸阳，共同维持阴阳经脉之间的平衡；阴跷脉、阳跷脉调节周身阴阳经脉，使肢体运动自如。

(2) 调节十二经脉气血之盈亏：十二经脉与奇经八脉的关系，犹如江河与湖泊。当十二经脉气血旺盛有余时，则流入奇经蓄积起来，待机体需要时，再由奇经八脉予以供应、渗注。

(3) 指导妇产医学和老年医学：奇经八脉与中医临床各科（尤其是妇产医学和老年医学）的关系都十分密切。任、督、冲、带四脉主女子经、带、胎、产、乳，任、冲专司女子天癸（内分泌和第二性征）；督脉为肾主骨生髓通脑的桥梁；带脉出属十四椎棘突下，与督脉、足少阴肾经相通。对全身各个系统的生理、病理，尤其是对女子生殖系统、泌尿系统、内分泌系统、神经系统影响极大，在妇产医学中占有重要地位。

跷脉交通阴阳，主持机体的运动功能和睡眠；维脉调节表里，维系机体阴阳经脉的相对平衡；对于运动系统、神经系统和老年人强身健体、延年益寿也有着极其重要的作用，在老年医学中占有重要地位，故为历代医家所注重。奇经八脉病变，具有病证繁多、证情复杂、频发难愈的特点。故清代名医叶天士倡导"久病宜通任督，通摄兼施"。既为认识和研究妇产医学、老年医学的特点提供了思路，又为诊治、探索内科、妇科、老年医学的疑难杂证开辟了新的辨证论治方法。

3. 十二经筋的命名、特点和作用

[命名含义] 十二经筋即十二经脉之气聚结于筋肉、骨骼、关节的体系，其名称首见于《灵枢·经筋》。"筋"的含义，我国汉代最早的辞书《说文解字》释为"肉之力也"，意指能产生力量的筋肉。经筋就是机体筋肉系统的总称，隶属于正经，为十二经脉在肢体外周的连属部分，故按十二经脉的循行部位予以分类。每一条经筋主要连系同名经脉循行部位上的若干肌肉群，而与脏腑没有属络关系（并非不入脏腑），故仅以十二经脉之意按手足、阴阳命名，而不冠以脏腑名称。

现今公认的看法，认为经筋相当于现代解剖学中的肌肉、肌腱、韧带等组织结构。《辞海》释为"大筋、小筋、筋膜"（包括韧带、肌腱等）。《说文解字》对"腱"的解释为"筋之本也"。笔者认为，经筋所包含的组织结构远不止这些，还应包括诸如皮下脂肪、内脏系膜、内脏平滑肌和部分神经实体。如《灵枢·经筋》云："手太阳之筋……弹之应小指之上。""足少阳之筋……左络于右，故伤左角，右足不用，命曰'维筋相交'。"前者与尺神经的分布和弹拨尺神经的反应一致；后者则与中枢神经对机体的运动、感觉呈左右交叉、上下颠倒的支配形式完全吻合。只不过《内经》是将椎体交叉现象称之为"维筋相交"而已。而经筋的系列病证如筋脉瘛疭抽搐、角弓反张或弛缓不收、瘫痪失用、面肌麻痹、口眼㖞斜等均属于现代医学的神经系统疾病。

[表现特点]

(1) 向心而走，无逆顺之分：十二经筋均起始于四肢末端爪甲之间，向心而走，无

逆顺之分。聚集于骨骼、关节之上，终结于躯干、头面部位。手三阴之筋结于贲，即胸膈部；手三阳之筋结于角，即侧头部；足三阳之筋结于頄，即面颊部；足三阴之筋结于阴器，即下腹部。

(2) 分布有规律：十二经筋在体表的分布与十二经脉基本相同，也有与十二经脉一样的分布规律，即手足六阴之筋分布在肢体的内侧，太阴在前、厥阴在中、少阴在后；手足六阳之筋相应分布在肢体外侧，阳明在前、少阳在中、太阳在后。

(3) 内入脏腑，但无属络关系：十二经筋的主体结构是机体外周的筋肉系统，故在循行分布中与脏腑没有属络关系。但也并非杨上善《黄帝内经太素》所云："十二经筋内行胸腹廓中，不入五脏六腑。"部分经筋除在体表聚结外，也进入体内散络，形成有关脏腑的组织结构（如内脏系膜、平滑肌等）。据《灵枢·经筋》的记载，手太阴、手厥阴经筋病候中的"息贲"，就类似现代临床中的肺积、肺痈等病证；手少阴经筋病候中的"伏梁"，就相当于现今的胃痛、痞块等病证。除此之外，笔者认为胃、胆、膀胱、大小肠这些实质性的组织结构，也应属于有关经筋的范畴。

(4) 筋有刚柔之分，肉有厚薄之别：《类经》云："筋有刚柔。"根据十二经筋在人体的分布以及功能作用看，筋肉确有刚柔、厚薄之分别。如四肢、腰、腹部肌肉丰厚肥大，头面、胸背部肌肉浅薄瘦小；四肢、项背部筋腱刚健有力，头面、胸腹部筋腱纤细柔和。四肢经筋，刚中有柔。手足三阳行于外侧，其筋多刚；手足三阴行于内侧，其筋多柔。机体大小关节的正常活动，与经筋的这种刚柔相济的协同、拮抗作用息息相关。

(5) 有相应的病候：在《灵枢·经筋》中，每一条经筋都有具体的病候记载。综合而论，十二经筋的病候多表现为肌肉、肌腱、关节、韧带及内脏系膜等组织在感觉、运动方面的功能失常。例如，手阳明筋病"肩不举，颈不可以左右视"，足太阳筋病"脊反折，项筋急，肩不举"，足少阳筋病"伤左角，右足不用"。足少阴筋病"腰反折不能俯"，足厥阴筋病"阴器不用"等，均与现今临床中的肌肉风湿、关节炎症、软组织损伤以及运动系统、神经系统疾病引起的肌肉筋脉的拘挛、强直、抽搐或弛缓、麻痹、瘫痪等极为相似。

《灵枢·经筋》云："经筋之病，寒则（反折）筋急，热则筋弛纵不收，阴痿不用，阳急则反折，阴急则俯不伸"。《素问·生气通天论》云："湿热不攘，大筋软短，小筋弛长，软短为拘，弛长为痿。"这就是十二经筋病候的主要特点。

(6) 有独特的治疗方法：《素问·调经论》云："病在分肉，调之分肉；病在筋，调之筋；病在骨，调之骨。"《灵枢·经筋》对经筋为病提出了"治在燔针劫刺，以知为数，以痛为腧……焠刺者，刺寒急也，热则筋纵不收，无用燔针"的治疗原则和具体针法。所谓"燔针""焠刺"，皆指烧针疗法（烧针身为火针，烧针尾为温针）。经筋之病，凡属寒而拘急者宜用火针（或温针、艾灸、热熨）治疗；热而弛缓者，则不宜采用。所谓"以知为数"，指出火针力强，临证运用时，应以感知为度，见效即止。所谓"以痛为腧"，既泛指病变之所在，又包含局部取穴之义。与痛点左右对称、前后对应取穴也可。《灵枢·官针》中的浮刺（刺皮下脂肪或筋膜）、分刺（刺分肉之间）、恢刺（刺肌腱、韧带）、关刺（刺关节）、合谷刺（在肌肉深层多向透刺）等都是针对经筋为病提出的一些针刺方法。

现将十二经筋与十二经脉异同列表如下（表4-3）。

表4-3 十二经筋与十二经脉异同

	十二经筋	十二经脉
走向	起于四肢末端，向心而走，无逆顺之分	走向有规律，有逆顺之分
分布	与十二经脉相同	分布有规律
阴阳	有阴阳分属	有阴阳分属
脏腑	部分入脏腑，但不属络	有属络关系
病候	有系统病候记载	有系统病候记载
腧穴	无	有

[功能作用]

(1) 扩充了十二经脉循行、分布范围：十二经筋的分布，延伸了十二经脉在体表的循行，范围更加广泛。例如，手太阴肺经不上肩部，但经筋出缺盆，结肩前髃；手阳明大肠经上肩、交大椎，但不过肩胛，经筋却绕肩胛、挟脊；手太阳小肠经只循面颊，经筋还结于（头）角；手少阳三焦经不循咽喉，经筋却系舌本；足少阴肾经不循腰脊，但经筋"循脊内、夹膂"，为"腰为肾之府"及肾病症见腰酸背痛提供了理论依据；足阳明胃经不过阴器，但经筋却聚于阴器，体现了"前阴者，宗筋之所聚""阳明主润宗筋"的生理功能。

(2) 加强了经络系统对肢体的连缀作用：十二经筋作为十二经脉的连属组织，在循行过程中或聚于腕、臂、肘、腋、胸胁、肩、颈项，或结于踝、胫、膝、股、阴器、臀、腰背，最后在头面、胸腹分组结合，大筋、刚筋连缀肢节，小筋、柔筋相互维系。既密切了十二经筋体系自身的联系，又加强了经筋与其他经络体系的联系，从而进一步加强了经络系统对肢体的连缀作用。

(3) 连结骨骼、关节，主持机体运动：《素问·痿论》云："阳明者，五脏六腑之海，主润宗筋，宗筋主束骨而利机关也。"这说明十二经筋不仅受十二经脉的调节，还靠十二经脉气血的濡润、滋养，才能产生一定的力量。十二经筋，附着于骨骼之上，或聚结于两骨之间，构成主持机体运动的必备结构——关节。其功能作用就是使肢体能产生运动。《类经》云："筋有刚柔，刚者所以束骨，柔者所以相维。"任何一个活动关节，都具有两种刚柔不同但彼此协调的拮抗肌。在正常情况下，经筋阴阳平衡，刚柔相济，肢体的俯与仰、屈与伸、外旋与内旋、外展与内收等功能活动就灵活自如，敏捷矫健。反之，就会出现以运动功能失常为主的相应病候。在这方面，经筋的功能与奇经八脉中的维脉、蹻脉作用是相辅相成的。

(4) 对脏腑、组织、器官起保护作用：《灵枢·经脉》云："骨为干，脉为营，筋为刚，肉为墙。"这是说人之一身，骨为主干，构成支架；脉行气血，供给营养；筋则刚健，主持运动；而肥厚丰实的肌肉组织和皮下脂肪严密地覆盖着躯体，犹如坚固的墙壁对脏腑、组织、器官起着保护作用。当机体受到撞击或跌仆时，脏腑、组织、器官就不容易受到损伤，或者由于肌肉的弹性产生的缓冲作用，使损伤程度相应减轻。

(5) 扩大了十二经穴的应用范围：在十二经脉的部分腧穴中，许多主治项目超出了该经脉循行及病候的范围。这种情况，单从经脉来看，有些令人费解，但从经筋方面来认识，便可获得满意的答案。例如，手阳明大肠经从手走头，经脉至鼻旁而终止，但本经肘关节以下的许多腧穴可以治疗前额疼痛，就是因为手阳明经筋"上左角，络头"；足阳明胃经不过阴器，但气冲、归来、足三里、上下巨虚均可治疗疝气，就是基于足阳明经筋结于阴器，阳明主润宗筋；足太阳膀胱经不循胸胁，但其经筋"入腋下，出缺盆"，故本经膝关节以下的许多腧穴也可用于治疗胸胁疼痛。

4. 十二皮部的命名、特点和作用

[命名含义] 十二经脉和从经脉分出来的大小络脉在体表都有一定的分布区域，这些区域最浅表的部位就是皮肤。所谓皮部，即皮肤的分部，是十二经脉功能活动反应于体表的部位，也是络脉之气散布所在。《素问·皮部论》云："皮有分部……凡十二经络脉者，皮之部也。"《类经》注："浮络之见于皮，故曰'皮之部'。"可见，十二皮部与络脉（特别是孙络、浮络）关系最为密切。十二皮部区域的划分，是以各经脉以及该经所属络脉在体表的分布范围为依据的。由于正经有十二条，故皮肤也相应分为十二个部分。

[表现特点]《素问·皮部论》云："欲知皮部，以经脉为纪。"十二皮部的分区与十二经脉在体表的循行部位及络脉在体表的散布范围是一致的。但在分布形式上，与经脉、络脉有所不同。经脉呈线状循行，络脉呈网状散布，而皮部则是着重于"面"的划分，完全分布在体表浅层，覆盖周身。范围比经脉更广大，结构比络脉更致密，故而成为机体与外界接触的天然屏障。

[功能作用]

(1) 覆盖肌表，使机体成为统一的整体：十二皮部通过面与面之间的相互衔接，覆盖着整个肌表，使机体得以成为一个统一的整体。这样，经络系统的各个组成部分之间更加紧密地连结在一起，密切配合，共同完成联缀肢体、运行气血、抵御外邪、调节平衡、维持生命活力的生理功能。

(2) 抗御外邪、护卫机体：皮部是机体直接与外界接触的表浅组织，无形中成为一层天然屏障，对机体各部组织都起着保护作用，如肌肉、骨骼、内脏、器官等。在意外情况下，由于皮部的防护，可使这些组织器官免受或减轻损伤。

皮肤是人体的感觉器官，对温热、寒凉、触动、疼痛等均可感知，具有防御外界各种有害因素不良刺激的功能作用。皮肤也是对自然界各种气候变化最为敏感的组织之一，并对这些变化具有适应和调节能力,是卫外抗邪的第一道防线。《素问·皮部论》云:"百病之始生,必先于皮毛。"外邪侵犯人体,皮部是首当其冲的,最先受邪。如果皮部的卫外功能坚实,外邪便不能由皮部、络脉而传入经脉、脏腑。反之,如果皮部的卫外功能低下,外邪便能经皮部由浅入深、由表及里,使人患病。因此,机体正气的盛衰,在很大程度上取决于皮部卫外功能的强弱。

(3) 有助于疾病的诊断:在病邪由表及里、由浅入深的传变过程中,皮部是第一道关口,最先受邪。而当病邪由里达表、由深出浅时,皮部也能成为病变的反应区。根据这些反应区域皮肤表面色泽、润燥和形态、感觉的病理变化辨证识病,是中医诊断脏腑、经络病证的重要手段之一。《素问·刺热》云:"肝热病者,左颊先赤;心热病者,颜先赤;脾热病者,鼻先赤;肺热病者,右颊先赤;肾热病者,颐先赤。"这是脏腑病证反应于皮肤的典型记录。临床所见脾肺湿热引起的"酒糟鼻",就是"脾热病者,鼻先赤"的实例。《灵枢·经脉》在十二经脉病候中,也记载了许多表现在皮部方面的病理变化。如手太阴肺经"掌中热";足少阴肾经"足下热而痛";足少阳胆经"面微有尘,体无膏泽,足外反热"等。凡此,均可以通过医者的望诊和对体表的切、循、扪、按来辅助诊断。由外察内,以表知里,为治疗提供依据。

(4) 有重要的治疗作用:在针灸疗法中,内病外治或外病外治,刺激皮部是一种行之有效的治疗手段。同《灵枢·官针》记载的半刺、毛刺、浮刺、扬刺、赞刺、直针刺等都是浅刺皮部的针刺方法。传统的艾灸、热熨、药物敷贴、药物熏洗、拔罐等疗法也是通过对皮部的温热刺激发挥治疗作用的。后世的皮肤针、皮内针、挑刺、割治以及现代的磁穴疗法、腕踝针疗法、浮刺疗法、激光穴位照射、紫外线照射等疗法都是在上述治法的基础上发展起来的。

在药物治疗方面,发汗解表、疏风清热、透疹解毒、托脓消肿等,也都是使病邪通过皮部解除、消散的治法。

第5章 腧穴总论

腧穴，古称"节""会""气府""骨空""砭灸处"，俗称"穴位"。"腧"同"输"，有运输、转输之义；"穴"有空隙、孔洞之义。腧穴是脏腑、经络之气输注于体表的一定部位，既是气血运行的转输点，又是机体病变的反应点，也是针灸施术的刺激点。

一、腧穴的起源和发展

针刺疗法起源于石器时代，也是外科技术的萌芽阶段。小石片和荆棘是最古老、最原始的针刺工具，远古时代用作治病的石片，称为"砭石"。穴位则是"以痛为腧"，哪里疼痛不适，就把哪里作为刺激的目标，既没有固定的部位，也没有相应的名称。

腧穴的发展，经历了"以痛为腧到定位、定名到系统整理"3个阶段。"以痛为腧"是腧穴的初级阶段，随着对这些体表施术部位及其治疗作用的认识，人们开始考虑给腧穴确定固定的部位和命名。定位由面到点，定名由多种到单一。这是腧穴发展的成熟阶段。人们对腧穴主治作用及其与脏腑、经络关系认识不断深化，古代医家把腧穴与脏腑、经脉联系起来，于是，腧穴便有了归经，这是腧穴发展的完善阶段。

二、腧穴的命名

《千金翼方》指出："凡诸孔穴，名不徒设，皆有深意。"腧穴的命名不仅有其医学意义，也是我国古代灿烂文化的一部分。腧穴的名称，是古人以腧穴所在人体的部位和主治作用为基础，结合医学理论和自然界多种事物综合制定的。了解腧穴命名的意义，有助于我们掌握腧穴的定位、归经、特性及功能主治。

腧穴命名的方法主要有形象法、会意法和比拟法（即取类比象）。

1. 形象法 通过腧穴所在部位的形状，以动物、植物或其他物品形态来命名。

2. 会意法 根据腧穴本身的各种特点命名，这是最基本、最重要的命名依据。其中，主要有以下几种命名形式。①直接以腧穴所在部位的解剖名称命名；②以中医学理论命名；③以腧穴的功能和主治作用命名。

3. 比拟法 即取类比象法，主要借助自然界的多种事物，广泛利用天文、气象、地理、地貌、音乐、建筑、都市、街道、杂物等方面的名词来命名。

4. "避讳"现象 古代在对待腧穴的命名方面，还有一种"避讳"现象。例如，手太阴肺经太渊穴，因唐高祖名叫李渊（皇帝的名字不可随便乱用），在唐代曾改为

"太泉"。

了解腧穴的命名方法和含义，对于记忆腧穴、取准穴位、理解脏腑经络气血流注以及腧穴的治疗作用和临床应用，都有极大的帮助。

三、腧穴的分类

腧穴分阿是穴、经外奇穴和十四经穴三大类别。

1. 阿是穴　所谓"阿是穴"，即原始的"以痛为腧"。其特点是既无定位，又无穴名，更无归经。"阿是"有"正是"之义，首见于《千金要方》"有阿是之法，言人有病痛，即令捏其上，若果当其处，不问孔穴，即得便快或痛，即云'阿是'，灸刺皆验，故曰'阿是'也。"唐代颜师古注《汉书·东方朔传》云："今人痛甚则称'阿'。"阿是穴既没有固定的部位，又没有专用的穴名，常常以压痛点作为定穴的标志，故又称为"奇腧"、"砭灸处"（《内经》）、"不定穴"（《玉龙歌》）、"天应穴"（《医学入门》）、"压痛点"（现代通俗说法）。

阿是穴在大部分情况下是以压痛点或其他病理反应形式（如敏感、麻木、迟钝、凹陷、结节、条索状反应物等）出现的，大多出现在病变局部，但也可出现在距病变部位较远的地方，并随着疾病的治愈而消失。如肠痈的压痛点除右下腹外，小腿足三里穴下二寸上下处也有明显压痛，肠痈治愈后，压痛点也随之消失。

阿是穴虽然没有固定的部位，但取穴也并非盲目无序、漫无边际的。其定穴依据有三：一是"以痛为腧"；二是"按之快然"，《素问·举痛论》云："按之则血气散，故按之痛止"，日本学者玉森贞助认为，阿是穴者视疼痛部位按之觉轻快处而施以针灸；三是往往伴见有其他的病理反应。

《玉龙歌》云："浑身疼痛疾非常，不定穴中须审详，有筋有骨须浅刺，灼艾临时要度量。"《医学入门》云："浑身疼痛，但于疼处针，不拘经穴，须避筋骨。穴名'天应'。偏正头痛取阿是穴针之即愈。"这说明针取阿是穴仍须避开筋骨、血管、神经及重要组织脏器，以免出现意外。

阿是穴既有一定的诊断价值，又有较好的治疗效果，往往是发现新穴的先导。日本玉森贞助在临床实践中发现膈俞穴外上方2～3分处能缓解急性哮喘发作，命之曰"喘息穴"；德国外科医生克拉克（Clarke）在医疗实践中发现大部分急性阑尾炎患者在下肢的压痛点不在上巨虚，而在足三里下2寸左右的点上，将其命名为"阑尾穴"，后来得到国际公认。

2. 经外奇穴　经外奇穴是既有固定部位、又有专用名称、但尚未纳入十四经的部分腧穴。"经外"之义，仅指尚未纳入十之中四经穴非指这些腧穴都位于十四经脉循行线路之外。此类奇穴具有"四奇"特点，一则数目奇，由一个到十多个不等，如印堂、太阳、二白、四缝、八风、十宣、十二井、华佗夹脊等；二则位置奇，如内迎香在鼻腔内，金津玉液在舌下；三则取法奇，常以目寸、口寸为同身寸，更有"骑竹马"等奇特取穴方法；四则疗效奇，如太阳治头痛，四缝治小儿疳疾等。对于一些位于十四经脉循行的奇穴，在充分肯定其与某经的定位关系和治疗疾病的效果之后，被逐步纳入经穴之中予以"转正"。

3. 十四经穴 十四经穴简称"经穴"，是既有固定部位，又有专用名称，并归属于十四经脉的腧穴。十四经穴共计有361个，是腧穴的主体部分。笔者认为，应去掉乳中一穴，因其既无主治病证，又不能施以针灸，仅作为一个体表标志，已经失去了作为腧穴的意义。现今临床上，有在乳中施行药物敷贴治病者，不妨将其视为阿是穴。每一个经穴都能治疗局部病证和所属经脉的远端病证以及相应脏腑组织器官病证。

腧穴从阿是穴至经外奇穴至十四经穴分类，体现了腧穴的起源和发展过程。

现今的针灸书籍和教材均把腧穴的分类按十四经穴、经外奇穴和阿是穴划分，笔者在这里反其道而行之，自有一番道理。

四、腧穴的作用

腧穴对人体的作用，与脏腑、经络有密切关系，应从生理、病理、诊断和治疗几个方面来认识。即生理上沟通内外、转输气血，病理上反应病证，诊断上辨别疾病，治疗上分别主治局部（包括邻近）、远端以及全身性病证等。

1. 沟通内外、转输气血 沟通内外，转输气血，是腧穴生理作用的基本点。腧穴是我国古代医家和劳动人民在长期同疾病作斗争的医疗实践中逐步发现的，为人体脏腑、经络之气血输注于体表的部位。人体绝大部分腧穴分布在经脉循行线上，与经脉的关系，犹如各种交通干线与沿线大大小小的车站、码头。由于经脉"内联脏腑、外络肢节"，"运行气血、营养周身"，也就决定了腧穴有沟通内外、转输气血的生理功能。腧穴既联系肌表的皮肉筋骨，又沟通体内的脏腑组织，从而构成了腧穴—经络—脏腑这样一种贯通内外、联系上下的经络系统。腧穴既是脏腑、经络功能活动在体表的反应点，又是体表感受各种刺激的敏感区。这种特殊功能，决定了腧穴能作为针灸治病的施术部位。

2. 反应病证、辅助诊断 人体在病理状态下，腧穴具有反应病证的作用。脏腑有病，可以通过经络的联系，在体表出现多种不同形式的病理反应点、反应区，而在腧穴方面，主要有压痛、敏感、麻木、迟钝、舒适或皮下组织隆起、结节、松软、凹陷等。《灵枢·百病始生》云："察其所痛，以知其应。"《素问·刺腰痛论》所载"在郄中结络如黍米"，就是穴处有结节出现的病理反应。这些病理反应，可以为脏腑、经络病证的诊断提供依据。腧穴是脏腑、经络之气血汇聚、转输的部位，特定穴与脏腑、经络的关系更为密切。因此，有关病理反应，在特定穴上体现最为明显。《灵枢·九针十二原》云："五脏有疾也，应出十二原。"《灵枢·背腧》云："则与得而验之，按其处，应在中而痛解，乃其输也。"例如，手太阴肺经的原穴太渊和背俞穴肺俞出现压痛或其他不良反应，可断定肺脏有疾；足厥阴肝经的原穴太冲和其背俞穴肝俞出现不适或其他异常变化，即可知病邪在肝；按压足少阴肾经的原穴太溪和背俞穴肾俞，指下有虚浮空软之感，表明肾经虚弱。原穴、背俞穴如此，郄穴、募穴、八会穴、下合穴等也是如此。例如，足阳明经郄穴梁丘出现压痛，可见于急性胃痛；脾经郄穴地机出现敏感，常见于痛经；气之会穴膻中出现麻木，提示气病；血之会穴膈俞出现结节，预测血病；中府穴压痛，可诊断肺痨，且左侧压痛病灶在左，右侧压痛病灶在右；巨阙、膻中二穴敏感或迟钝，可确定心（经）或心包（经）的病变；大肠经下合穴上巨虚压痛见于肠痈；胆经下合穴阳陵泉出现结节或隆起，无外乎肝胆系统病变。

由于督脉腧穴、华佗夹脊和足太阳膀胱经腰背部腧穴与脏腑、肢体有着十分特殊的内在联系，在按压诊断内脏和肢体病证方面具有特殊的指导意义，常成为针灸临床循经按压的首要步骤和重要内容。

3. 接受刺激、防治疾病　腧穴不仅是气血转输的部位和病证的反应点，还是针灸防治疾病的刺激点。腧穴防治疾病，就是接受适当的刺激，以通经脉，调气血，使脏腑趋于调和，阴阳归于平衡。《千金翼方》云："孔穴者，经络所行往来处，行气远入抽病也。"腧穴的防治疾病作用有近治作用、远治作用、全身治疗作用、特殊治疗作用以及防病保健作用五个方面。

(1) 近治作用：即局部治疗作用，是所有腧穴具有的共同治疗作用。也就是说，人体的所有腧穴，均能治疗该穴所在部位及其邻近部位脏腑、组织、器官的病证。例如，眼区及其附近的睛明、承泣、四白、太阳等穴均能治疗目疾；耳区及其周围的耳门、听宫、听会、翳风等穴均能治疗耳病；腹部的中脘、下脘、梁门、天枢等穴均能治疗胃肠病；膝部的膝眼、鹤顶、膝阳关、阳陵泉等穴均能治疗膝关节病。这种治疗作用，体现了"腧穴所在，主治所在"的治疗特点。

(2) 远治作用：远治作用是十四经穴主治作用的基本规律，尤其是四肢肘、膝关节以下的腧穴治疗本经及表里经循行所及远端部位脏腑、组织器官的病证。《四总穴歌》中"肚腹三里留，腰背委中求，头项寻列缺，面口合谷收"就是远治作用的典型。这种治疗作用，体现了"经脉所通，主治所及"的治疗特点。

(3) 全身治疗作用：有许多病证都表现出全身的症状，而不能用部位来表示。诸如发热、贫血、白细胞减少、失眠、高血压、低血压以及多种亚健康状态等。而人体有不少腧穴对这些全身性病证有着明显的治疗作用，就是"全身治疗作用"，也称"整体治疗作用"。例如，合谷、外关、曲池、大椎清热解表，治疗热病；气海、血海、脾俞、足三里补益气血，治疗气血不足之证；安眠、心俞、脾俞、神门、足三里养心安神，治疗失眠；关元、肾俞、太溪、命门滋养肝肾，治疗肝肾不足之证等。

(4) 特殊治疗作用：腧穴的特殊治疗作用，体现在以下三个方面：第一，部分腧穴的治疗作用有一定的相对特异性，如少泽通利乳汁，四缝治疗疳疾，水沟救治昏厥，至阴纠正胎位等。第二，部分腧穴对机体的不同状态有良性的双向调节作用，如合谷、复溜既可发汗，又可止汗；中脘、内关既可止呕，又可催吐；天枢、足三里既可止泻，又可通便；神门、心俞既可治疗失眠，又可治疗多寐。第三，各类特定穴的各种特殊治疗作用。

总之，腧穴治疗作用的基本规律是所有腧穴都能治疗该穴所在局部及邻近病证；四肢肘、膝关节以下腧穴绝大部分都能治疗本经及表里经循行远端的病证；头面、躯干部位的腧穴大多以治疗局部、邻近病证为主；部分腧穴的治疗作用具有相对特异性、双向性，或有影响全身的作用。

5. 防病保健作用 人体有许多腧穴很早以来就被认为具有防病保健作用，诸如气海、关元、大椎、身柱、命门、足三里、三阴交、太溪、涌泉、风门、肺俞、脾俞、肾俞、膏肓等。据《铜人腧穴针灸图经》所记，东汉时代名医华佗就以足三里防治"五劳羸瘦、七伤虚乏"。

腧穴防病保健作用的产生，在施灸的刺激下最为明显。《千金要方·灸例》云："凡宦游吴蜀，体上常须三两处灸之，勿令疮暂瘥，则瘴疠温疟毒气不能著人。"宋代医书《医说》云"若要安，三里常不干"，并以灸足三里预防中风，"患风疾人，宜灸三里者，五脏六腑之沟渠也，常欲宣通，即无风疾"。《针灸资生经》以灸足三里、绝骨（悬钟）预防中风，"凡人未中风一二月前或三五月前，非时足胫上忽酸、重、顽痹，良久方解，此将中风之候。急灸三里、绝骨四处三壮。"窦材以自己施灸长寿的切身体会告诉人们："人于无病时常灸关元、气海、命门、中脘，虽未得长生，亦可保百余年寿矣。"气海、关元属任脉要穴，又与脾、肝、肾三经交会，为人身元气汇聚之处和元阴、元阳交关之所，灸之补肾培元之力甚强。诚如《针灸资生经》所说："气海者，元气之海也，人以元气为本，元气不伤，虽疾不害，一伤元气，无疾而死矣。宜频灸此穴，以壮元阳。若必待疾作而后灸，恐失之晚矣。"腧穴能防病保健，使机体"正气存内，邪不可干"，显示了腧穴对机体全身阴阳气血的调理作用，也是中医"治未病"学术思想的体现。

对于十四经穴而言，各经腧穴的性能、功能和主治作用各有异同。概括并区别各经腧穴的主治特性，就能引导我们从繁到简，变难为易，增强理解，加深记忆，全面了解和掌握腧穴的主治作用及临床应用。

现将各经腧穴的主治异同按经列表如下（表 5-1 至表 5-5）。

表 5-1 手三阴经主治

主治经名	本经特点	二经相同	三经相同
手太阴经	肺、咽喉病		胸部病、上肢痿痹
手厥阴经	心、胃病	心病、血脉病、神志病	
手少阴经	心病		

表 5-2 手三阳经主治

主治经名	本经特点	二经相同	三经相同
手阳明经	前头、鼻、口齿病	耳病	眼病、热病、咽喉病、上肢痿痹
手少阳经	侧头、胁肋病		
手太阳经	后头、肩胛、神志病		

表 5-3 足三阳经主治

主治经名	本经特点	二经相同	三经相同
足阳明经	前头、口齿、咽喉、胃肠病	偏正头痛	眼病、热病、神志病、下肢痿痹
足少阳经	侧头、耳病、胁肋病		
足太阳经	后头、背腰病（背俞还治脏腑病）		

表 5-4 足三阴经主治

主治经名	本经特点	二经相同	三经相同
足太阴经	脾胃病	筋骨病	前阴病、妇科病、下肢痿痹
足厥阴经	肝胆病		
足少阴经	肾病、肺病、咽喉病		

表 5-5 任督二脉主治

主治经名	本经特点	二经相同
任脉	回阳、固脱、强壮作用，前阴病	神志病、脏腑病、妇科病
督脉	中风、昏迷、热病、头面病，后阴病	

十四经腧穴的分部主治也各有特点，如头、面、颈项部的腧穴，除少数能治全身性疾病或四肢疾病外，绝大多数均治局部病证；胸腹部腧穴，大多可治脏腑急性病证；背腰部腧穴，大多可治局部病证、脏腑慢性病证，少数能治下肢病；少腹部腧穴，除能主治脏腑病证，还能治全身性病证；四肢部肘膝以上的腧穴，以治局部病证为主；肘膝以下至腕、踝部的腧穴，除能治局部病证，还能治脏腑病证；腕、踝以下的腧穴，除能治局部病证，还能治头面、五官病证及发热、神志病等全身性疾病。

现将各部腧穴的主治范围归纳列表如下（表 5-6）。

表 5-6　十四经腧穴分部主治

分　部		主　治
头面、颈项部	前头	前额痛、眼、鼻病
	侧头	偏头、耳病
	后头	头项痛、神志病
	项部	舌、头项、咽喉、气管病，眼病，神志病
	眼部	眼病
	鼻部	鼻病
	耳部	耳病
胸膺、胁腹部	胸膺部	胸、心、肺病
	胁腹部	局部病，肝胆、脾胃、肠病
	少腹部	局部病，前阴、肾、膀胱、肠病，经带病
肩背、腰尻部	肩胛部	局部病，头项病
	上背部	局部病，心、肺病
	背腰部	局部病，肝胆、脾胃病，下肢痿痹
	腰尻部	局部病，肾、膀胱、肠、后阴病，经带病，下肢病
腋、胁、侧腹部	胸胁部	局部病，肝胆病
	侧腹部	局部病，脾胃病，经带病
上肢内侧	上臂内侧部	局部病
	前臂内侧部	局部病，胸、心、肺、咽喉、胃病，神志病
	掌指内侧部	局部病，神志病，热病
上肢外侧	上臂外侧部	局部病
	前臂外侧部	局部病，头面五官、胁肋、肩胛病，神志病，热病
	掌指外侧部	局部病，咽喉病，热病
下肢后面	大腿后面	腰尻、臀、股关节病
	小腿后面	局部病，腰背、后阴病
	足跟部	局部病，头项、腰背、眼病，神志病，热病
下肢前面	大腿前面	股、膝关节病
	小腿前面	局部病，胃肠病
	足跗前面	局部病，前头、口腔、胃肠病，神志病，热病

续表

分部		主治
下肢内侧	大腿内侧	局部病，前阴病，经带、小溲病
	小腿内侧	局部病，脾胃、前阴病，经带、小溲病
	足内侧	局部病，脾胃、肝、肾、前阴病、经带病
下肢外侧	大腿外侧	腰尻、股、膝关节病
	小腿外侧	局部病，胸胁、颈项、侧头、眼病
	足外侧	局部病、侧头、眼、耳、胁肋病，热病

五、腧穴的定位和取法

腧穴的定位和取法，直接关系到治疗效果。腧穴定位方法分体表标志（固定、活动）、简易取穴、手指测量和骨度分寸等。

1. 体表标志法　根据人体表面的一些自然标志来取穴，有固定标志和活动标志两种。

（1）固定标志法：固定标志有五官、眉毛、发际、乳头、肚脐、指（趾）甲等。如鼻旁5分取迎香；两眉头中点取印堂；两乳头中点取膻中；脐旁2寸取天枢等。

（2）活动标志法：需要采取某种动作姿势才会出现的活动标志，包括皮肤的皱褶、肌肉的隆起或凹陷、肌腱的显露以及某些关节凹陷等。如咬牙时下颌角咬肌隆起处取颊车；尽量屈曲肘关节肘横纹头取曲池；上臂平举抬肩肩峰前下凹陷中定肩髃；握拳第5指掌关节后方纹头取后溪等。

2. 简便取穴法　利用简单易行的方法取穴。如拇指向食指并拢，虎口处肌肉隆起最高点取合谷；两虎口自然平直交叉，食指尖所抵达处取列缺等。

3. 手指测量法　以手指的长短、宽窄为依据定穴，因此法只限于自身使用，故又称"手指同身寸法"。其中，从古到今传统的以中指弯曲后中节形成的梯形腰部横线为1寸的同身寸法因临证无法运用，应予以淘汰。而代之以大拇指指节的宽度为1寸，《备急千金要方》中曾定中指顶节长度为1寸；食中二指并拢后第2指节的宽度为1.5寸；拇指长度或食指上两节的长度为2寸；食指、中指、无名指、小指并拢后第2指节的宽度为3寸，简称"一夫法"，为晋代医家葛洪所创（图5-1）。

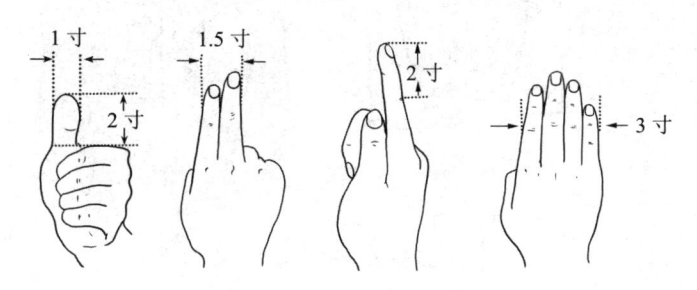

图5-1　手指测量法

这样一来，我们取穴的标准1寸、1.5寸、2寸、3寸都有了。如果哪个穴位是2.5寸，就是1.5寸再加1寸，如果是4寸，就是"一夫法"加1寸；如果是5寸，就是"一夫法"加2寸；要是6寸，就是2个"一夫法"。

很多医生习惯将食指、中指、无名指并拢的宽度视为2寸定穴，笔者认为，这是一个显而易见的错误。四指并拢（一夫法）是3寸，若食指、中指、无名指三根比较粗的指头并拢为2寸，细细的一根小指的宽度却有1寸。若认定小指的宽度是1寸，食指、中指、无名指并拢的宽度相当于4个小指的宽度，岂不是三指为4寸，四指的宽度则为5寸，明显有所矛盾。

4. 骨度分寸法 将正常成年人身体各部位按一定的尺寸折量，规定为一定的尺寸。如头部前后发际之间为12寸，肚脐正中至胸剑结合部为8寸，小腿外膝眼至外踝尖高点为16寸。不论男女老幼、高矮胖瘦一律如此（图5-2）。

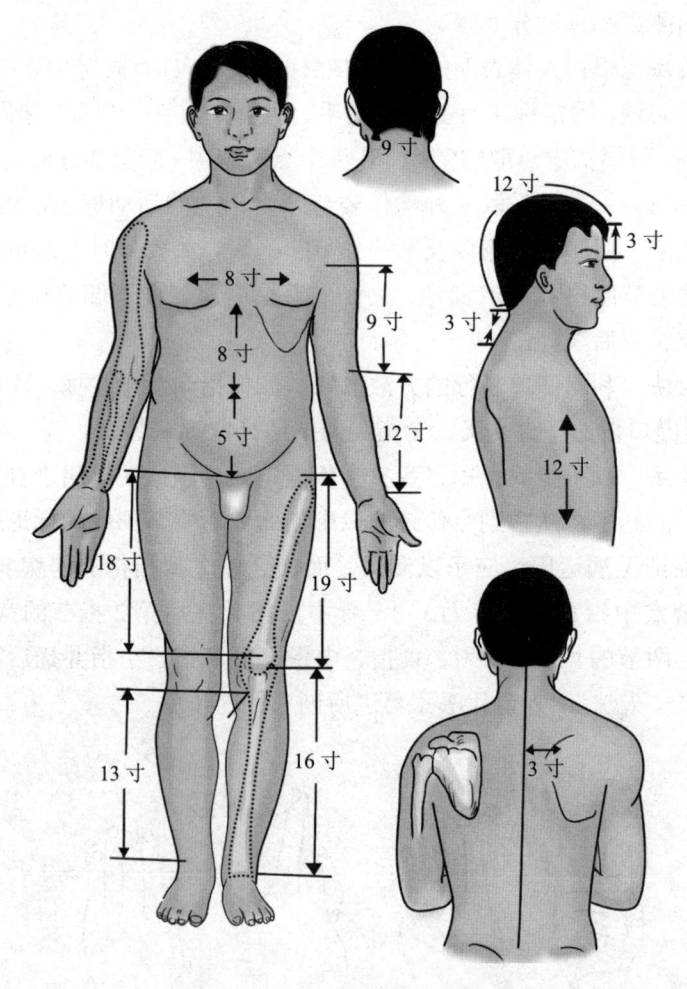

图5-2 骨度分寸法

第6章 经络腧穴各论

一、任脉

任脉中行走腹胸；腧穴分布在会阴部、腹部、胸部、颈部、颏部的正中线上，起于会阴，止于承浆。

起于小腹内（女子为"胞宫"即"子宫"，男子为"精室"，相当于前列腺部位以及睾丸连系组织），下出于会阴部（会阴）；向前经过外阴，沿着腹部正中（神阙）、胸部正中（膻中），上至咽喉（天突），上行环绕口唇（与督脉交会于龈交），经过面部，进入目眶下（图6-1）。

常用穴位：关元、中极、气海、神阙、中脘、膻中、天突、承浆。

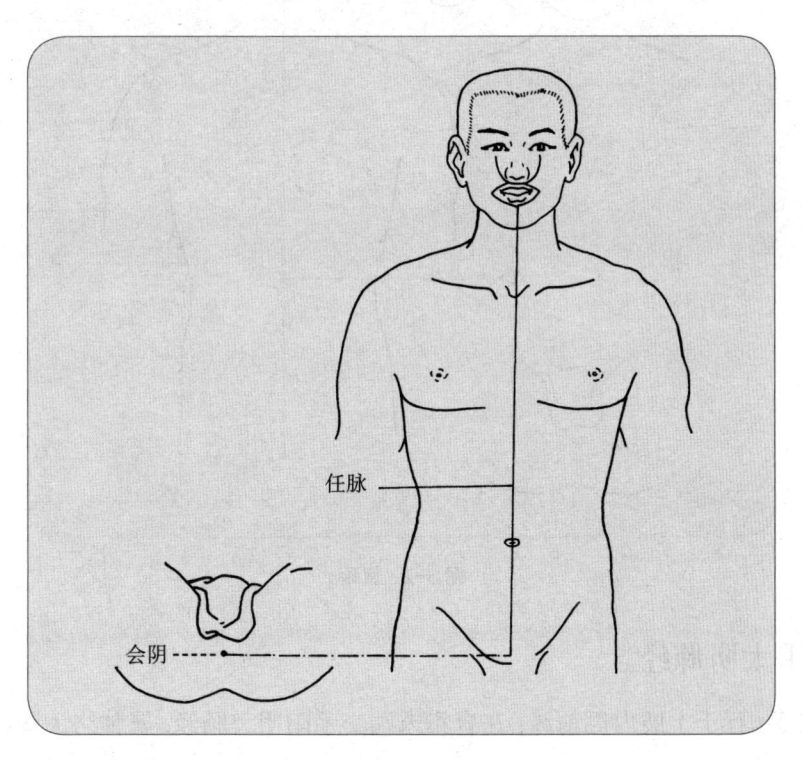

图6-1 任脉

二、督脉

督脉中行走脊梁；腧穴分布在尾骶、腰背、头项、面部的正中线上，起于长强，止于龈交。

起于小腹内（同任脉），下出于会阴部（与任脉交会于会阴）；向后经过肛门（长强），贯通脊柱并沿脊柱上行，经过腰部正中（腰阳关、命门）、背部正中（至阳、身柱），与足太阳经交会，上达头项（风府），入脑，还出上巅（百会），沿前额正中（印堂）下行鼻柱（素髎），过人中沟（水沟），终于上唇系带（龈交），与任脉交会（图6-2）。

常用穴位：腰阳关、命门、脊中、筋缩、至阳、身柱、大椎、百会、印堂、素髎、水沟。

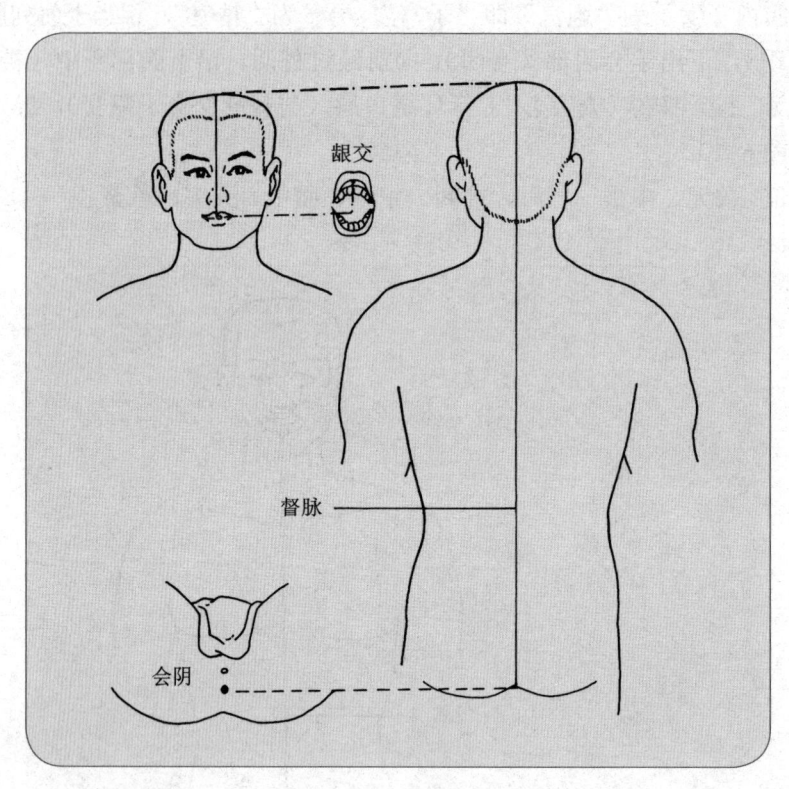

图6-2 督脉

三、手太阴肺经

从胸走手；行于上肢内侧前缘；在食指末端交手阳明大肠经；属肺络大肠；起于云门，止于少商。

起于中焦，下络大肠，还循胃口，贯膈属肺。从肺系横出肩前腋上注：《灵枢·经脉》关于手太阴肺经经脉循行的经文中"从肺系横出腋下"乃"从肺系横出腋上"之误，今改之（云门、中府），沿上肢内侧前缘下行，过肘（尺泽）、达腕（太渊），经鱼际（鱼际），终于拇指内侧端（少商）。支脉从腕上（列缺）分出，至食指内侧端，交手阳明大肠经（图6-3）。

常用穴位：尺泽、孔最、列缺、太渊、鱼际、少商。

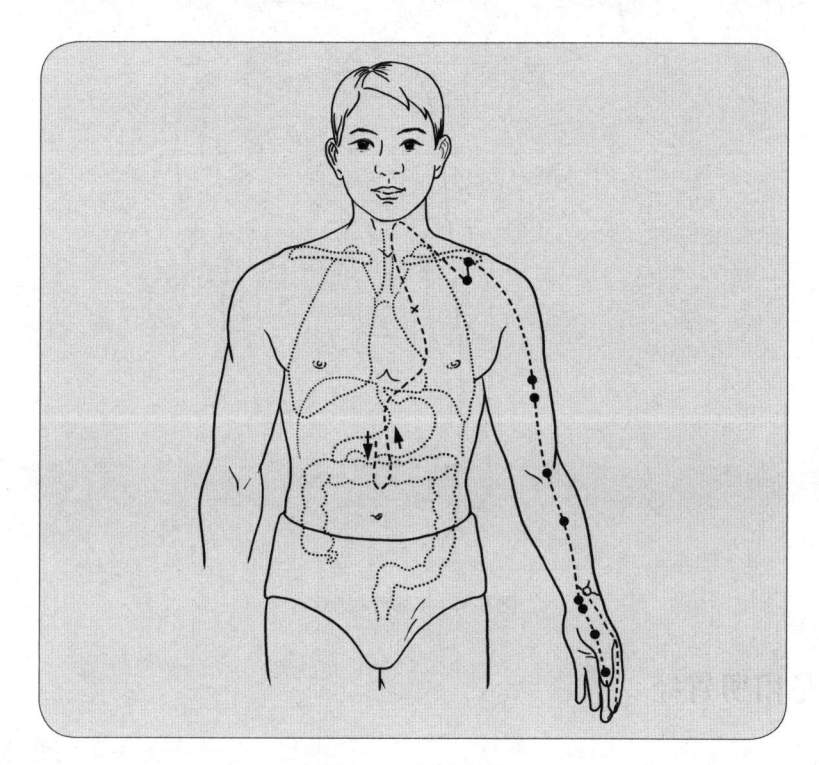

图6-3 手太阴肺经

四、手阳明大肠经

从手走头；行于上肢外侧前缘；在食指末端受手太阴肺经之交，于鼻旁交足阳明胃经；属大肠络肺；起于商阳，止于迎香。

起于食指内侧端（商阳），经第1、2掌骨之间（合谷），达腕（阳溪），沿上肢外侧前缘，过肘（曲池），抵肩（肩髃），会于大椎，转入缺盆：一支入胸中，络肺、贯膈、属大肠；一支沿颈侧（距任脉3寸）上行，贯面颊，入下齿龈，回绕口唇，交水沟，左至右，右至左，终于对侧鼻孔旁（迎香），交足阳明胃经，经气散于面部（图6-4）。

常用穴位：合谷、阳溪、偏历、手三里、曲池、肩髃、迎香。

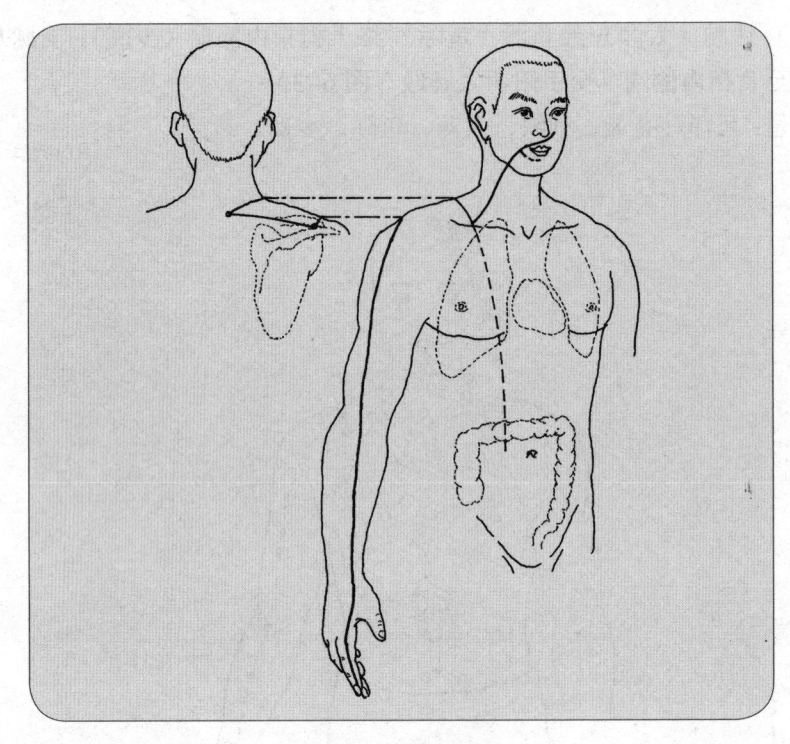

图 6-4　手阳明大肠经

五、足阳明胃经

从头走足；行于面部、胸部、腹部、下肢外侧前缘；在鼻旁受手阳明经之交，于足大趾端交足太阴脾经；属胃络脾；起于承泣，止于厉兑。

起于鼻旁，上至鼻根，斜行目下（承泣），沿鼻侧下行，入上齿龈，回绕口唇，交颏唇沟（任脉承浆），回经下颌角（颊车）、耳前（下关）至头角（头维），经气系于额中。主干经颏唇沟左至右、右至左，从下颌角前（大迎）分出，经颈侧（距任脉 1.5 寸）下行，向后交大椎，转入缺盆（缺盆），一支入胸中，贯膈、属胃、络脾，至腹股部（气冲）；一支经胸部（距任脉 4 寸）、腹部（距任脉 2 寸）下行至腹股沟部与前支汇合。总循下肢外侧前缘，过膝（犊鼻），至踝（解溪），经足背终于次趾外侧端（厉兑）。支脉从足背（冲阳）分出，至大趾内侧端交足太阴脾经（图 6-5）。

常用穴位：四白、地仓、颊车、下关、头维、梁门、天枢、伏兔、梁丘、足三里、上巨虚、下巨虚、丰隆、解溪、内庭。

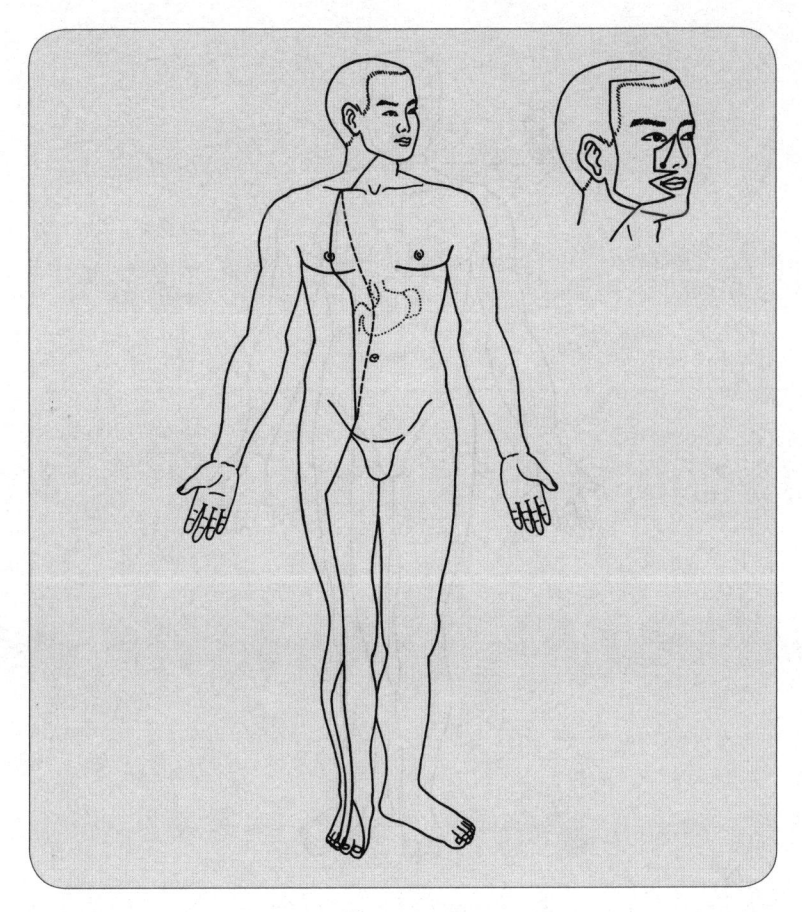

图6-5 足阳明胃经

六、足太阴脾经

从足走腹、胸；分布在下肢内侧前缘（内踝上8寸以下行于正中，在踝上8寸交足厥阴之前）、腹部、胸部；在足大趾端受足阳明胃经之交，于胸中交手少阴心经；属脾络胃；起于隐白，止于大包。

起于大趾内侧端（隐白），经跖趾赤白肉际，至内踝前（商丘），沿小腿内侧正中上行，在踝上8寸交足厥阴之前，过膝（阴陵泉），循大腿内侧前缘上行，入腹，贯通任脉，属脾、络胃、贯膈，经咽喉，系于舌本。体表主干经腹部（距任脉4寸）、胸部（距任脉6寸），散于胁下（大包）。支脉从胃分出，贯膈，注心中，交手少阴心经（图6-6）。

常用穴位：隐白、太白、公孙、三阴交、地机、阴陵泉、血海、大横、大包。

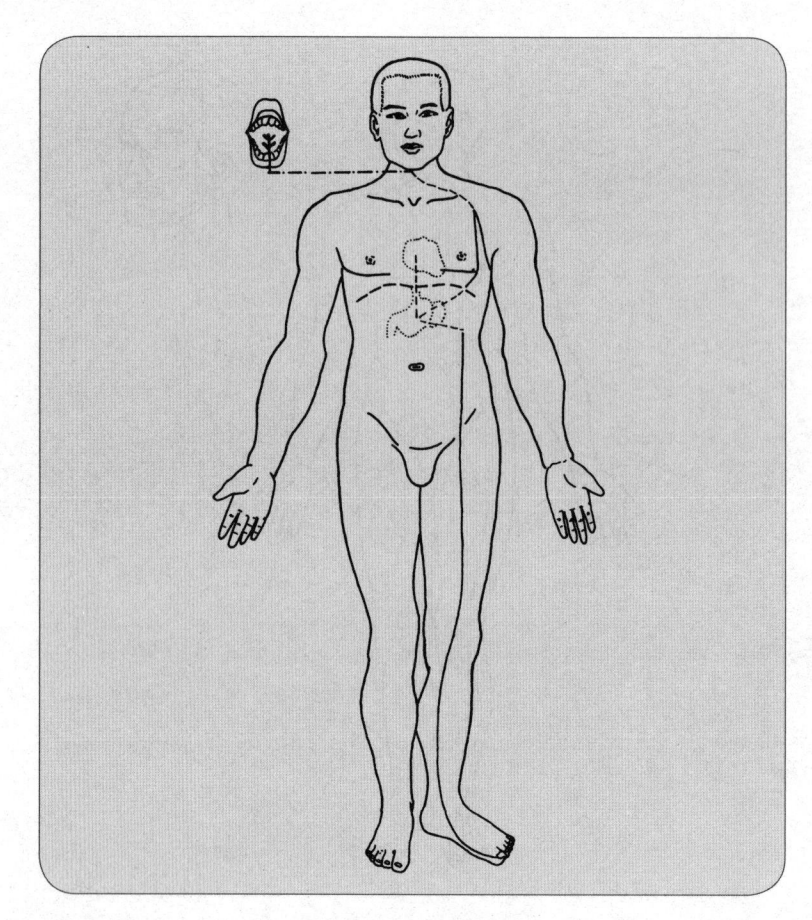

图 6-6 足太阴脾经

七、手少阴心经

从胸走手；行于上肢内侧后缘；在胸部受足太阴脾经之交，于小指端交手太阳小肠经；属心络小肠；起于极泉，止于少冲。

起于心中，属于心系，分3支而行，一支下行，贯膈，络小肠；一支沿食管上行，贯面颊，联络目系；一支上肺，横出腋窝（极泉），沿上肢内侧后缘下行，过肘（少海），达腕（神门），经第4、5掌骨之间（少府），终于小指内侧端（少冲），交手太阳小肠经（图 6-7）。

常用穴位：少海、通里、阴郄、神门、少府。

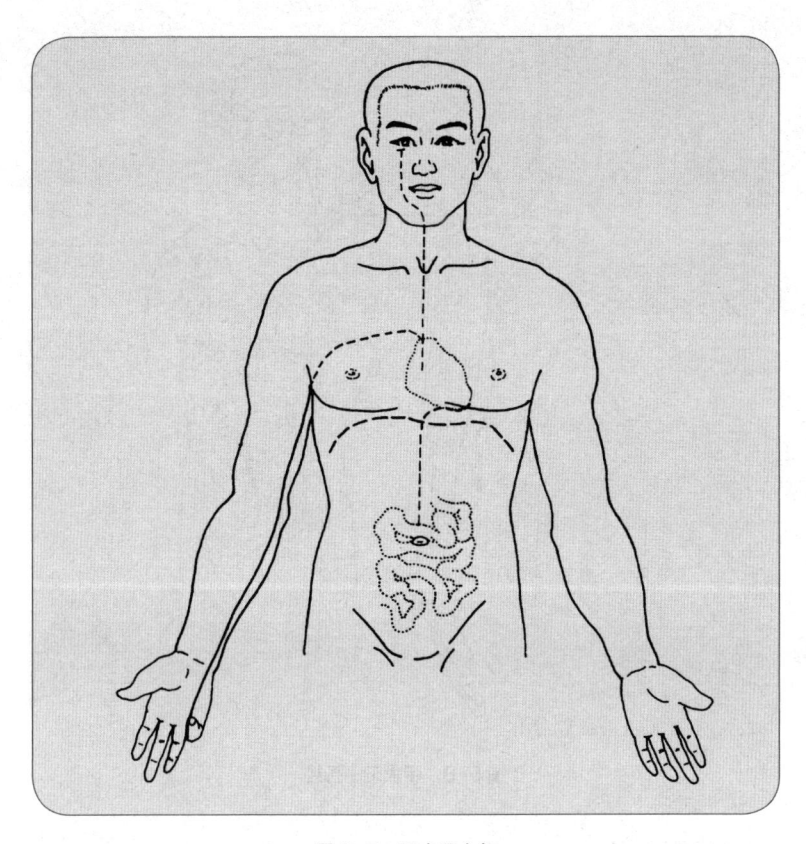

图 6-7　手少阴心经

八、手太阳小肠经

从手走头；行于上肢外侧后缘及肩胛区；在小指端受手少阴心经之交，于目内眦交足太阳膀胱经；起于少泽，终于听宫。

起于小指外侧端（少泽），经指掌赤白肉际，达腕（腕骨），沿上肢外侧后缘，过肘（小海），绕肩胛（天宗），会于大椎，转入缺盆，一支入胸中，络心、贯膈、属小肠；一支经颈侧（距任脉3.5寸）上行，贯面颊（颧髎）转入耳前（听宫）。支脉从颧髎分出，经鼻旁至目内眦交足太阳膀胱经（图6-8）。

常用穴位：少泽、后溪、腕骨、阳谷、小海、肩贞、天宗、颧髎、听宫。

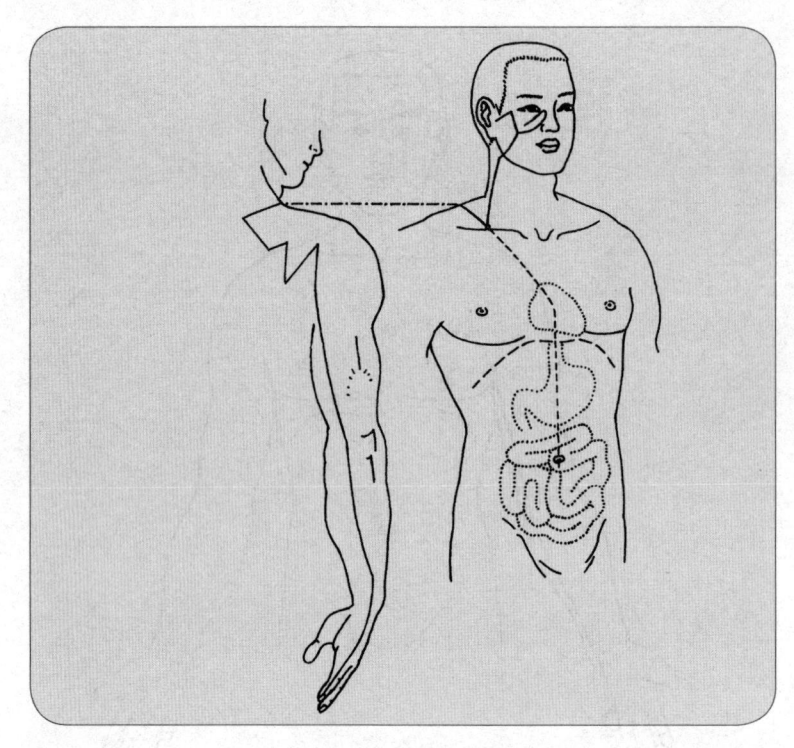

图 6-8　手太阳小肠经

九、足太阳膀胱经

从头走足；行于头项、背部、腰部和下肢后面正中；在面部受手太阳小肠经之交，于足小趾交足少阴肾经；属膀胱，络肾；起于睛明，止于至阴。

起于目内眦（睛明），沿前额上行（距督脉1.5寸），交巅，从百会入脑，还出落项（天柱），交大椎，挟脊1.5寸下行，经背部、腰部，从肾俞入腰中，属肾络膀胱。体表主干经臀部、大腿后面正中，至腘窝（委中）。一支从项后天柱分出，挟脊3寸下行，经背部、腰部、臀部，至腘窝，与前支汇合。总循小腿后面正中（承山），经外踝后（昆仑），沿跖趾赤白肉际终于小趾外侧端（至阴），交足少阴肾经（图6-9）。

常用穴位：睛明、攒竹、天柱、风门、肺俞、厥阴俞、心俞、膈俞、肝俞、胆俞、脾俞、胃俞、三焦俞、肾俞、大肠俞、小肠俞、膀胱俞、秩边、承扶、殷门、委中、承山、飞扬、昆仑、至阴。

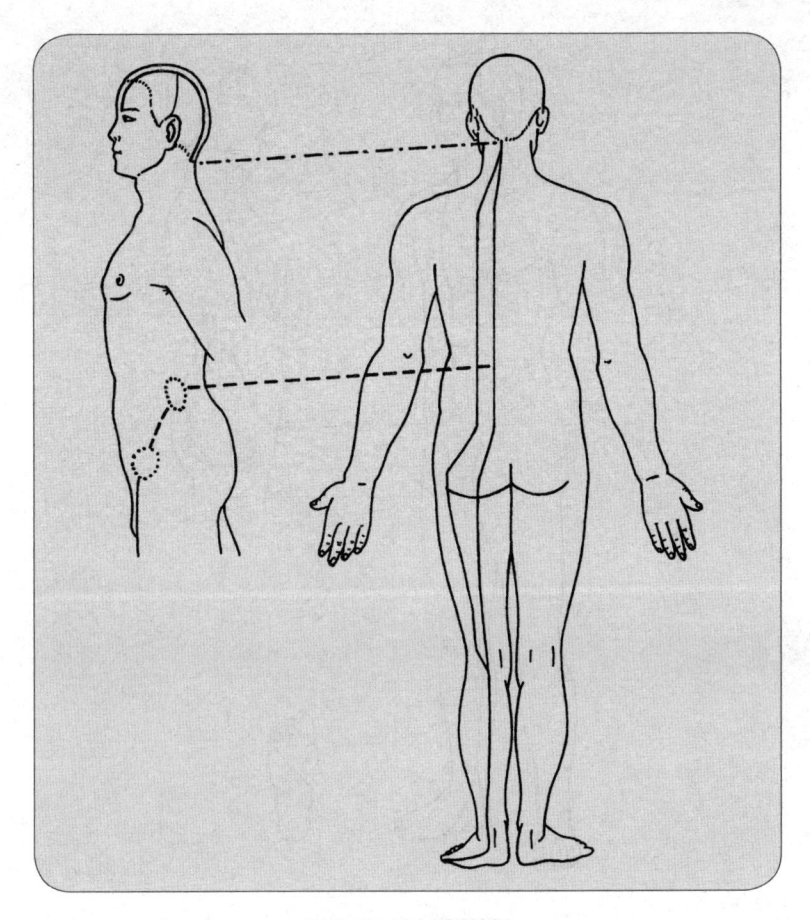

图 6-9　足太阳膀胱经

十、足少阴肾经

从足走腹、胸；行于下肢内侧后缘及腹部、胸部；在足小趾末端受足太阳经之交，于胸中交手厥阴心包经；起于涌泉，终于俞府。

起于足小趾之下，斜走足心（涌泉），绕内踝后（太溪），别入跟中，沿下肢内侧后缘上行，过膝（阴谷），入腹，贯通任、督二脉，属肾、络膀胱。体表主干经腹部（距任脉旁开 0.5 寸）、胸部（距任脉旁开 2 寸），至锁骨下缘（俞府）。支脉由肾分出，经肝、贯膈，入肺，沿咽喉，系于舌本；又从肺分出一支流注胸中，交手厥阴心包经（图 6-10）。

常用穴位：涌泉、照海、太溪、复溜、阴谷。

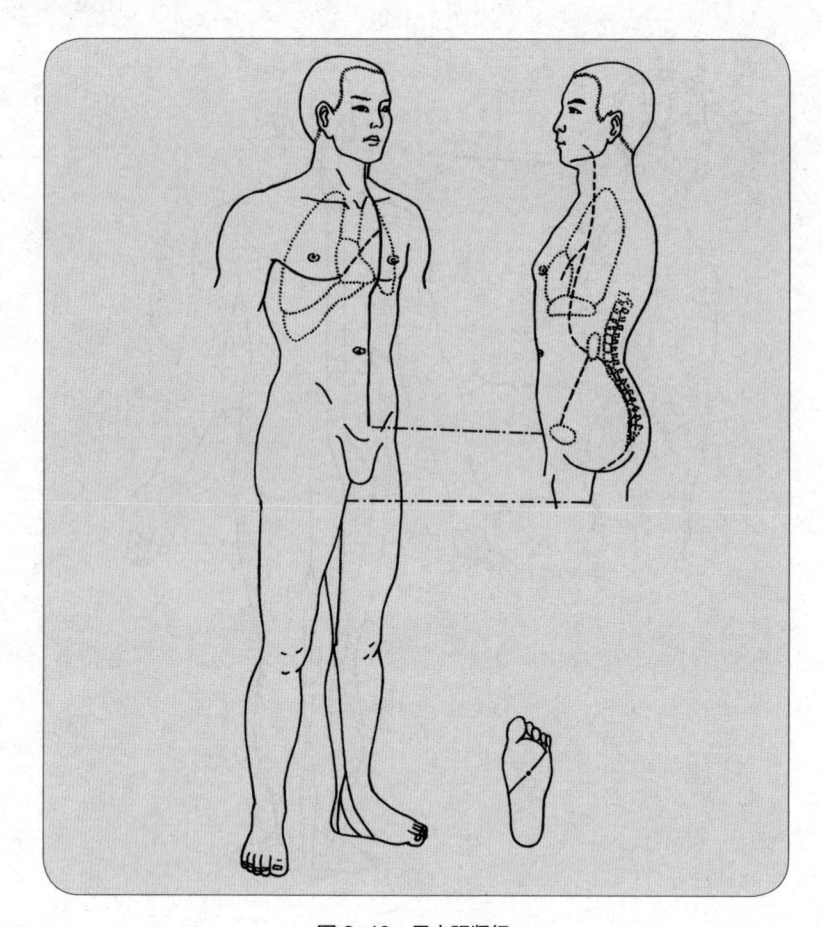

图 6-10　足少阴肾经

十一、手厥阴心包经

从胸走手；行于上肢内侧正中；在胸中受足少阴肾经之交，于上肢末端交手少阳三焦经；起于天池，止于中冲。

起于胸中，属于心包，从胸至腹依次联络上、中、下三焦。主干从心包横出乳旁（天池），至肩前腋上，沿上肢内侧正中下行，过肘（曲泽），达腕（大陵），入掌中（劳宫），终于中指端（中冲）。支脉从掌心劳宫分出，至无名指外侧端交手少阳三焦经（图6-11）。

常用穴位：曲泽、郄门、间使、内关、大陵、劳宫、中冲。

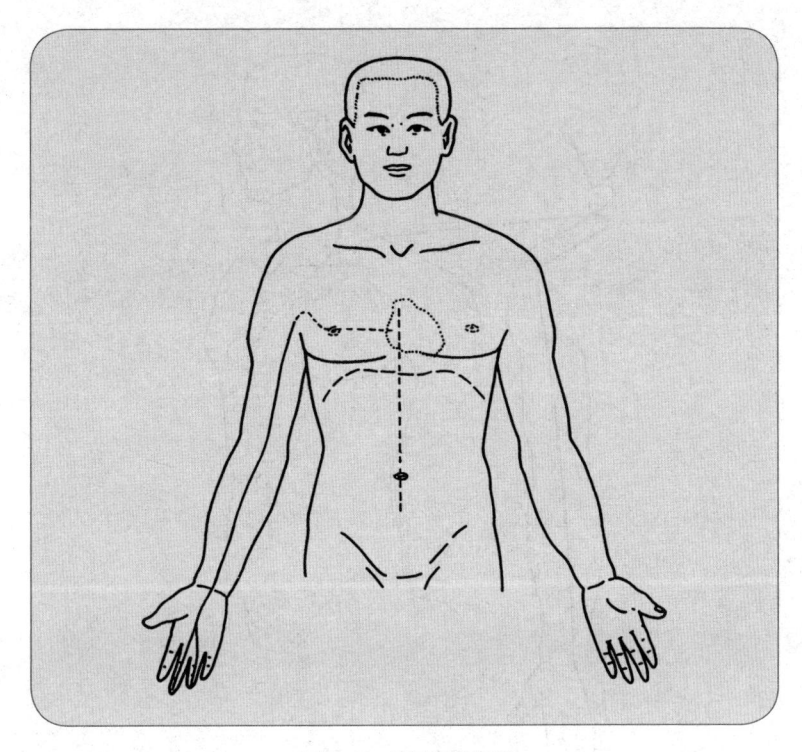

图 6-11 手厥阴心包经

十二、手少阳三焦经

从手走头；行于上肢外侧正中、侧头部；在无名指手厥阴心包经之交，于侧头部交足少阳胆经；起于关冲，终于丝竹空。

起于无名指外侧端（关冲），经手背 4、5 掌骨之间（中渚），达腕（阳池），沿上肢外侧正中，过肘（天井），抵肩（肩髎）会于大椎，转入缺盆：一支入胸中，络心包，从胸至腹属于三焦；一支经颈侧上行，绕耳后（翳风），下耳前（耳门），至眉梢（丝竹空），交足少阳胆经（图 6-12）。

常用穴位：阳池、外关、支沟、肩髎、翳风、耳门、丝竹空。

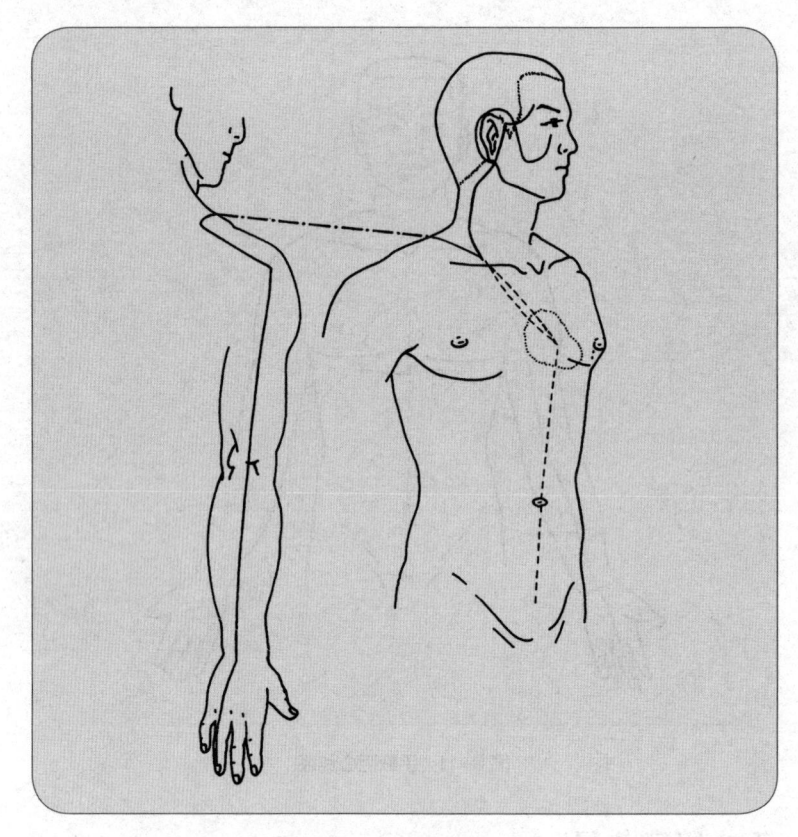

图 6-12　手少阳三焦经

十三、足少阳胆经

从头走足；行于侧头、胸胁、下肢外侧正中；在侧头受手少阳经之交，于足大趾外端交足厥阴肝经；起于瞳子髎，终于足窍阴。

起于目外眦（瞳子髎），斜行耳前（听会），上至头角，下行绕耳后，至乳突（完骨），复折向上至眉上方（阳白），转折向后（距督脉 2.25 寸），落项（风池），会于大椎，转入缺盆。从项后风池分出一支，入耳中，出耳前，至目外眦，下走大迎，上折至目下，下经颊车，沿颈侧下行，至缺盆与前支汇合，一支经胁肋，过髂嵴，绕骶骨，至髀枢（环跳）；一支入胸中，贯膈、络肝、属胆，至腹股沟部，经外阴，横出髀枢，与前支汇合。总循下肢外侧正中（风市），过膝（阳陵泉），至外踝前（丘墟），经四、五跖骨之间（足临泣），终于四趾外侧端（足窍阴）。支脉从足背足临泣分出，斜行至足大趾外侧端，交足厥阴肝经（图 6-13）。

常用穴位：瞳子髎、听会、阳白、风池、环跳、风市、阳陵泉、光明、悬钟、丘墟、足临泣。

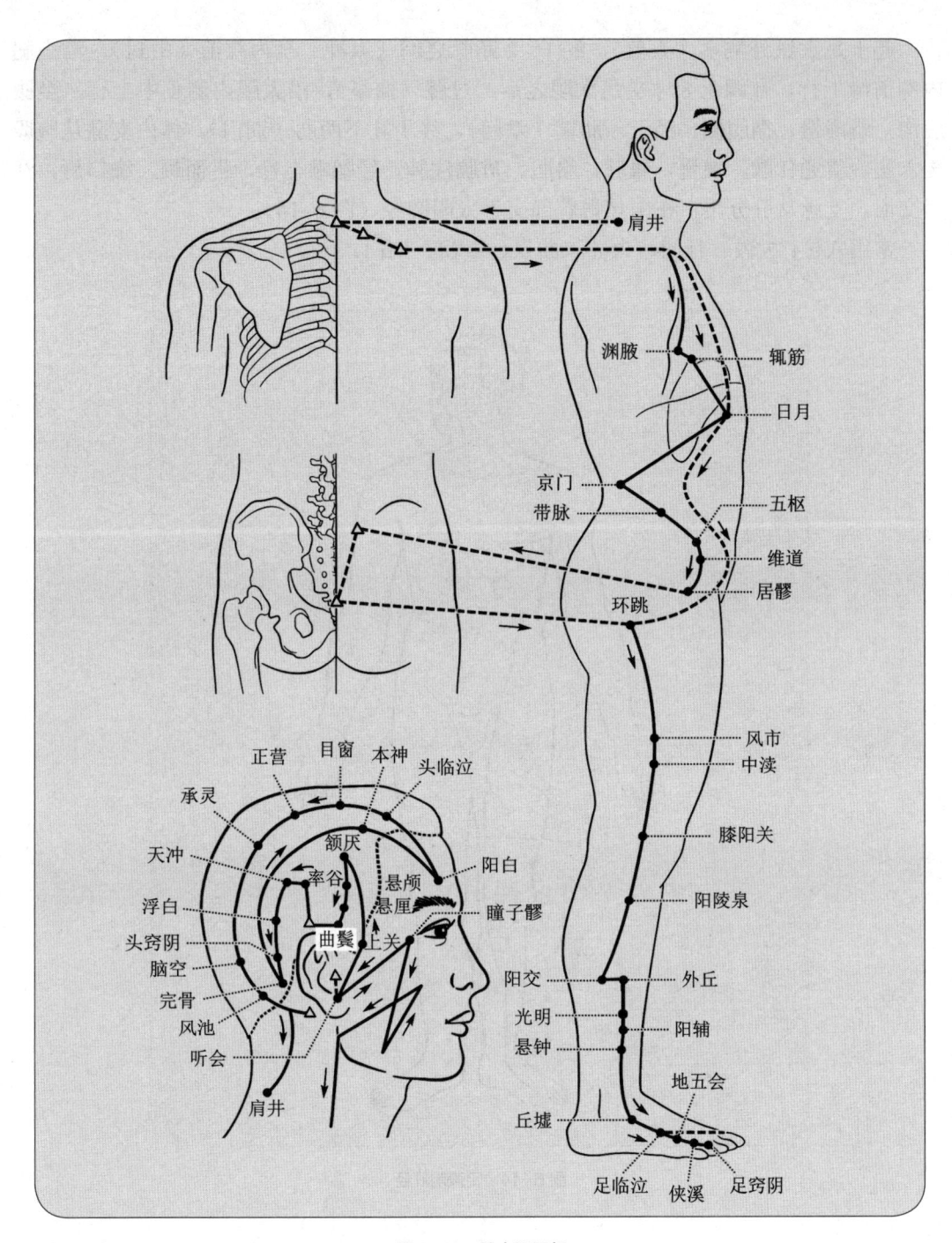

图 6-13 足少阳胆经

十四、足厥阴肝经

从足走腹胸；分布在下肢内侧正中、侧腹、胸胁部；在足大趾外侧端受足少阳胆经之交，于胸中交手太阴肺经；起于大敦，止于期门。

起于足大趾外侧端（大敦），经1、2跖骨之间（太冲）至内踝前（中封），沿小腿内侧前缘上行，在踝上8寸交足太阴之后，过膝（曲泉），沿大腿内侧正中上行，至腹股沟，绕阴器，循腹侧，经十一肋端（章门），终于乳下两肋（期门）。体内支脉从腹股沟入腹，贯通任脉，挟胃，属肝、络胆、贯膈注肺，经咽喉上行，贯面颊，绕口唇，注目交巅。支脉从肝分出，在中焦胃脘部交手太阴肺经（图6-14）。

常用穴位：大敦、行间、太冲、曲泉、章门、期门。

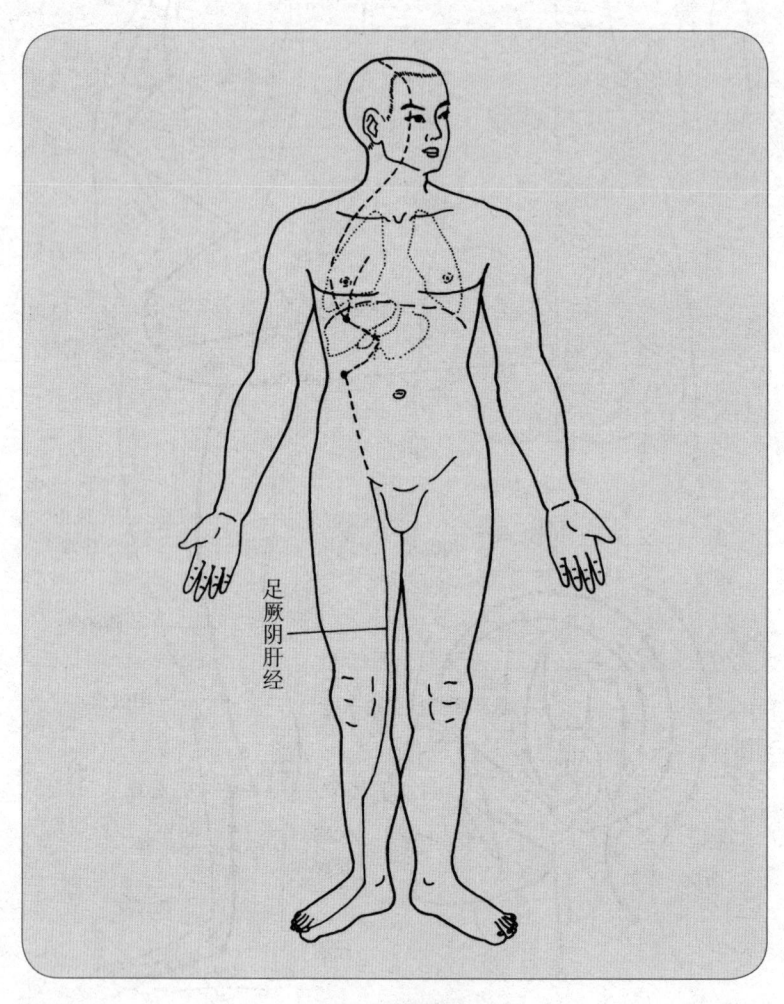

图6-14 足厥阴肝经

第7章 人体各部常用穴位

一、头部常用穴的定位、主治及操作

头部常用穴有百会、四神聪、上星、头维、角孙、率谷、翳风、翳明、风池、安眠、健脑、供血等。

1. 百会 督脉穴，头顶正中线上，两耳尖直上与督脉连线的交点，距前发际5寸、后发际7寸（图7-1）；主治头昏、头晕、头痛、失眠、健忘、痴呆、抑郁症、精神病、高血压、低血压、休克、昏迷、小儿脑瘫、胃下垂、脱肛、子宫脱垂等；可用指压、按摩、艾灸、针刺、皮肤针叩刺、采血针点刺出血；小儿囟门未合者禁用。

南京航空航天大学老年中医养生班上的孙光涛教授，13岁时（1950年）患右侧中耳炎，无钱医治一直未愈。1953年年初突发高热，体温40℃，一周不退致昏迷病危，被家人急送到位于南京山西路丁家桥的南京军区八四医院（现东南大学附属中大医院）。刚从美国留学归来的医学博士姜泗长（后来在毛泽东主席医疗组工作，当选中国工程院院士），立即为他在全身麻醉下做了手术，前后共计9小时。手术很成功，孙教授从死亡线上被救了回来，但是由于麻醉剂量过大、时间过长，术后神经损伤。几十年来，他一直偏头痛，伴见严重失眠，经诸多医院采用各种方法治疗，多只能获得短期好转，始终不能痊愈，一直深受病痛折磨。

自从2003年开始学习经络穴位保健以后，孙教授开始每天用木头梳子头敲打百会等穴，早晚各200下，并干梳头。坚持2年后，偏头痛大有好转；坚持5年后，偏头痛彻底痊愈了，并且一直依赖安眠药缓解的失眠也随之消失。

孙老感慨："实践证明，穴位保健就是神奇。身体有病的人，只要持之以恒地坚持穴位保健，健康就能来到你的身边。"

2. 四神聪 经外奇穴，百会上下左右各1寸（图7-1）；主治、操作及注意事项同"百会"。

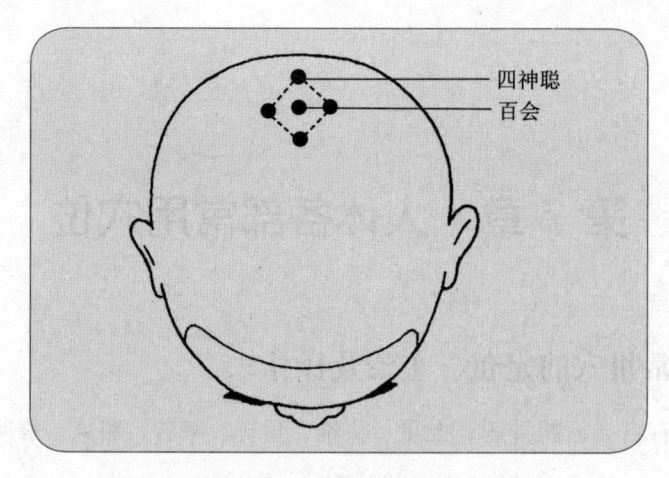

图7-1 百会、四神聪

3. **上星** 督脉穴,前发际正中上1寸,主治头昏、头晕、头痛、鼻病、抑郁症、精神病等;用指压、按摩、刮痧、针刺、皮肤针叩刺、采血针点刺出血。

4. **头维** 胃经穴,额角直上发际内5分;主治头昏眼花、偏正头痛、目赤肿痛等;用指压、按摩、针刺、皮肤针叩刺、采血针点刺出血。

5. **角孙** 三焦经穴,侧头部位,正对耳尖处;主治偏头痛、目赤肿痛。操作同"头维",还可用灯火灸或燎灸治疗腮腺炎。

6. **率谷** 胆经穴,侧头部,耳尖(角孙)直上入发际1.5寸,耳尖与顶骨结节连线之中点;主治偏头痛、眩晕、腮腺炎、目赤肿痛、耳鸣耳聋、小儿惊风等;操作方法同"角孙"。

7. **翳风** 三焦经穴,耳垂后凹陷中(图7-2);主治中耳炎、耳鸣、耳聋、面瘫、面神经痉挛、呃逆、咽喉疼痛等;用指压、艾灸、磁疗、皮肤针叩刺,初学者勿用针刺法,针刺宜浅,以免伤及面神经。

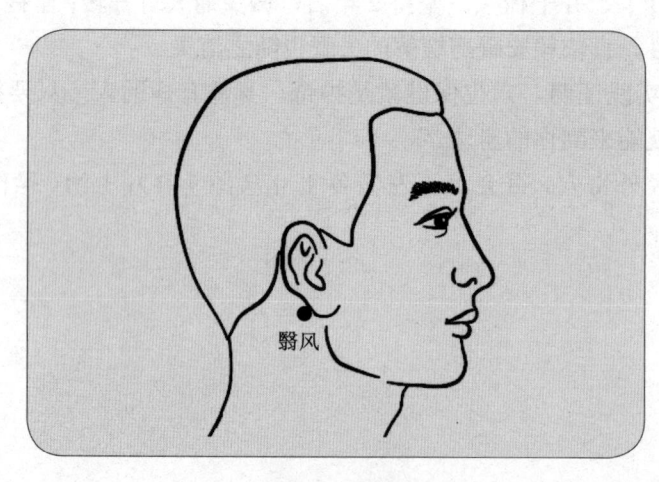

图7-2 翳风

8. **翳明** 经外奇穴，在项部，翳风后1寸；主治近视、远视、夜盲、青光眼、白内障、视神经萎缩、头痛、眩晕、耳鸣、失眠、精神病等；用指压、艾灸、磁疗、皮肤针叩刺，针刺不宜深。

9. **风池** 胆经穴，后项部，枕骨下方两侧凹陷中（俗称"后颈窝"），后发际上1寸（图7-3）；主治感冒、头痛、落枕、近视、鼻病、耳鸣、耳聋、口腔咽喉病等；宜用指压、按摩、皮肤针叩刺，初学者勿用针刺法。

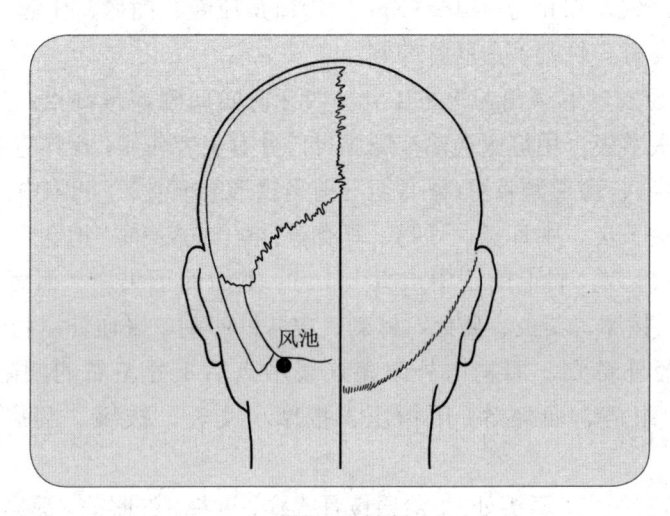

图7-3 风池

10. **安眠** 经外奇穴，后项部，翳风与风池连线中点；主治失眠、精神病；用指压、按摩、艾灸、磁疗、皮肤针叩刺，最好在睡觉前1小时左右进行。

11. **健脑** 经外奇穴，风池下5分，主治头昏、头晕、头痛、健忘、痴呆、脑萎缩等；用指压、按摩、艾灸、磁疗、皮肤针叩刺等。

12. **供血** 经外奇穴，风池下1寸，主治、操作同"健脑"。

二、面部常用穴的定位、主治及操作

面部常用穴有印堂、素髎、水沟、承浆、迎香、四白、地仓、颊车、下关、阳白、太阳、攒竹、丝竹空、牵正。

1. **印堂** 督脉穴，两眉头连线中点；主治头昏、头晕、头痛、近视、红眼病、鼻窦炎、高血压、失眠、小儿惊风、夜啼不安，并有美容作用；用指压、按摩、刮痧、磁疗、针刺、皮肤针、灯火灸、采血针点刺出血。

2. **素髎** 督脉穴，鼻尖正中；主治鼻病、哮喘、低血压、休克；用指掐、针刺、皮肤针叩刺。

3. **水沟** 督脉穴，人中沟正中点，俗称"人中"；主治昏迷、癫狂、抽搐、面瘫、小儿多动症、急性腰扭伤；用指掐、针刺、皮肤针叩刺。

4. **承浆** 任脉穴，下巴颏唇沟正中；主治下牙痛、面瘫、口角流涎、小儿惊风、夜啼不安；用指压、针刺、皮肤针、灯火灸。

5. **迎香** 大肠经穴，鼻翼处缘中点旁开5分，鼻唇沟中；主治各种鼻病、面瘫、面肿、面痒，并有美容作用；用指压、按摩、皮肤针叩刺。

6. **四白** 胃经穴，瞳孔直下1寸；主治近视、眼皮跳动、面瘫或面神经痉挛，并有美容作用；用指压、按摩、刮痧、磁疗、皮肤针叩刺。

7. **地仓** 胃经穴，口角旁开4～5分；主治口角流涎、面瘫、牙痛，并有美容作用；用指压、按摩、艾灸、针刺、皮肤针叩刺。

8. **颊车** 胃经穴，下颌角前上方1寸，咬牙时咬肌隆起最高点；主治面瘫、牙痛、牙关紧闭、下颌关节炎，用灯火灸治疗腮腺炎，并有美容作用；操作方法同"地仓"。

9. **下关** 胃经穴，面部颧骨弓（颧骨至耳前呈拱形的横骨）下凹陷中；主治面瘫、牙痛、牙关紧闭、下颌关节炎、中耳炎、耳鸣、耳聋等；操作方法同"地仓"。

10. **阳白** 胆经穴，眉毛的正中点直上1寸；主治偏正头痛、面瘫、眼病，并有美容作用；用指压、按摩、艾灸、磁疗、针刺、皮肤针叩刺、采血针点刺出血。

11. **太阳** 经外奇穴，眉梢与外眼角连线中点后1寸左右的凹陷中；主治头昏、头晕、偏头痛、眼病、面瘫等；用指压、按摩、艾灸、拔罐、刮痧、皮肤针叩刺、采血针刺血等。

12. **攒竹** 膀胱经穴，眉头处；主治眉棱骨疼痛、近视、红眼病、面瘫、呃逆、腰痛等；操作方法同"阳白"。

13. **丝竹空** 三焦经穴，眉尾处；治疗眉棱骨疼痛、近视、红眼病、面瘫等；操作方法同"阳白"。

14. **牵正** 经外奇穴，耳垂与面颊交界线前方0.5～1寸；主治面瘫，并有美容作用；操作方法同"地仓"。

三、胸腹部常用穴的定位、主治及操作

胸腹部常用穴有天突、膻中、中脘、神阙、关元、气海、中极、天枢、大横、期门。

1. **天突** 任脉穴，颈下正中，胸骨柄上窝中；主治咳嗽、气喘、恶心、呕吐、呃逆、咽喉疼痛、吞咽不利等；用指压、刮痧、磁疗、皮肤针叩刺。

2. **膻中** 任脉穴，两乳头连线中点。女子根据乳房大小以及乳房下垂程度酌情上移，平第4肋间隙（图7-4）。主治胸闷、胸痛、咳嗽、哮喘、呃逆、产后乳少、乳腺炎，并有丰乳作用；用指压、按摩、叩击、磁疗、刮痧、艾灸、拔罐、针刺、皮肤针叩刺，手法和针刺方向一般向下，治疗乳房病证朝向乳房基底部。

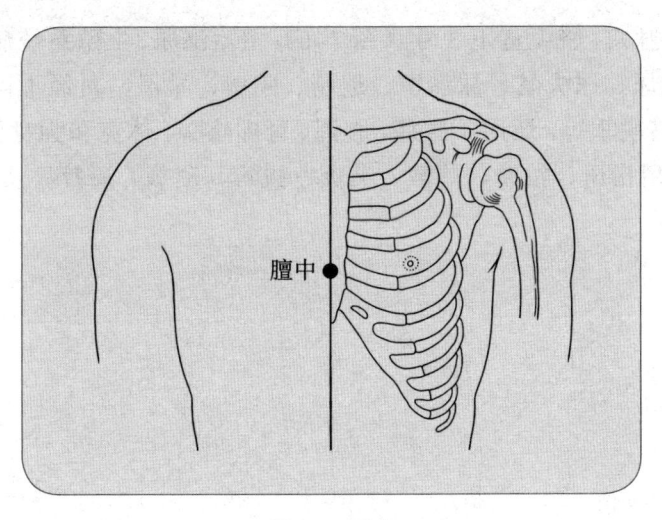

图 7-4 膻中

南京航空航天大学孙光涛教授体验：顽固性"老慢支"病史十几年，每年秋冬季节气管炎就会急性发作，一咳就是几个月时间，咳痰困难，打针吃药也控制不了。后来经过白天按摩胸部天突、膻中和下肢足三里等穴，夜晚睡觉前在天突、膻中处各放一粒绿豆，用胶布敷贴，不时予以按揉。3 天后，咳嗽开始好转，痰容易吐出来，10 天后气管炎已缓解大半，甚至痊愈。直到现在，每天早晚仍旧坚持按摩这几个穴位，气管炎已经 6 年多没有发作了。

3. 中脘　任脉穴，脐中直上 4 寸，即肚脐与胸剑结合连线中点（图 7-5）；主治胃痛、呕吐、呃逆、腹痛、腹泻、痢疾、便秘，并有减肥作用；用指压、按摩、艾灸、拔罐、刮痧、皮肤针叩刺。

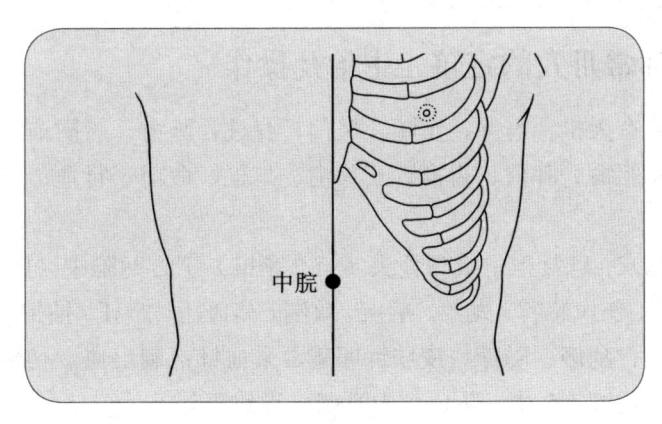

图 7-5 中脘

4. 神阙　任脉穴，肚脐正中，又称"脐中"；主治寒性呕吐、胃痛、腹痛、腹泻、痢疾、休克、皮肤瘙痒等；用指压、按摩、艾灸、拔罐或敷药。

5. **关元** 任脉穴,脐中直下3寸(图7-6);主治泌尿、生殖系统病变如尿路感染、尿频、尿急、遗尿、尿失禁、尿潴留、遗精、阳痿、早泄、月经不调、痛经、闭经、带下、阴痒、子宫脱垂等,还用于腹痛、腹泻、肾虚咳喘、休克和强身保健、益寿延年,并有减肥作用;用指压、按摩、热敷、艾灸、拔罐、刮痧、磁疗、皮肤针叩刺。

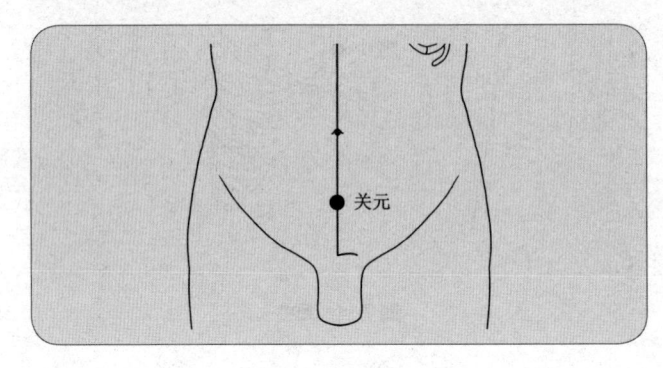

图7-6 关元

6. **气海** 任脉穴,脐下1.5寸,即肚脐与关元连线中点;主治、操作方法均同"关元"。
7. **中极** 任脉穴,脐中直下4寸;主治泌尿、生殖系统病变,操作方法同"关元"。
8. **天枢** 胃经穴,脐旁2寸;主治腹痛、腹泻、痢疾、便秘、月经不调、痛经、闭经、子宫肌瘤等,并有减肥作用;用指压、按摩、艾灸、拔罐、刮痧、磁疗、皮肤针叩刺。
9. **大横** 脾经穴,脐旁4寸;主治、操作方法均同"天枢"。
10. **期门** 肝经穴,乳头直下2个肋间隙(即第6肋间);主治肝胆病、胁痛,肝气郁结、肝气犯胃引起的胸闷、胃痛、反酸、恶心、呕吐、呃逆、月经不调、痛经等;用指压、按摩、艾灸、拔罐、刮痧、磁疗、皮肤针叩刺等。

四、背腰部常用穴的定位、主治及操作

背腰部常用穴有大椎、肩井、定喘、风门、身柱、肺俞、厥阴俞、膏肓、心俞、至阳、膈俞、肝俞、胆俞、脾俞、胃俞、三焦俞、痞根、命门、肾俞、志室、腰阳关、腰眼、天宗、夹脊。

1. **大椎** 督脉穴,肩背正中最高骨头(第7颈椎)下方凹陷中(图7-7);主治落枕、颈椎病、肩背疼痛、伤风感冒、发热、疟疾、咳喘、高血压、癫狂、抽搐等;用指压、按摩、捶打、艾灸、拔罐、刮痧、磁疗、皮肤针叩刺、采血针点刺出血,初学者慎用针刺,成年人针刺深度不可超过1.5寸,防止刺中脊髓,导致意外。

2. **肩井** 胆经穴,大椎与肩峰连线中点(图7-7);主治落枕、肩背疼痛、目赤肿痛、高血压、乳腺炎等;用指压、按摩、捶打、艾灸、拔罐、刮痧、磁疗、皮肤针叩刺、采血针点刺出血;穴下为肺尖,初学者切勿针刺,成年人针刺深度不可超过1寸,防止刺中肺尖,导致气胸;本穴较为敏感,各种刺激也不宜过重。

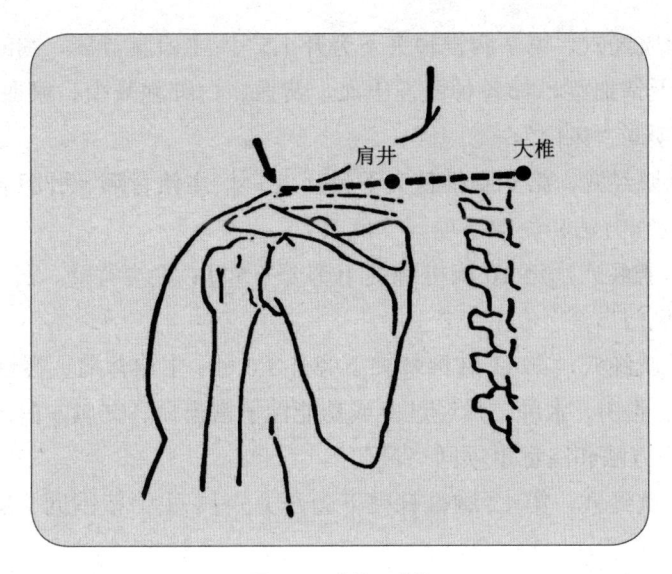

图7-7 大椎、肩井

3. **定喘** 经外奇穴,大椎旁开0.5～1寸;主治感冒、咳嗽、哮喘、肩背疼痛等;用指压、按摩、捶打、艾灸、拔罐、刮痧、磁疗、皮肤针叩刺,采血针点刺出血。

4. **风门** 膀胱经穴,第2胸椎棘突下旁开1.5寸(后正中线与肩胛骨内缘垂直线的中点);主治肩背疼痛、伤风感冒、咳嗽、哮喘、皮肤瘙痒等;用指压、按摩、艾灸、拔罐、刮痧、磁疗、皮肤针叩刺;针刺宜向下或者朝脊柱方向斜刺,切忌直刺、深刺,以免伤及内脏。

5. **身柱** 督脉穴,第3胸椎棘突下凹陷中,平肩胛冈脊柱端;主治伤风感冒、咳嗽、哮喘、胸背痛、脊柱强痛等,并有促进小儿发育、强身健体的作用;用指压、按摩、捶打、艾灸、拔罐、刮痧、磁疗、皮肤针叩刺。

6. **肺俞** 膀胱经穴,第3胸椎棘突下旁开1.5寸;治疗背痛、感冒、咳嗽、肺结核、咳血、盗汗、鼻病、皮肤病、肩背痛;操作方法和注意事项同"风门"。

7. **厥阴俞** 膀胱经穴,第4胸椎棘突下旁开1.5寸;主治背痛、胸痛、胸闷、冠心病、心绞痛、心律不齐、心动过速、心烦、心慌、失眠、多梦、嗜睡、健忘、癫狂等;操作方法和注意事项同"风门"。

8. **膏肓** 膀胱经穴,第4胸椎棘突下旁开3寸(心俞外开1.5寸,紧靠肩胛骨内缘);主治背痛、伤风感冒、咳嗽、哮喘、肺结核、咳血、盗汗、贫血、白细胞减少、病后体弱等;操作方法和注意事项同"风门"。

9. **心俞** 膀胱经穴,第5胸椎棘突下旁开1.5寸;主治和操作方法、注意事项同"厥阴俞"。

10. **至阳** 督脉穴,第7胸椎棘突下凹陷中,平肩胛下角;主治肝胆病、胃痛、咳嗽、胸背疼痛等;操作方法同"身柱"。

11. **膈俞** 膀胱经穴，第7胸椎棘突下旁开1.5寸；主治胸背痛、胸闷、咳嗽、气喘、呃逆、皮肤瘙痒及诸血症，如各种慢性出血、贫血、白细胞减少、瘀血、月经病等；操作方法和注意事项同"风门"。

12. **肝俞** 膀胱经穴，第9胸椎棘突下旁开1.5寸；主治背痛、肝胆病、眼病、贫血、白细胞减少等；操作方法和注意事项同"风门"。

13. **胆俞** 膀胱经穴，第10胸椎棘突下旁开1.5寸；主治背痛、肝胆病。操作方法和注意事项同"风门"。

14. **脾俞** 膀胱经穴，第11胸椎棘突下旁开1.5寸；主治背痛、慢性胃痛、胃下垂、消化不良、腹胀、腹泻、水肿、月经过多或功能性子宫出血、贫血、白细胞减少、脱肛、子宫脱垂等；操作方法和注意事项同"风门"。

15. **胃俞** 膀胱经穴，第12胸椎棘突下旁开1.5寸；主治范围同"脾俞"；操作方法和注意事项同"风门"。

16. **三焦俞** 膀胱经穴，第1腰椎棘突下旁开1.5寸；主治范围同"脾俞"；用指压、按摩、艾灸、拔罐、刮痧、磁疗、针刺、皮肤针叩刺。

17. **痞根** 经外奇穴，第1腰椎棘突下旁开3.5寸，即三焦俞旁开2寸；主治身体内外各种痞块，如包块、囊肿、肿块、肿瘤等；操作方法同"三焦俞"，不宜直刺，以防伤及肾脏。

18. **命门** 督脉穴，第2腰椎棘突下凹陷中（约平肋弓下缘）；主治肾虚腰痛、耳鸣、耳聋、遗尿、尿闭、遗精、阳痿、月经不调、白带、五更腹泻、怕冷、下肢瘫痪，并有强壮保健、益寿延年作用；用指压、按摩、捶打、艾灸、拔罐、刮痧、磁疗、皮肤针叩刺。

19. **肾俞** 膀胱经穴，命门旁开1.5寸；主治和操作方法同"命门"，针刺宜向内侧倾斜，防止刺伤肾脏。

20. **志室** 膀胱经穴，命门旁开3寸；主治和操作方法同"命门"，但不宜直刺，容易伤及肾脏。

21. **腰阳关** 督脉穴，第4腰椎棘突下凹陷中（平髂嵴）；主治各种腰痛、坐骨神经痛、下肢瘫痪；用指压、按摩、捶打、艾灸、拔罐、刮痧、磁疗、针刺、皮肤针叩刺。

22. **腰眼** 经外奇穴，腰阳关旁开3~4寸的凹陷中；主治各种腰痛；操作方法同"腰阳关"。

23. **天宗** 小肠经穴，肩胛骨正中央；主治肩背疼痛、目赤肿痛、乳腺炎等；用指压、按摩、艾灸、拔罐、刮痧、磁疗、针刺、皮肤针叩刺、采血针点刺出血；穴下是骨板，针刺安全。

24. **夹脊穴** 经外奇穴，第1胸椎至第5腰椎棘突下两侧，旁开0.5寸，一侧17个穴；主治颈椎、胸椎、腰椎相应椎体病变；用指压、按摩、捶打、艾灸、拔罐、刮痧、磁疗、针刺、皮肤针叩刺、采血针点刺出血，小儿尤其适宜捏脊法。

(1) 二指捏法：患儿俯卧，裸露其腰背部。术者双手拇指伸直，食指弯曲紧贴拇指，沿患儿背部脊柱从尾骶骨两侧开始由下而上直线向上提捏夹脊，先把皮肉拉起来，然后松开，如此一捏一放地向上移动，每次在经过胃俞、脾俞时，都要停留片刻，并将穴位处的皮肉向上提3～5次，起到重点刺激的作用，一直捏到第7颈椎棘突下大椎两侧为止，重复操作3～5遍（图7-8）。

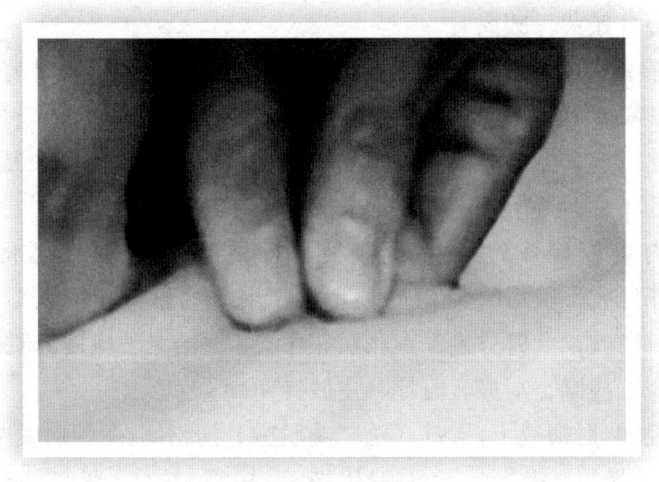

图7-8 二指捏法

(2) 三指捏法：患儿俯卧，裸露其腰背部。术者将双手拇指与食指、中指呈撮捏状，沿患儿背部脊柱从尾骶骨两侧开始由下而上直线向上提捏夹脊，每次在经过胃俞、脾俞时，都要停留片刻，并将穴位向上提3～5次，一直捏到第7颈椎棘突下大椎两侧为止，重复操作3～5遍（图7-9）。

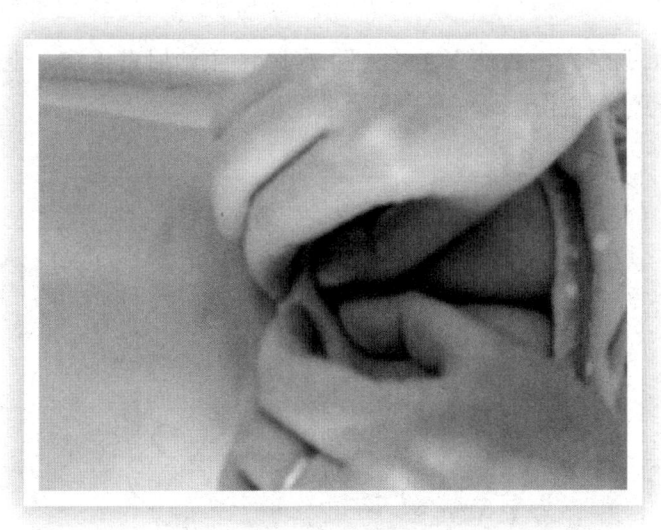

图7-9 三指捏法

五、上肢常用穴的定位、主治及操作

上肢常用穴有肩髃、肩髎、肩前（肩内陵）、肩贞、治瘫、尺泽、曲泽、曲池、手三里、少海、小海、孔最、太渊、阳池、大陵、神门、通里、阴郄、列缺、阳溪、甜美（戒烟穴）、郄门、内关、间使、外关、支沟、合谷、后溪、少商、中冲、落枕（外劳宫）、四缝、八邪、腰痛点（精灵、威灵）。

1. **肩髃** 大肠经穴，上臂平举抬肩，肩峰前下凹陷中；主治各种肩关节病证及上肢瘫痪；用指压、按摩、艾灸、磁疗、刮痧、针刺、皮肤针叩刺。

2. **肩髎** 三焦经穴，上臂平举抬肩，肩上出现两个凹陷，前一个是肩髃，后一个即是本穴（肩髃后约1寸）；主治及操作方法同"肩髃"。

3. **肩前（肩内陵）** 经外奇穴，腋前纹头上1寸；主治及操作方法同"肩髃"。

4. **肩贞** 小肠经穴，腋后纹头上1寸；主治及操作方法同"肩髃"。

5. **治瘫** 经外奇穴，上臂外侧，三角肌正中点；主治上肢瘫痪、肌肉萎缩；用指压、按摩、捶打、艾灸、拔罐、刮痧、磁疗、皮肤针叩刺。

6. **尺泽** 肺经穴，肘横纹上，大筋（肱二头肌腱）拇指侧；主治肘关节病、咳喘、咳血、咽喉疼痛、中暑、急性胃肠炎上吐下泻等；用指压、按摩、拍打、刮痧、磁疗、皮肤针叩刺。

7. **曲泽** 心包经穴，肘横纹上，大筋小指侧；主治肘关节病、心烦、心慌、中暑、急性胃肠炎；操作方法同"尺泽"。

8. **曲池** 大肠经穴，尽量屈肘，肘横纹外端（拇指侧）尽处（图7-10）；主治肘关节病、上肢疼痛或麻痹瘫痪、面瘫、迎风流泪、热病、呃逆、腹痛、腹泻、痢疾、便秘、高血压、皮肤瘙痒等，并有减肥、美容作用；用指压、按摩、艾灸、拔罐、刮痧、磁疗、针刺、皮肤针叩刺。

9. **手三里** 大肠经穴，曲池下2寸（图7-10）；主治肘臂疼痛、上肢痿软无力、瘫痪失用、面瘫、急性腰扭伤；操作方法同"曲池"。

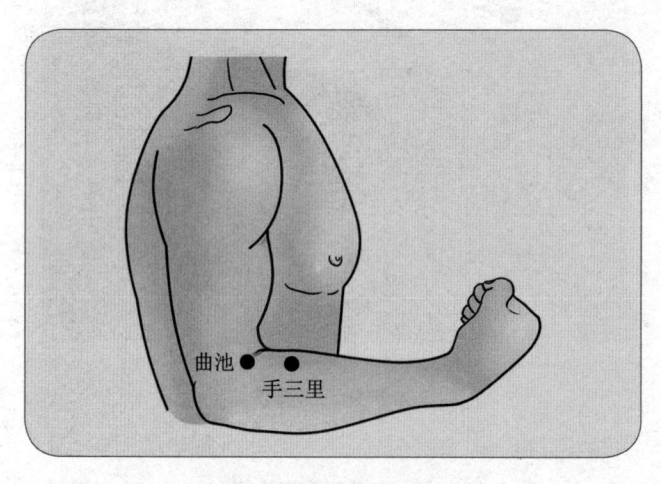

图7-10 曲池、手三里

10. **少海** 心经穴,尽量屈肘,肘横纹内端(小指侧)尽处;主治肘关节病变、心烦、心痛;用指压、按摩、艾灸、拔罐、刮痧、磁疗、针刺、皮肤针叩刺。

11. **小海** 小肠经穴,肘关节小指侧,肱骨内侧髁与尺骨鹰嘴之间的凹陷中;主治肘关节病变、尺神经麻痹;用指压、按摩、艾灸、刮痧、磁疗、针刺、皮肤针叩刺。

12. **孔最** 肺经穴,肘横纹大筋外尺泽直下5寸;主治前臂疼痛、急性咳嗽、哮喘、咳血、咽喉疼痛、痔疮下血;用指压、按摩、艾灸、拔罐、刮痧、磁疗、针刺、皮肤针叩刺。

13. **太渊** 肺经穴,掌面腕横纹拇指侧凹陷中;主治咳嗽、哮喘、咳血、老年人慢性支气管炎、肺气肿、心律不齐、心动过速、心动过缓、无脉症、脉管炎等;用指压、按摩、磁疗、皮肤针叩刺,因位于桡动脉搏动处,故不宜灸和刺血。

14. **阳池** 三焦经穴,腕背横纹(手背与下臂交界处)中点;主治腕关节病、偏头痛、耳鸣、水肿、糖尿病、腹泻或便秘等;用指压、按摩、艾灸、刮痧、磁疗、针刺、皮肤针叩刺。

15. **大陵** 心包经穴,掌面腕横纹中点;主治腕关节病、心痛、胃痛、口臭、癫狂;操作方法同"太渊"。

16. **神门** 心经穴,掌面腕横纹小指侧凹陷中;主治心脏病、心烦、失眠、多梦、神志病;操作方法同"太渊"。

17. **通里** 心经穴,神门上1寸;主治心脏病、口舌生疮、咽喉疼痛、失音或失语;操作方法同"太渊"。

18. **阴郄** 心经穴,神门上5分;主治前臂疼痛、胸痛、胸闷、冠心病、心绞痛、心烦、心慌、癫狂;操作方法同"太渊"。

19. **列缺** 肺经穴,腕背横纹拇指侧上1.5寸,两虎口自然平直交叉,食指尖所抵达处;主治腕关节痛、咳嗽、哮喘、感冒、头痛、咽喉病、落枕、遗尿或尿闭;用指掐、艾灸、针刺、皮肤针叩刺。

20. **阳溪** 大肠经穴,腕背横纹拇指侧凹陷中;主治腕关节病、上肢外侧前缘疼麻、阳明头痛、目赤肿痛、面瘫、上牙疼痛等;用指压、按摩、艾灸、刮痧、磁疗、针刺、皮肤针叩刺。

21. **甜美** 经外奇穴,列缺与阳溪连线中点;主要用于戒烟;可用指掐、按摩、刮痧、艾灸、针刺、皮肤针叩刺以及穴点滴风油精,敷人丹或清凉油。

22. **郄门** 心包经穴,掌面腕横纹中点(大陵)直上5寸,两筋(掌长肌腱、桡侧腕屈肌腱)之间;主治前臂疼痛、胸痛、胸闷、冠心病、心绞痛、心烦、心慌、癫狂;用指压、按摩、艾灸、拔罐、刮痧、磁疗、针刺、皮肤针叩刺。

23. **内关** 心包经穴,掌面腕横纹中点(大陵)直上2寸,两筋(掌长肌腱、桡侧腕屈肌腱)之间(图7-11);主治各种心脏病、胸痛、胸闷、冠心病、心绞痛、心律不齐、心动过速或心动过缓、心烦、心慌、失眠、高血压、低血压、恶心、呕吐、呃逆、胃痛、腹痛、腹泻、咽喉疼痛、神志疾病等;用指压、按摩、刮痧、磁疗、穴位敷贴、皮肤针叩刺。

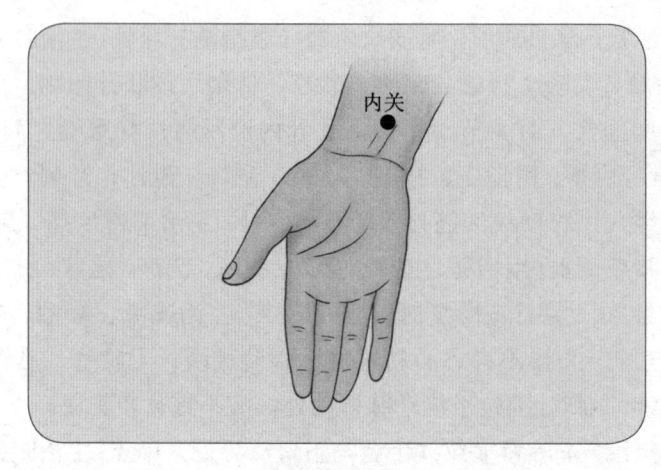

图 7-11 内关

24. 间使 心包经穴，内关上 1 寸，两筋之间；主治胸痛、胸闷、心痛、心烦、心慌、癫狂、胃痛、疟疾、咽喉疼痛等；操作方法同"内关"。

25. 外关 三焦经穴，腕背横纹中点（阳池）直上 2 寸；主治腕关节病、上肢酸软无力或瘫痪、感冒发热、偏头痛、耳鸣耳聋、胸胁痛等；用指压、按摩、艾灸、拔罐、刮痧、磁疗、针刺、皮肤针叩刺。

26. 支沟 三焦经穴，外关上 1 寸；主治上肢酸软无力或瘫痪、偏头痛、耳鸣耳聋、便秘、胸胁疼痛；操作方法同"外关"。

27. 合谷 大肠经穴，手背 1、2 掌骨之间（虎口）略靠第 2 掌骨中点。简易取穴法：①当拇指与食指并拢时，肌肉隆起最高点；②拇指横纹压在对侧拇、食二指间的指蹼上，拇指往下按，指尖所达处（图 7-12）。主治手背红肿、上肢痛麻或瘫痪、感冒发热、头痛、一切头面五官疾病、下牙痛、咽喉疼痛、失音、癫狂、痫病、昏迷、抽搐、小儿惊风、胃痛、腹痛、腹泻或便秘、闭经、痛经、滞产、难产、小便不通等，并有减肥及美容作用；用指压、按摩、磁疗、刮痧、艾灸、针刺、皮肤针叩刺；治疗面部病证应左右交叉取穴；本穴比较敏感，针刺能引起子宫的强力收缩，孕妇慎用，尤其是有习惯性流产史的孕妇禁用，以免诱发先兆流产、早产。

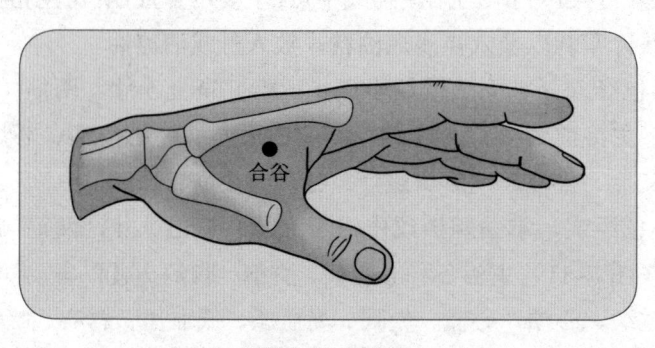

图 7-12 合谷

28. 后溪　小肠经穴,握拳,第 5 指掌关节后纹头端(图 7-13)。主治手指疼痛麻木、中风瘫痪、面瘫或痉挛、落枕、颈椎病、疟疾、癫狂、急性腰扭伤;用指压、按摩、磁疗、刮痧、艾灸、针刺、皮肤针叩刺,还可以随时随地经常摩擦。

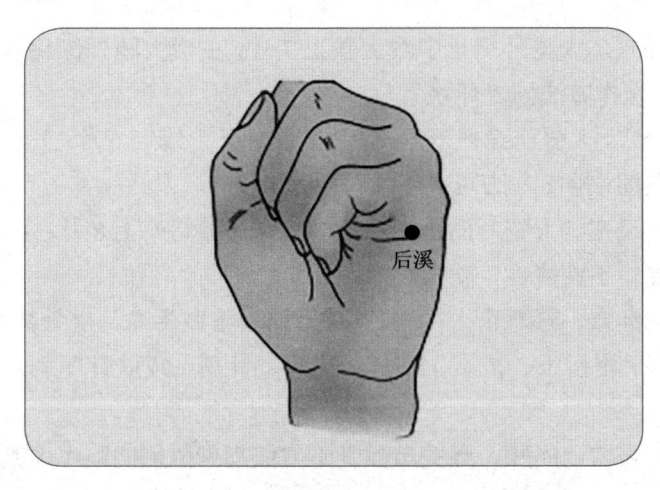

图 7-13　后溪

29. 少商　肺经穴,拇指内侧(掌心向后位)指甲角旁开 1 分;主治高热、中暑、昏迷、癫狂、咽喉疼痛、失音;用指掐、针刺、采血针点刺出血等法。

30. 中冲　心包经穴,中指顶端;主治和用法同"少商"。

31. 落枕　经外奇穴,握拳,第 2、3 指掌关节结合部后 1 寸;主治落枕、急性腰扭伤;用指掐、刮痧、艾灸、针刺、皮肤针叩刺;治疗过程中施术者刺激穴位,配合患者活动颈部或腰部。

32. 四缝　经外奇穴,食指、中指、无名指、小指掌面近心端指节横纹中点,每手四穴;主治小儿疳证(消化不良)、虫积、百日咳、哮喘等;在严格消毒的情况下,用粗毫针、采血针、三棱针或缝衣针快速点刺,挤出黄色黏液,若刺出流血就不必再用了。

33. 八邪　经外奇穴,手背五指指缝纹头端,每手四穴;主治指关节红肿疼痛、麻木;操作方法同"落枕"。

34. 腰痛点　经外奇穴,手背正中央水平线的 2、3 掌骨之间和 4、5 掌骨之间二处;主治急性腰扭伤、落枕;用拇指和中指(或食指)同时重力掐按,治疗过程中施术者刺激穴位,配合患者活动腰部或颈部。

六、下肢常用穴的定位、主治及操作

下肢常用穴有环跳、风市、伏兔、殷门、委中、膝眼、梁丘、血海、足三里、中平、阑尾、上巨虚、下巨虚、丰隆、阳陵泉、胆囊、光明、悬钟、承山、阴陵泉、地机、三阴交、昆仑、申脉、丘墟、太溪、复溜、照海、解溪、胫上(脑清)、太冲、行间、内庭、足临泣、至阴、公孙、隐白、大敦、涌泉、八风。

1. **环跳** 胆经穴，臀部股骨大转子高点与臀沟骶管裂孔连线的外 1/3 与内 2/3 交点；主治坐骨神经痛、下肢瘫痪和肌肉萎缩；用指压、按摩、艾灸、拔罐、刮痧、磁疗、针刺、皮肤针叩刺。

2. **风市** 胆经穴，大腿外侧正中线上膝上 7 寸；主治大腿外侧疼痛、麻木，坐骨神经痛、下肢瘫痪；操作方法同"环跳"。

3. **伏兔** 胃经穴，大腿前缘外下方，膝关节髌骨外上缘上 6 寸；主治大腿疼痛、麻木，下肢瘫痪、肌肉萎缩；操作方法同"环跳"。

4. **殷门** 膀胱经穴，大腿后面正中线上，腘窝（膝弯）上 8 寸；主治大腿后侧疼痛、麻木，坐骨神经痛、下肢瘫痪，腰背疼痛；操作方法同"环跳"。

5. **委中** 膀胱经穴，膝弯正中；主治膝关节病、下肢疼痛、坐骨神经痛、腰背疼痛、中暑、急性胃肠炎；用指压、按摩、刮痧、磁疗、针刺、皮肤针叩刺、采血针或三棱针点刺出血。

6. **膝眼** 经外奇穴，屈膝，膝关节髌骨下方髌韧带两侧凹陷中，其中，外膝眼名又称"犊鼻"，属胃经；主治各种膝关节病；用指压、按摩、艾灸、刮痧、磁疗、针刺、皮肤针叩刺。

7. **梁丘** 胃经穴，膝关节髌骨外上缘上 2 寸，在医者与患者体型对等的情况下，医者面对患者，将左（右）手掌心交叉正对患者的左（右）髌骨上（虎口向上），拇指端抵达膝关节髌骨外上缘之处（图 7-14）；主治膝关节病、急性胃痛、急性乳腺炎；操作方法同"膝眼"。

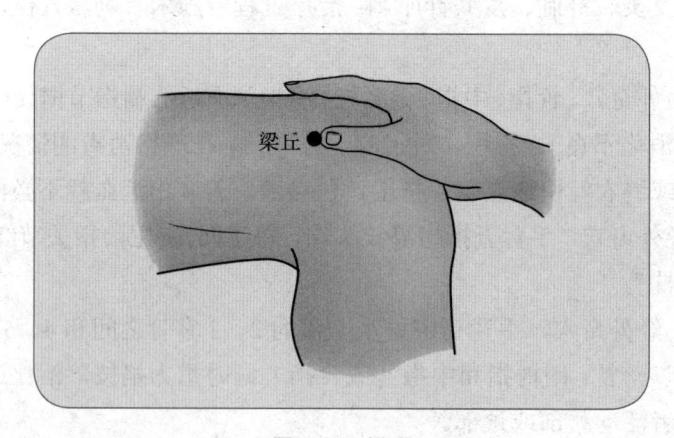

图 7-14 梁丘

8. **血海** 脾经穴，膝关节髌骨内上缘上 2 寸，可反用如同梁丘的简易取穴方法，即医者面对患者，将左（右）手掌心正对患者的右（左）髌骨上（虎口向上），拇指端抵达膝关节髌骨内上缘之处；主治膝关节病、皮肤瘙痒、虫积、多种血证、妇科病；操作方法同"膝眼"。

9. **足三里** 胃经穴外膝眼直下3寸（一夫），胫骨前嵴外开1中指宽（图7-15）；主治膝关节病、下肢疼麻、痿软无力、瘫痪失用、各种消化系统疾病、黄疸、贫血、白细胞减少、低血压、高血压、糖尿病、遗尿等，并有强身健体、延年益寿作用；用指压、按摩、艾灸、拔罐、刮痧、磁疗、针刺、皮肤针叩刺。

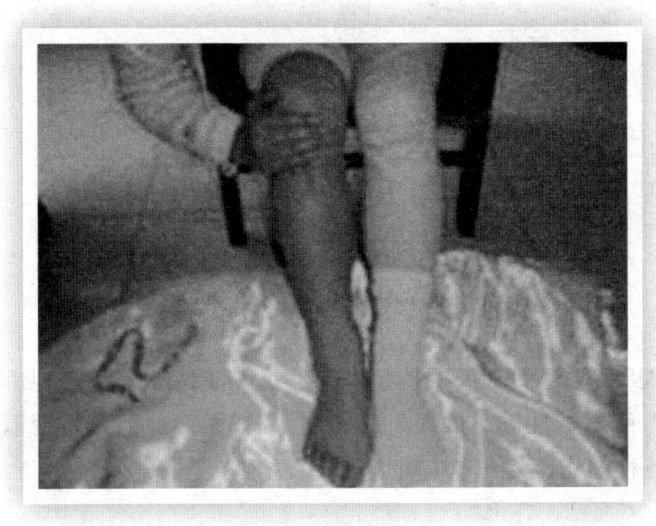

图7-15 足三里

10. **中平** 经外奇穴（应为胃经穴），外膝眼直下4寸左右压痛点；主治肩关节病、肩周炎；操作同"足三里"。

11. **阑尾** 经外奇穴（应为胃经穴），足三里直下2寸左右的压痛点；主治急性单纯性阑尾炎、腹痛、腹泻、痢疾、便秘、下肢痿软瘫痪；操作方法同"足三里"。

12. **上巨虚** 胃经穴，足三里直下3寸；主治下肢疼痛、麻木、痿软无力、瘫痪失用，多种消化系统疾病（尤其是大肠病变）；操作方法同"足三里"。

13. **下巨虚** 胃经穴，足三里直下6寸；主治下肢疼痛、麻木、痿软无力、瘫痪失用，多种消化系统疾病（尤其是小肠病变）；操作方法同"足三里"。

14. **丰隆** 胃经穴，外膝眼与外踝连线之中点（图7-16）；主治下肢疼痛、麻木、瘫痪，头重眩晕、咳喘痰多、高血压、高脂血症、便秘、癫狂、癔病等，全身减肥要穴；用指压、按摩、艾灸、拔罐、刮痧、磁疗、针刺、皮肤针叩刺、采血针点刺出血。

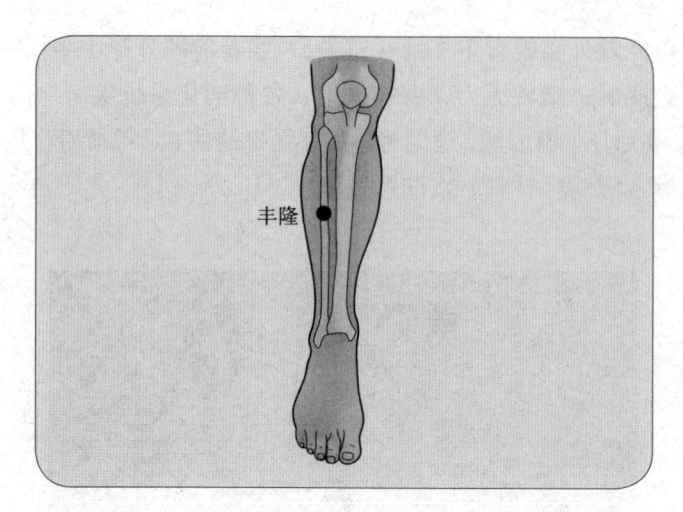

图 7-16 丰隆

15. 阳陵泉 胆经穴，膝关节外下方、腓骨小头前下方凹陷中（图 7-17）；主治膝关节病、下肢疼痛、麻木、抽筋、瘫痪、肝胆病、肋间神经痛、心绞痛、胃肠痉挛疼痛、泌尿系统疼痛、各种扭伤；操作方法同"丰隆"。

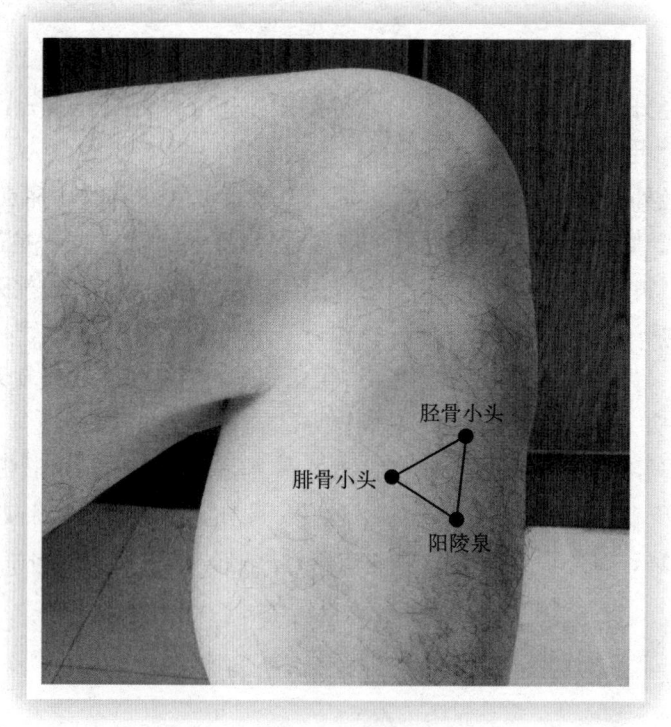

图 7-17 阳陵泉

16. 胆囊 经外奇穴（应为胆经穴），腓骨小头前下方（阳陵泉）下 2～3 寸压痛点处；主治胆囊炎及其他肝胆疾病、下肢外侧痛麻；操作方法同"丰隆"。

17. 光明 胆经穴，外踝高点直上5寸；主治小腿疼痛、麻木，近视、夜盲、白内障、视神经萎缩等多种眼病，乳胀（回乳）；操作方法同"丰隆"。

18. 悬钟 胆经穴，又称"绝骨"，外踝高点直上3寸，腓骨前缘；主治踝关节病、下肢痿软瘫痪、偏头痛、耳鸣、落枕、贫血、健忘、痴呆、大脑发育不全等；操作方法同"丰隆"。

19. 承山 膀胱经穴，小腿肚腓肠肌人字纹下方；主治小腿抽筋疼痛、痔疮、脱肛、便秘、坐骨神经痛；操作方法同"丰隆"。

20. 阴陵泉 脾经穴，膝关节内下方高骨下凹陷中；主治膝关节病、腹胀、痢疾、黄疸、尿路感染、膀胱炎、尿闭、水肿、白带等；用指压、按摩、艾灸、刮痧、磁疗、针刺、皮肤针叩刺。

21. 地机 脾经穴，阴陵泉下3寸；主治小腿内侧疼痛、麻目、下肢痿软瘫痪，痛经、月经不调、功能性子宫出血；操作方法同"阴陵泉"。

22. 三阴交 脾经穴，内踝高点直上3寸（图7-18）；主治踝关节病、下肢冷痛、麻木、痿软瘫痪，腹胀、肠鸣、腹泻、遗尿、尿闭、水肿、遗精、阳痿、疝气、月经不调、痛经、闭经、白带、男子不育、女子不孕、失眠、贫血、高血压、低血压、糖尿病、低血糖、皮肤瘙痒，并有强身健体、延年益寿作用；操作方法同"阴陵泉"。

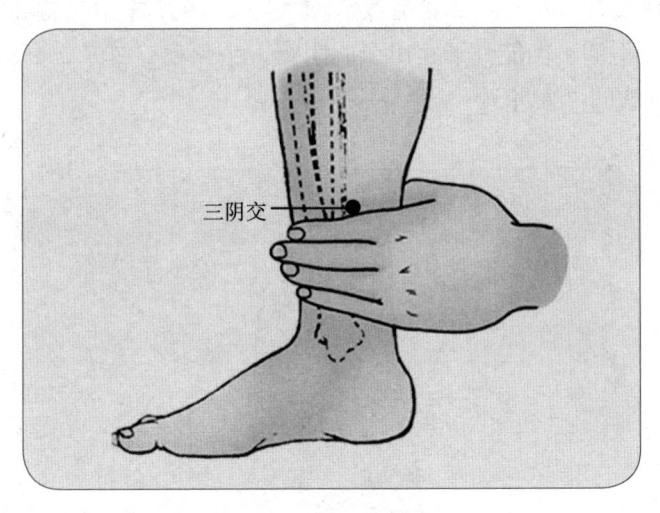

图7-18 三阴交

23. 昆仑 膀胱经穴，外踝高点与跟腱连线中点；主治踝关节病、下肢疼痛、麻木、瘫痪，头项强痛、落枕、腰背疼痛、难产、胞衣不下等；用指压、捏法、艾灸、刮痧、磁疗、针刺、皮肤针叩刺。

24. 申脉 膀胱经穴，外踝下方凹陷中；主治踝关节病、下肢挛急疼痛、坐骨神经痛、头项腰背疼痛、失眠、面瘫或痉挛、癫痫白天发作；用指压、按摩、艾灸、刮痧、磁疗、针刺、皮肤针叩刺。

25. **丘墟** 胆经穴，外踝前下方凹陷中；主治踝关节病、偏头痛、耳鸣耳聋、肝胆病、胸胁痛；操作方法同"申脉"。

26. **太溪** 肾经穴，内踝高点与跟腱连线中点；主治踝关节病、足跟痛、下肢寒凉、肾虚腰痛、耳鸣耳聋、虚火牙痛、咽干口燥、失眠、遗尿、遗精、阳痿、月经不调等；操作方法同"昆仑"。

27. **复溜** 肾经穴，太溪直上2寸；主治和操作方法均同"太溪"。

28. **照海** 肾经穴，内踝下方凹陷中；主治踝关节病、月经不调、子宫脱垂、咽干喉燥而痛、便秘、癫痫夜晚发作；操作方法同"申脉"。

29. **解溪** 胃经穴，足背与小腿交接处，踝关节正中点；主治足背和踝关节肿痛、足下垂、前额疼痛、上牙痛；操作方法同"申脉"。

30. **胫上（脑清）** 经外奇穴，解溪上3寸；主治小腿疼痛、麻木、足下垂、头昏痛、记忆力下降；用指压、按摩、艾灸、刮痧、磁疗、针刺、皮肤针叩刺。

31. **太冲** 肝经穴，足背1、2跖趾关节结合部前方凹陷中，趾缝后约2寸（图7-19）；主治足背红肿疼痛、下肢瘫痪、行步难移、肝胆病、胁痛、疝气、月经不调、功能性子宫出血、阴痒、头顶痛、眩晕、高血压、面瘫或痉挛、红眼病、全身风湿疼痛、惊厥、昏迷、癫狂；用指压、刮痧、磁疗、针刺、皮肤针叩刺、采血针或三棱针点刺出血。

32. **行间** 肝经穴，足背1、2趾缝纹头端（图7-19）；主治足背红肿疼痛、肝胆病、胁痛、疝气、月经不调、功能性子宫出血、阴痒、头顶痛、眩晕、高血压、红眼病、胁痛、惊厥；操作方法同"太冲"。

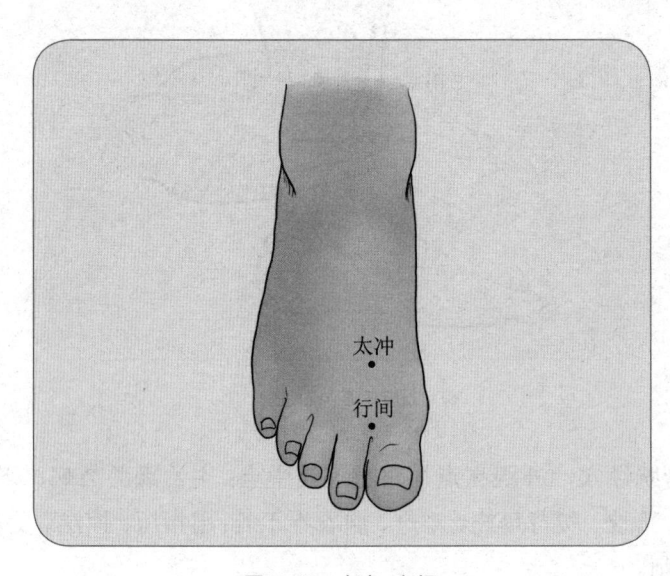

图7-19 太冲、行间

33. **内庭** 胃经穴，足背2、3趾缝纹头端；主治足背肿痛、胃痛、便秘、糖尿病、前额疼痛、面瘫、上牙疼痛、咽喉疼痛、全身发热，也是减肥要穴；操作方法同"太冲"。

34. **足临泣** 胆经穴，足背4、5趾跖关节结合部前方凹陷中，趾缝后约2寸；主治足背肿痛、坐骨神经痛、偏头痛、耳鸣耳聋、胸胁疼痛、乳房胀痛（回乳）；用指压、刮痧、磁疗、针刺、皮肤针叩刺、采血针点刺出血。

35. **至阴** 膀胱经穴，足小趾外侧趾甲角旁开1分；以艾灸为主治疗胎位不正、难产、胞衣不下，或用针刺治疗后头痛、高热、癫狂、昏迷。

36. **公孙** 脾经穴，第1跖趾关节后陷中向后1～1.5寸；主治足趾内侧痛、胃痛、呕吐、肠鸣、腹泻、腹痛、腹胀、月经不调、痛经、白带；用指压、艾灸、刮痧、磁疗、针刺、皮肤针叩刺、采血针点刺出血。

37. **隐白** 脾经穴，大趾内侧趾甲角旁开1分；主治高热、抽风、昏迷、癫狂、腹胀、月经过多、功能性子宫出血；用指掐、艾灸、刮痧、磁疗、针刺、皮肤针叩刺、采血针点刺出血。

38. **大敦** 肝经穴，大趾外侧趾甲旁开1分；主治高热、抽风、昏迷、癫狂、疝气、阳强、阴痒、月经不调、功能性子宫出血；操作方法同"隐白"。

39. **涌泉** 肾经穴，足底（不包括足趾）前1/3与后2/3交点；主治足底疼痛、足心发热、高血压、头顶痛、咽干喉燥而痛、虚火牙痛、盗汗、失眠、虚喘、昏迷、癫狂、癔病等；用指压、搓法、艾灸、磁疗、穴位敷贴、皮肤针叩刺。

40. **八风** 经外奇穴，足背5个足趾之间的4个趾缝纹头端（包括内庭、行间）；主治足背红肿疼痛、麻木、脚气病；操作方法同"太冲"。

附：腧穴的功能作用（穴性）分类及临床应用

什么是穴性？腧穴是否有穴性？穴性与药性之间的关系如何？腧穴功能药性化对针灸医学的发展是有利还是有弊？这都是当今针灸界乃至中医界十分关注的新话题。

腧穴的功能作用就是穴性，是客观存在的。穴性既是对腧穴主治作用的概括，又是决定腧穴主治范围的前提和基础。药物有药性，有各自的主治病证，而腧穴也有各自的主治病证，怎么能没有穴性呢？笔者认为，针灸医学完全可以用药性的模式来类比、归纳穴性。诸如百会能救治昏迷、休克，即有"醒脑开窍、回阳固脱"的穴性；风池能治疗感冒，并用于耳鸣、近视等，即有"疏风解表、聪耳明目"的穴性。反过来看，了解一个腧穴的穴性，也就知道了其主治范围。例如，内关的穴性是"宽胸理气、和胃降逆"，即可用于治疗因心肺疾病引起的胸痛、胸闷、心悸、咳喘，因胃肠病导致的胃痛、恶心、呕吐、呃逆、嗳气、反酸等；阳陵泉的穴性是"疏肝利胆、舒筋通络"，即可用于治疗因肝胆疾病引起的各种肝炎、胆管炎、胆石症、胆道蛔虫症及一切与"筋"有关的病变，如肢体痉挛、角弓反张、落枕、急性腰扭伤、关节扭挫伤等。穴性与主治之间，实际上存在着一种互为因果关系。研究穴性，是对腧穴主治作用认识的一种深化，有利于扩大腧穴的主治范围，优化针灸临床选穴配方。本文从强身保健、补益气血、宁心安神、醒脑开窍（急救）、回阳固脱（升压）、滋阴潜阳（降压）、祛风止痒、清热散寒、发汗止汗、止咳平喘、健脾化痰、止呕催吐、健胃消食、止泻通便、利尿消肿、理脾调经、止血、定痉、镇痛等方面结合临床应用，对穴性进行初步归纳、总结，以利后学。

1. **强壮穴**　所谓强壮穴，通俗地说，就是对人体有补益作用的穴位。这些穴位从治病的角度而言，能够治疗一系列慢性虚弱性病证，如体虚感冒、肺结核久咳不愈、虚喘、贫血、乳汁不足、低血压、神经衰弱、久泄、久痢、遗尿、遗精、阳痿、内脏下垂等。从防病的角度而言，可以强身壮体、防病保健、抗衰防老、益寿延年。

人体具有强壮作用的穴位很多，有关元、气海、中极、神阙、中脘、膻中、百会、大椎、身柱、命门、风门、肺俞、心俞、膈俞、肝俞、脾俞、胃俞、肾俞、膏肓、神门、内关、血海、足三里、三阴交、太溪、复溜、涌泉等。其中，最主要、最常用、效果最好的为关元、气海、肾俞、足三里、三阴交、涌泉。

关元在腹部正中线脐下 3 寸，是储存肾阴、肾阳的关键部位，也是任脉与肝、脾、肾三经的交会穴，有很好的调补肝脾肾的作用；足三里位于外膝眼直下 3 寸、胫骨前嵴旁开一个中指的宽度，既是胃经第一要穴（胃经多气多血），也是人体强身保健第一要穴，能补益气血、旺盛后天之本；三阴交属于脾经，在足内踝高点上 3 寸，是脾经与肝、肾二经的交会穴，具有调补肝、脾、肾作用，与关元合用，强身保健效果更加相得益彰；涌泉位于足底部前 1/3 与后 2/3 的交点，是肾经的起始穴，被誉为"肾经之根"。

关元、足三里、三阴交，一般多采用指压、按摩、艾灸、拔罐、皮肤针叩刺的方法。指压、按摩每日可随时进行，每穴每次 3~5 分钟，使局部有酸胀感；艾灸、拔罐和皮肤针叩刺可每日 1 次或 2 日 1 次，每穴每次 5~10 分钟，以局部皮肤发红为度；涌泉最好采用搓法，可每日早晚搓足心 200 下左右，使足底发热为度。

2. **补气穴**　所谓补气，就是补益人体的阳气以及六脏六腑之气（如肺气、心气、脾气、胃气、肾气等）。气海、关元、中脘、膻中、肺俞、心俞、脾俞、胃俞、肾俞、命门、足三里等穴具有补气作用。其中，首推气海、膻中二穴。

气海位于腹部正中线脐下 1.5 寸，即肚脐与关元穴连线之中点，这里是一身之气（尤其是肾气）汇聚的地方，故名"气海"，补气乃其专长；膻中在两乳头连线中点（女性应结合乳房的大小和下垂的程度适当上移，平第 4 肋间），穴在两肺之间，集心肺之气于胸中，又名"上气海"。

肺气不足者常胸闷、少气懒言、久咳、气喘、出虚汗、易感冒，可选用关元、气海、膻中、大椎（肩背部正中，第 7 颈椎棘突下凹陷中）、肺俞（背部，第 3 胸椎棘突下旁开 1.5 寸）、足三里（外膝眼直下 3 寸）。

心气不足者常感胸闷、心慌、惊恐、气短，并有失眠，可选用膻中、心俞（背部，第 5 胸椎棘突下旁开 1.5 寸）、足三里。

脾胃气虚者常有不思饮食、腹泻、腹痛、水肿、肢软无力、遗尿、脱肛、内脏下垂等，可选用气海、关元、中脘（腹部正中线，脐上 4 寸）、脾俞（下背部，第 11 胸椎棘突下旁开 1.5 寸）、胃俞（下背部，第 12 胸椎棘突下旁开 1.5 寸）、足三里。

肾气不足者常有遗尿、小便清长、遗精、阳痿、月经不调、耳鸣、虚喘、腰膝酸软、五更泄泻等，可选用关元、气海、命门（腰部，第2腰椎棘突下凹陷中）、肾俞（命门穴旁开1.5寸）、足三里等穴。

以上穴位可以分别用指压、按摩、艾灸、拔罐和皮肤针施术，强身每日或隔日1次，治病每日1~2次。

3. 补血穴　人体具有补血作用的穴位有气海、膻中、膈俞、肺俞、心俞、肝俞、脾俞、胃俞、膏肓、足三里、悬钟、血海、三阴交等。其中，最主要的是膈俞（背部，第7胸椎棘突下旁开1.5寸）、肝俞（背部，第9胸椎棘突下旁开1.5寸）、脾俞和足三里、血海（膝关节内上缘上2寸）五穴。

中医学认为，人体的血液由食物中吸收的精华部分变化而成，补血穴大多同脾（脾俞）、胃（足三里）、肝（肝俞）有关；膈肌是联系心肺与肝脾的枢纽，代表膈肌的膈俞穴被定为"血之会穴"；血海穴属脾经，健脾生血，能直接起到补血的作用。

同时，补气可以生血，许多补气穴也具有补血功能。凡是患有贫血症的患者，其治疗都可根据发病情况，选择上述有关穴位，运用艾灸法升高红细胞、白细胞、血红蛋白，以纠正贫血状态。

如属饮食低下、营养不良引起的贫血，可选用脾俞、胃俞、血海、足三里、三阴交（足内踝高点上3寸）等穴施灸。

如属气虚血少，可选用气海、膻中、肺俞、心俞、脾俞、足三里等穴施灸。

如因造血功能障碍所致贫血，则可选用膈俞、血海、肝俞、脾俞、膏肓（背部，第4胸椎棘突下旁开3寸）、悬钟（足外踝高点上3寸）、足三里等穴施灸。

4. 安神穴　安神穴即具有一定镇静宁神作用、能够治疗神经衰弱、失眠、多梦、健忘、癔病、梦游、癫狂等病证的穴位。

中医学认为，人的神志不但与脑组织有关，而且与心有一定联系。当脑、心的功能活动健全、正常时，人的意识、思维、记忆和睡眠等就处于积极、稳定的状态。反之，脑、心功能活动紊乱、失常，则容易发生上述病证。

百会和神门是人体两个最基本、最常用的安神穴。百会属于督脉，位于头顶正中线前发际上5寸，也可以将两耳尖向上引直线，与头顶正中线的交点，仔细摸一下，应该有一个小小的凹陷。穴位直接与大脑相连，镇静宁神乃其专长；神门在掌面腕横纹小指侧凹陷中，属于心经，穴名本身寓意是"心神出入之门户"。

对于神经衰弱、失眠、多梦、健忘等症，可选用百会、安眠（耳垂后凹陷中，翳风与后枕部两侧发际1寸的风池连线中点）、心俞（背部，第5胸椎棘突下旁开1.5寸）、神门、内关（掌面腕横纹中点上2寸，两筋之间）、三阴交、太溪（足内踝与跟腱连线中点）、涌泉（足底前1/3与后2/3之交点）等穴，施以指压、按摩、艾灸或以皮肤针轻轻叩刺（用于安眠，最好在夜晚临睡前进行，涌泉穴最好用搓法）。

对于癔病、梦游、癫狂等，则可选用人中、百会、大椎、内关、神门、合谷（手背第1、

2掌骨之间，略靠第2掌骨中点）、后溪（握拳，第5指掌关节后纹头端）、太冲（足背第1、2跖骨结合部前方凹陷中）、丰隆（外膝眼与足外踝高点连线中点）等穴，其中梦游和夜晚发作的癫痫，还应加用照海（足内踝下凹陷中），狂证和白天发作的癫痫，还应加用申脉（足外踝下凹陷中），施以艾灸或以指压重掐穴位，皮肤针重叩出血。

5. 急救穴 由于高热、中暑、高血压或低血压、低血糖、癫痫发作或中风等突然倒地、不省人事或神志不清、说胡话时，千万不要慌张，应立即采取急救措施，让患者尽快脱离险情，转危为安。

具有急救作用的针灸穴位有人中（水沟）、素髎、百会、大椎、脐中（神阙）、气海、关元、中冲、少商、内关、合谷、太冲、隐白、大敦、足三里等，而最具代表性的急救穴非人中和中冲莫属。

人中即人中沟的正中点，自古就是急救第一要穴，穴在鼻之下、嘴之上，可以上通心肺（天气），下通脾胃（地气），从而交通阴阳，起到急救作用；中冲位于中指末端，穴属心包经，神经末梢特别丰富，是仅次于人中的醒脑开窍要穴。

如果患者表现为昏迷不醒、血压升高、满面通红、牙关紧闭、双手紧握、呼吸急促气粗、喉中痰鸣、大小便不通，中医学称为"闭证"，应急用人中、百会、中冲、内关、合谷、太冲，以指压重掐、针刺或三棱针点刺出血，强刺激穴位，使其苏醒。

如果患者表现为神志不清、血压下降、面色苍白、眼口俱开、呼吸微弱、汗出不止、二便失禁、脉搏微弱难以触及，中医学称为"脱证"，应急用素髎（鼻尖正中）、百会、关元、气海、脐中、足三里，施行艾灸或皮肤针叩刺，促使其阳气恢复，即可清醒。

6. 退热穴 健康人的口腔温度通常维持在36.5~37℃，腋下温度略低0.5℃，肛门温度略高0.5℃。

人体退热穴为数不少，主要有大椎、曲池、合谷、外关、尺泽、曲泽、鱼际、劳宫、少府、中冲、少商、内庭、委中、大敦、行间、涌泉、耳尖等。其中的大椎、曲池（屈肘，肘横纹拇指侧纹头端）、合谷、外关（腕背横纹中点上2寸）为人体的四大退热主穴。大椎、曲池可清39℃以上的高热；合谷、外关能清38℃左右的偏高热。

发热属于热证，只适合用指掐、刺血、皮肤针重叩出血，而不宜用艾灸和拔罐疗法。若希望出血量稍多一些，在刺血的基础上加拔火罐则另当别论。

如属伤风感冒引起的发热，宜选用上述四大退热主穴，重力掐揉或皮肤针重叩出血，也可用较粗的缝衣针放火上烧红（高温消毒），待针体冷后，消毒耳尖或耳垂快速点刺出血。

对于中暑、急性胃肠炎、细菌性痢疾等引起的高热，应选用曲池、合谷、尺泽（肘横纹正中大筋拇指侧凹陷中）、曲泽（肘横纹正中大筋小指侧凹陷中）、委中（腿弯正中）、少商（拇指内侧指甲角旁开1分许）、中冲（中指顶端）、大敦（足大趾外侧端，趾甲角旁开1分许）、内庭（足背第2、3趾缝纹头端）等穴重叩出血。

结核病发热属于一种虚热，症见久咳、午后低烧、夜间盗汗、手足心发热、咽干口燥、声音嘶哑等，可选用膏肓、尺泽、太渊（掌面腕横纹拇指侧凹陷中）、鱼际（掌面大鱼际边缘中点）、劳宫（手掌心中指直下，第2、3掌骨之间与第2掌横纹交点）、涌泉等穴，用指压、皮肤针轻刺激，也可适当使用艾灸或药物敷足心涌泉穴。

7. 除寒穴 除寒穴是能够消除内脏组织以及肌肉、关节寒凉，具有温暖肢体作用的穴位。主要穴位有大椎、膝阳关（膝关节外侧中点）、三阴交。大椎是人体阳经经脉汇聚之处（诸阳之会），阳气最旺，用灸法最能助阳，阳旺则寒自消；膝阳关别名"寒府"，是治疗肢体寒凉的主穴；三阴交是脾（主肌肉）、肝（主筋脉）、肾（主骨）三脏及三经的交会穴，能从肌肉、筋脉和骨骼等方面强有力地温煦身体。

另外，脐中、关元、气海、中脘、百会、命门、肺俞、脾俞、胃俞、肾俞、足三里、太溪等穴也可以配合选用。

内脏组织感受寒凉之后，出现咳痰清稀、腹痛（喜暖喜按）、肠鸣、腹泻、小便清长、四肢不温；肌肉、关节感受寒凉之后，出现肌肉、关节酸痛，阴雨天加重，夜晚睡觉总感到四肢冰凉，不得安卧。不论是内脏组织受寒还是肌肉、关节发凉，均可选用上述除寒穴，加上相应关节部位腧穴，施以指压、皮肤针、艾灸、拔罐疗法，特别是艾灸、拔罐疗法，效果最理想。在出差、旅游途中发病，若没有艾灸，用香烟灸同样有效。

8. 发汗、止汗穴 人若患了伤风感冒，一般要通过发汗的治疗方法排除病毒和细菌，使疾病好转。有些身体虚弱的人在天气不热的情况下也常常出汗，叫作"自汗"。结核病患者出汗的特点是多出现于夜间睡眠之中，叫作"盗汗"。对于自汗和盗汗，需要通过治疗来止汗。

针灸对"汗证"的治疗同药物治疗有所不同，药物发汗、止汗，所用方药是不相同的，而针灸治疗则都是取用大椎、肺俞、心俞、合谷等穴。

大椎为诸阳之会穴，阳气充足既有力量鼓邪外出、排除病邪（发汗），又能够护卫机体、致密肌肤（止汗）；肺合皮毛，肺俞是肺的背俞穴，直接掌控皮毛和汗孔的开合；汗为心之液，心俞是心的背俞穴，直接调控汗液的分泌和排泄；合谷是主气的穴，在发汗和止汗方面也能起到同大椎一样的双向调节作用。

大椎、肺俞、心俞三穴以灸法为主，合谷针刺或针灸并用。

为了增强发汗或止汗效果，可酌情配用阴郄（掌面腕横纹小指侧上5分）、后溪、复溜（足内踝与跟腱连线中点上2寸）、足三里等穴，可针可灸。

为什么会取同样的穴位却能治疗两种决然相反的病证呢？这是因为针灸穴位治病的道理主要是对机体的一种良性双向调节作用。机体患病时，处于有所偏颇的不正常状态，针灸治疗能把机体调节到动态平衡的正常状态。结合"汗证"来讲，即无汗的可以发汗，汗多的可以止汗。

9. 止咳平喘穴 咳嗽和哮喘，是极为常见的呼吸道病证。针灸治疗咳嗽的有效穴位有天突（颈下与胸骨上方之间的凹陷）、膻中、大椎、风门（背部，第2胸椎棘突下旁开1.5寸）、身柱（背部，第3胸椎棘突下凹陷中）、肺俞、膏肓、列缺（腕背横纹拇指侧上1.5寸骨缝中）、尺泽、太渊、丰隆、足三里等。其中，尤其是膻中、身柱和肺俞最为常用。

肺主气，主管呼吸运动。膻中位于胸部两肺之间，为气之会穴，宽胸理气、止咳平喘；身柱和肺俞均内应于肺，无论是从经络的联系还是脊神经根的联系，都支配以肺为主的整个呼吸系统，止咳平喘理所当然。

风热咳嗽（咳痰色黄、质稠）宜指压、按摩、皮肤针叩刺，不灸；风寒咳嗽（咳痰色白、质稀），则上述穴位指压、针灸、拔罐均可，特别是膻中、大椎、身柱、肺俞、膏肓尤其适宜拔罐。

针灸治疗哮喘的穴位有天突、膻中、关元、气海、大椎、定喘、肺俞、脾俞、肾俞、孔最、内关、丰隆等。其中，孔最（肘横纹正中大筋拇指侧凹陷中的尺泽下5寸）、膻中、定喘（大椎旁开0.5～1寸）最为重要。

哮喘是一种急性发作性病证，孔最属肺经急救穴，是专门治疗急性呼吸道病证的主穴；膻中为气之会穴，宽胸理气、止咳平喘如同上述；定喘是治疗哮喘急性发作的新穴，化痰平喘，疗效迅速。

如果是热喘（夏天发作或加重），选用天突、膻中、大椎、定喘、肺俞、孔最、内关，用指压、按摩、皮肤针叩刺；寒喘（冬天发作或加重）选穴同上，针灸、拔罐并用；虚喘（少气懒言、动则喘甚）多选用关元、气海、膻中、肺俞、脾俞、肾俞，针灸、拔罐并用。

10. 化痰穴 关于"痰"的含义和范围，中医较西医抽象而广泛，可分为有形之痰湿和无形之痰湿两大类别。有形之痰湿是指肺、气管、支气管等呼吸道中客观存在的痰涎，可以通过咳嗽而排出体外；无形之痰湿则是指流窜于脑窍（导致眩晕和精神失常）、皮肉（引起肌肤肿胀或肥胖）、经脉或筋骨之中（致使肌肉或关节肿痛）的痰湿。中医学认为，痰涎产生于脾胃（脾胃为生痰之源）而贮存于肺中（肺为贮痰之器），其形成与水湿过盛、停滞不行有关。

中脘、肺俞、脾俞、胃俞、内关、丰隆、足三里、三阴交、阴陵泉（膝关节内下方高骨下凹陷中）等穴都具有化痰作用。丰隆，被誉为针灸化痰第一要穴，用于治疗咳嗽痰多的气管炎，痰蒙心窍的神志病（癔病、癫狂、抑郁症等），痰湿阻滞经络所致的肢体疼痛、麻木、瘫痪等。热痰（咳痰色黄、黏稠）和神志病，可用指压、按摩、皮肤针叩刺，不灸；寒痰（咳痰色白、清稀）和痰湿阻滞经络所致的肢体疼痛，指压、针灸、拔罐并用。

11. 升压穴 血压，即血液对血管壁所产生的压力。当一个人的血压值低于90/60mmHg时，可以认为处于"低血压"状态；若低于60/40mmHg时，就是医学上常说的"休克"状态。

人体具有明显升压作用的穴位有素髎（鼻尖正中）、人中、百会、会阴（前后二阴连线中点）、内关、太渊、足三里、三阴交，其中以素髎的升压作用最为显著。

如遇有人因手术、外伤、分娩等失血过多或一氧化碳中毒（煤气中毒）后血压下降而休克，可急取素髎施行指掐、皮肤针叩刺或艾灸，血压可很快回升。

对于平时血压偏低而伴有贫血、头昏眼花、心慌、乏力的人，则可经常在上述穴位施行指压、按摩、艾灸或用皮肤针叩刺，配合饮用当归、西洋参、枸杞子茶，往往能够收到较为满意的升压效果。

12. 降压穴 成年人正常血压应在 100～120/60～90mmHg，40 岁以下的成年人在安静状态下，血压超过 140/90mmHg 时，即可定为高血压。40 岁以上的中老年人，收缩压（俗称"高压"）可相对增高，一般规律是每增加 10 岁，收缩压也相应增加 10mmHg。舒张压（俗称"低压"）则始终是以 90mmHg 为标准的。超过上述标准，即应采取一定的降压措施。

常用降压穴有百会、人迎（颈部喉结旁动脉搏动处）、大椎、曲池、内关、合谷、足三里、三阴交、太冲、涌泉、太溪等。其中，以人迎、大椎、太冲、涌泉最为重要。

人迎正好位于颈动脉搏动处，当血压升高时用拇指急按其处，往往能使血压即时下降；大椎乃诸阳之会，当血压增高时如能及时施行刺血拔罐法，也能迅速降压；高血压多因肝阳上亢，太冲是肝经要穴，刺激太冲有平肝降压作用；涌泉是肾经起始穴，犹如肾水之源头，能滋养肾阴、平降肝阳。

一般多用指压、按摩或皮肤针叩刺，也可选用艾灸疗法。另外，大椎在穴位消毒之后用消毒的三棱针（或粗缝衣针）点刺出血，再加拔火罐，降压效果亦佳。

指压太冲，最好采用足背太冲与足心涌泉对压法：大拇指指端按压在肝经的太冲，中指指端点按在肾经的涌泉，一上一下，两指对应用力，能产生滋养肾阴、平降肝阳的双重治疗效应。

太冲、涌泉降压还可以用搓擦法：一手搓擦足心，另一只手的中指指腹摩擦太冲、足底按摩器或发疱灸法，取吴茱萸、桃仁各 15g，共研细末，再加面粉 9g 拌匀，用醋或鸡蛋清适量调成糊状做成药饼 2 个，夜晚临睡前敷贴于足心涌泉处，外以纱布包扎固定，次晨去掉，可连用数晚。血压正常后，1 周内再敷 1～2 次巩固疗效。

13. 降脂穴 随着人们生活水平不断提高，生活方式及饮食结构的变化，心脑血管疾病也呈逐年上升趋势，体检中有高血脂的人越来越多。比较容易发生于有家族史的形体肥胖者；嗜食高脂、高盐、高糖饮食以及抽烟、饮酒者；生活无规律、压力大、精神紧张者；高血压、糖尿病患者。

高血压病与高脂血症密切相关。临床资料表明，50% 的高血压患者伴有血脂代谢紊乱，血中胆固醇和甘油三酯的含量较正常人显著增高，而高密度脂蛋白胆固醇含量则较低。反之，许多高脂血症也常合并高血压。临床上高脂血症与高血压病互为帮凶。

降血脂的有效穴位包括腹部的神阙（脐中）、关元、气海，背部的膈俞、脾俞、胃俞、肾俞，下肢的丰隆、足三里、三阴交等穴。其中，膈俞、丰隆二穴活血化瘀、化痰通络，堪称降脂两大要穴，因高脂血症患者血液黏稠度高，主要是由瘀血和痰湿混合而成；关元、气海、脾俞、胃俞、肾俞温补肾阳、健运脾胃；足三里、三阴交补之能益气养血，泻之则能畅达气血。

操作方法指压、按摩、皮肤针叩刺、艾灸均可，身体瘀血现象较为明显者（口唇和手足青紫、舌紫暗或舌面可见瘀点、瘀斑），还可以选用颈肩部大椎和膝关节腘窝的委中消毒之后予以刺血治疗。

14. 降糖穴　糖尿病是内分泌系统的一种常见的新陈代谢障碍性疾病，中医学称之为"消渴病"或"三消证"。以多饮、多食、多尿、消瘦、血糖及尿糖增高（所谓"三多一少两高"）为特征。随着时代的发展，疾病病谱也在发生着变化，由于肥胖症与糖尿病互为因果，现代的糖尿病患者已经少见身体瘦弱者了，反而以肥胖者为多。

人体有没有降糖穴呢？有！肺俞、胰俞（即"胃脘下俞""胃管下俞"，位于第8胸椎棘突下旁开1.5寸）、脾俞、胃俞、肾俞以及足三里、三阴交、太溪、然谷（足背内侧，舟骨粗隆下方凹陷处）等穴就具有一定的降糖效应。其中，尤其以肺俞、胰俞、脾俞、胃俞、肾俞五穴的针对性最强，对调控胰岛素的分泌，控制血糖、尿糖，缓解口渴多饮、善饥多食、肾虚多尿等主症有一定的作用。

肺热则口渴多饮，肺俞是调治上焦的代表穴；胃热则善饥多食，脾俞、胃俞是调治中焦的代表穴；肾虚则多尿，肾俞是调治上焦的代表穴；胰俞内与胰脏相应，直接作用于胰腺对胰岛素的分泌水平的调控。

另外，上消多饮加尺泽、少府（手掌面，第4、5指缝向上与掌横纹交点）泻心火以清肺热；中消多食加中脘（腹部正中线脐上4寸）、内庭（足背，第2、3趾缝纹头端）清降胃火；下消多尿加复溜（太溪上2寸）、照海（足内踝下凹陷中）滋肝肾之阴。

糖尿病的伴发症很多，心悸、心慌加内关、心俞；失眠、多梦加神门（掌面腕横纹小指侧凹陷中）、百会宁心安神；视物模糊加风池（后枕部下方两侧凹陷后发际上1寸）、太冲、光明（足外踝高点上5寸）清肝明目；肌肤瘙痒加风市（大腿外侧正中膝关节水平线上7寸）、血海（膝关节内上缘上2寸）凉血润燥；手足麻木加八邪（手背各指缝纹头端上5分）、八风（足背各趾缝纹头端上5分）通经活络。

指压、按摩可每天实施；皮肤针宜轻、中度叩刺第3胸椎至第2腰椎两侧夹脊；多饮、多食一般不宜施灸，多尿可灸；背部穴位可加拔罐。隔日1次。

15. 止呕、催吐穴　呕吐，常见于急性胃肠炎、孕妇和晕车、晕船者。轻者呕吐清水、痰涎，较重者呕吐食物，严重者呕吐胆汁（苦水），凡此都需要止呕。而当发生食物中毒、酒精中毒、农药中毒的时候，就需要催吐，以便把胃中毒物尽早呕吐出来，减轻中毒症状。

针灸止呕和催吐，穴位也是完全相同的。主要有中脘、内关二穴。胃是六腑的中心，中脘穴正好位于胃脘部，六腑之气皆会于此，为"六腑之会穴"，通调腑气作用明显；内关是心包经沟通、联络三焦的穴位，有良好的宣上导下、和内调外、宽胸理气、调节胃肠的作用。

止呕和催吐的其他配穴有天突、建里（中脘下1寸）、膈俞、脾俞、胃俞、足三里、公孙（足背内侧，第1跖趾关节后约1.5寸赤白肉际）等穴。

止呕和催吐的具体运用，指压、按摩和皮肤针叩刺时手法轻重不同。一般而言，用于止呕，手法要轻；用于催吐，手法要重。

以上穴位用于止呃逆（俗称"打嗝"）也有较好的效果。

16. **消食穴** 消食穴，就是能够帮助消化食物、治疗消化不良的穴位。如脾胃功能不好，或者脾胃功能虽好，但由于暴饮暴食（特别是生冷、油腻和不易消化的食物），超过了脾胃所能承受、消化的限度，就会出现消化不良。症见胃痛、腹胀、肠鸣、腹痛，或呕吐酸臭食物，或泄泻不消化食物。

中脘、建里（中脘下1寸）、梁门（中脘旁开2寸）、天枢（脐旁2寸）、脾俞、胃俞、内关、足三里、公孙等穴具有较好的消食作用。但以脾俞、足三里、公孙三穴运用最多。

胃主受纳水谷，脾主运化精微，中医所说的"运化"，也就是西医所说的新陈代谢，包括了消化功能。脾俞与脾相应，专门管理和健全脾的运化功能；足三里是健运消化系统第一穴，补中气、助消化；公孙属于胃经，但联络脾经，相当于一个一穴通两经的联络员，对于脾的运化功能有很好的促进作用。

家庭保健一般可以采用指压、按摩和皮肤针叩刺的方法加以治疗。如果引起消化不良的原因与受凉也有关系的话，并可加用艾灸和拔罐疗法。

17. **止泻、通便穴** 针灸对人体的调节作用表现在止泻、通便方面也是比较明显的。许多穴位既能治疗肠鸣、腹泻（发挥止泻作用），又能治疗大便干结（发挥通便作用）。

具有止泻、通便双重作用的穴位有中脘、天枢、大横（脐旁4寸）、足三里；通便可加支沟（腕背横纹中点上3寸）、丰隆、照海（足内踝下凹陷中）、内庭（足背第1、2趾缝纹头端），用指压、按摩、皮肤针叩刺；止泻可加脐中、关元、脾俞、三阴交、阴陵泉（膝关节内下方高骨下凹陷中）、太白（足背内侧第1趾跖关节后凹陷中）、公孙，指压、针灸、拔罐并用；脐中还可用敷药疗法。

对于久泄不止，造成肛门坠胀不适甚至脱肛的情况，可以艾灸或皮肤针叩刺头顶百会、腹部关元或气海、腰部肾俞、下肢承山和飞扬等穴升阳固脱、调理肠道，并经常做提肛动作。

还有一种腹泻，表现为每天清晨5点左右腹中即隐隐作痛，如厕排出稀便后方见好转，俗称"五更泄泻"，多见于老年体弱肾阳虚者。治疗宜重点选用关元、气海、命门、肾俞、三阴交、足三里，以灸法、拔罐为主。

18. **利尿、消肿穴** 利尿即通利小便，适用于小便不畅、点滴而下，甚或闭塞不通、小便全无，排尿时感尿道灼热、刺痛、时而血尿。利尿和消肿是密切相关的，不论是中医，还是西医，治疗水肿都采用利尿的方法。

具有利尿、消肿作用的穴位主要有水分（腹部正中线脐上1寸）、水道（关元旁开2寸）、三阴交、阴陵泉（膝关节内下方高骨下凹陷中）四穴。

利尿、消肿也就是利水，水分、水道正是因为有利水作用才得以用"水"来命名的；三阴交、阴陵泉均属于脾经穴，前者多用于小便清者，后者多用于小便黄赤者。

另外，脐中、中极、关元、气海、肺俞、脾俞、肾俞、列缺（腕背横纹拇指侧上1.5

寸骨缝中）也有一定作用。

如属实证，症见尿道灼热、刺痛，或见血尿，多用指压、按摩、皮肤针叩刺；如属虚证，症见无力排尿、面色苍白、少气懒言、形寒肢冷，重点选用脐中、关元、气海、水分、水道、肺俞、脾俞、肾俞、三阴交，针灸并用。中极、脐中还可以施行药物敷贴疗法，如用麝香少许加田螺捣烂外敷或四季葱加食盐、白酒捣烂外敷，均有良效。

19. 调经穴 调经即调理月经，凡经期提前或推迟，经色时淡时红或夹有血块，经量时少时多（过少则闭经，过多则崩漏），都属于月经不调，均可以用穴位予以调理。

针灸调经有比较好的效果，最基本的穴位是关元和三阴交二穴，其作用可谓中医妇科的四物汤（当归、川芎、芍药、熟地黄）。

中医学认为，月经的正常与脾肝肾三脏以及任、冲二脉的关系最为密切。关元是任脉与脾、肝、肾三经的交会穴，而三阴交也是脾、肝、肾三经的交会穴，两穴相配，可谓调理月经的最佳组合。

其他常用穴还有气海、天枢、膈俞、肝俞、脾俞、肾俞、合谷、太冲、血海、隐白（足大趾内侧端趾甲角旁开1分许）、大敦（足大趾外侧端趾甲角旁开1分许）。

如属实证，症见经色深红夹有血块、心烦、口渴、胸胁乳房胀痛，宜用指压、按摩、皮肤针叩刺，不灸；如属虚证，症见经色淡红、质地清稀、面色苍白、腰膝酸软，宜指压、针灸并用。其中，天枢、合谷、太冲、大敦等穴用于实证；其他穴位多用于虚证。

20. 祛风穴 顾名思义是能祛除风邪的穴位。人体有许多穴位，大都是以"风"来命名的，如风池、风府、风门、风市、翳风等，这些穴位都具有祛风的作用，故而均统属于祛风穴。以针灸临床运用而言，风池和风门最为常用。

祛风穴的临床应用主要有以下几个方面。

(1) 伤风感冒：体质虚弱的人，每逢气候变化，便易感受风邪，发生风寒感冒或风热感冒。这时，选用风池（后枕部下方两侧凹陷，后发际上1寸）、风府（后枕部正中线，发际上1寸）、风门（背部，第2胸椎棘突下旁开1.5寸）等穴指压、按摩、艾灸加拔罐（风寒）或皮肤针叩刺（风热），可获良效。在流行感冒期间，对没有患病的人还能起到预防的作用。

(2) 中风、面瘫：中医学认为，风邪侵犯人体经络，则发生面瘫（轻症）、中风（重症）。风池、风府、翳风（耳垂后凹陷中）、风市（大腿外侧正中膝关节水平线上7寸）也是常用主穴，可针可灸。

(3) 风湿病：常年感受风邪，可使人产生关节、肌肉麻木、酸痛（痛无定处，呈游走样）。可选用上述祛风穴，另加合谷、太冲以及相关部位穴，或针或灸或拔罐。

另外，根据祛风穴的含义和中医学"治风先治血"的理论及临床应用情况，部分穴位有活血化瘀作用，如百会（头顶正中线，前发际上5寸）、膈俞、合谷、曲池、足三里、太冲、三阴交也属于祛风穴的范畴。

21. 止痒穴 皮肤瘙痒是日常生活中常常出现的一种病证，可见于许多皮肤病，如荨麻疹、湿疹、牛皮癣、神经性皮炎等。另外，黄疸、糖尿病、女子阴道炎、外阴白斑也常伴有皮肤瘙痒。

肺俞、膈俞、曲池、合谷、血海、风市、足三里、三阴交、太冲等都是常用的针灸止痒穴。其中，以肺俞和曲池应用最多、最广。

一般多用皮肤针叩刺或指压按摩，较少用艾灸疗法。瘙痒较轻者轻轻叩刺，瘙痒较重者应加重刺激并叩刺出血，或加用皮肤瘙痒的局部（阿是穴）叩刺，疗效更好。

对于皮肤病引起的瘙痒来说，刺激上述止痒穴本身就是一种主要的治疗措施。而对于其他内科病、妇科病伴发的瘙痒，针灸止痒穴仅是一种辅助治疗方法，可以起到暂时的止痒作用。如欲根治，还需进一步从消除黄疸、纠正血糖、清除白带、杀灭滴虫等方面综合治疗。

22. 止血穴

(1) 鼻出血：迎香（鼻翼外缘中点旁开5分许，鼻唇沟中）、印堂（两眉头连线正中）二穴为主，选择配用素髎、上星（前发际正中上1寸）、大椎、风池、风府、膈俞、合谷、少商。用指压掐按、采血针或皮肤针叩刺出血，也可行鼻腔局部冷敷法。

(2) 牙龈出血：以颊车（耳垂下方，下颌角前上方1寸，用力咬牙时肌肉隆起处）、合谷、内庭三穴为主。颊车是局部用穴，上牙痛、下牙痛均可取用，以疏通局部经络之气而止痛；合谷和内庭均系循经远端取穴，合谷所属的大肠经从头走头面、贯穿于下齿龈，以治疗下牙痛为主；内庭所属的胃经从头走足，在面部贯穿于上齿龈，以治疗上牙痛为主。

实证出血颜色深红、牙龈红肿溃烂、口臭、口干渴喜冷饮、舌红苔黄燥、小便黄、大便干，选用膈俞、梁丘（膝关节外上方上2寸）、大陵（掌面腕横纹中点），指压、按摩、皮肤针叩刺，不灸；虚证出血颜色淡红、牙根松动、耳鸣、腰膝酸软、小便清长，选用颊车、膈俞、合谷、太溪、照海、涌泉，针灸并用。

(3) 咳血：肺经的孔最是治疗咳血的第一要穴，配穴有肺俞、膈俞、膏肓、尺泽、太渊、鱼际、太溪、足三里，可针可灸。

(4) 吐血：中脘、膈俞、胃俞是治疗吐血最主要的穴位，配穴有内关、郄门（掌面腕横纹中点上5寸，两筋之间）、足三里，指压、按摩、皮肤针轻刺激，也可加灸。

(5) 尿血：中极、三阴交是治疗尿血最主要的穴位，配穴有关元（腹部正中线脐下3寸）、膈俞、胃俞、肾俞、膀胱俞、足三里、阴陵泉，以指压、按摩、皮肤针叩刺为主。

(6) 便血（包括痔疮、肛裂出血）：孔最、承山（小腿肚正中，膝关节腿弯与足后跟跟腱连线中点）是治疗便血最主要的穴位，配穴有三阴交、足三里、膈俞、命门、腰阳关（腰部第4腰椎棘突下凹陷中，与两髂棘上缘水平连线相平），以针刺和皮肤针叩刺为主。

23. 解痉穴 解痉穴就是有制止抽搐（包括肌肉瞤动、抖动、抽动在内）作用的穴位。

(1) 高热抽搐：人中、大椎、中冲是治疗高热抽搐最主要的穴位，配穴有合谷、曲池、太冲，指压重掐、皮肤针叩刺、三棱针刺血。

(2) 小儿惊风：人中、印堂（两眉头连线正中）、承浆（下嘴唇与下巴颏之中点凹陷中）

是治疗小儿惊风最主要的穴位，配穴有百会、大椎、肝俞、合谷、太冲，指压重掐、皮肤针重叩、三棱针刺血，或施行灯火灸，以灯心草蘸麻油点燃后快速点灸印堂、承浆。

(3) 面神经痉挛（包括眼皮跳动）：四白（瞳孔直下1寸）、颧髎（面颊正中，鼻孔下缘水平线与外眼角向下的垂直线交点）、合谷、后溪是治疗面神经痉挛最主要的穴位，配穴有阳白（眉毛中点向上1寸）、太阳（眉梢与外眼角连线中点后1寸）、风池、太冲，以针刺、皮肤针叩刺为主。

(4) 癫痫、癔病发作：人中、百会、大椎是治疗癫痫、癔病发作最主要的穴位，配穴有合谷、后溪、太冲，指压重掐、针刺、皮肤针重叩、三棱针刺血。

(5) 脑膜炎或破伤风引起的角弓反张：人中、百会、后溪、太冲、阳陵泉（膝关节外下方，腓骨小头前下凹陷中）是治疗脑膜炎或破伤风引起的角弓反张最主要的穴位，配穴有大椎、筋缩（背部，第9胸椎棘突下凹陷中）、合谷，指压重掐、针刺、皮肤针重叩。

(6) 小腿抽筋：承山、阳陵泉是治疗小腿抽筋最主要的穴位，配穴有合谷、后溪、昆仑（足外踝高点与跟腱连线中点）、申脉（足外踝下凹陷中）、太冲，指压重掐、按摩、皮肤针重叩。

24. 镇痛穴

(1) 头痛：前额痛主要取印堂、阳白，配攒竹（眉头）、合谷、内庭；偏头痛主要取太阳，配头维、率谷（耳尖直上入发际1.5寸）、外关（腕背横纹中点上2寸）；后枕痛主要取天柱（后发际正中旁开1.3寸）、风池，配后溪、昆仑；头顶痛主要取百会、四神聪（百会前后左右各1寸），配上星、太冲、涌泉；偏正头痛主要取头维、阳白，配印堂、太阳、外关、合谷；全头痛主要取百会，配印堂、太阳、风池、压痛点。各部头痛均可用指压、按摩、皮肤针叩刺出血。

(2) 眼痛：主要取太阳、太冲，配攒竹（眉头）、丝竹空（眉尾）、合谷、光明（足外踝高点上5寸）、内庭。指压重按、皮肤针重叩出血，忌用灸法。

(3) 牙痛：穴位治疗牙痛的主穴有局部的颊车、上肢的合谷和下肢的内庭，上牙痛配下关（耳前鬓角颧弓下凹陷中）、太阳，指压重按、皮肤针重叩出血；下牙痛配承浆，指压重按、皮肤针重叩出血；虚火牙痛（牙齿隐隐作痛、牙龈无红肿、牙根有松动感）配太溪、复溜、照海、涌泉，以针刺、皮肤针叩刺为主，一般不灸。

(4) 咽喉疼痛：穴位缓解咽喉疼痛的主穴是天突（颈下胸骨上凹陷中）、合谷、列缺、照海四穴。

天突系局部取穴，疏调咽喉经络之气而止痛；合谷属于循经取穴，"面口合谷收"；肺系于咽喉，列缺归肺经，能宣肺利咽；咽喉需要肾水的滋养，照海属肾经，能滋阴润肺。

急性实证，症见咽喉红肿疼痛较甚、口干渴、舌红苔黄、小便黄，加少商；慢性虚证，症见咽喉红肿疼痛不明显，但咽喉有缺少津液、干燥、吞咽不适之感，加内关、鱼际、太溪。指压、掐按、针刺、皮肤针重叩，少商可行三棱针（或粗缝衣针）点刺出血，忌灸。

(5) 胸痛（包括冠心病、心绞痛）：一般胸痛主要选用膻中、内关即可，冠心病、心绞痛则在膻中、内关的基础上增加阴郄、郄门。

膻中在胸部正中，与心脏联系密切，宽胸、理气、止痛；内关属于能够代心行事的心包经，有很好的宽胸、理气、止痛作用，《针灸学》有"心胸内关谋"之说；阴郄、郄门分别属于心经、心包经，都是治疗急性心绞痛的急救要穴。

其他配穴还有身柱、肺俞、心俞、膈俞、大陵、足三里、阳陵泉，指压重按、针刺、皮肤针重叩。

(6) 乳痛：治疗乳痛的主穴有膻中、乳根（乳头直下 1 个肋间隙，即第 5 肋间隙）、梁丘（膝关节外上方上 2 寸）3 个穴位。

膻中和乳根都是局部取穴，活血化瘀，疏通乳房经络气血，"通则不痛"；梁丘是胃经中治疗急性痛证的常用主穴，胃经循行经过乳房（中医学认为，乳房属胃，乳头归肝），对于乳房的红肿热痛能够充分发挥清热解毒、消肿止痛之力。

其他配合穴有肩井、合谷、内关、太冲、足三里等，指压重按、针刺、皮肤针重叩，不灸；膻中和乳根乳房局部穴位可以施行灸法，以助脓肿成熟、溃破、消散、排出。

(7) 胁痛：包括肋间神经痛、肝胆病、胆结石、胆道蛔虫症等。期门（乳头直下 2 个肋间，即第 6 肋间隙）、支沟（腕背横纹中点上 3 寸）、阳陵泉是治疗胁痛的三大主穴。

肝、胆经脉均循行于胁肋部，期门是肝经在胁肋部的代表穴，疏调局部经络之气血而止疼痛；阳陵泉是胆经第一要穴，舒经通络作用显著，与三焦经的支沟同用，为上下同名经（少阳经）配穴法，通利三焦、调和肝胆。

其他辅助穴位有日月（乳头直下 3 个肋间，即第 7 肋间隙）、阿是穴（即胁部痛点）、外关（腕背横纹中点上 2 寸）、太冲、丘墟、悬钟。指压重按、针刺、皮肤针重叩，胁部痛点可加拔火罐。

(8) 胃痛：治疗胃痛最理想的穴位是中脘、梁丘和足三里。

中脘正在胃脘部，是直接与胃相联系的穴位，通调腑气而止痛；梁丘专门用于急性胃痛发作；足三里是胃经第一要穴，适用于以胃为主的各种消化系统病证（《针灸学·四总穴歌》有"肚腹三里留"的歌诀）。

实痛，症见胃脘部压痛拒按、口渴、小便黄、大便干，加用梁门（中脘穴旁开 2 寸）、至阳（背部，第 7 胸椎棘突下凹陷中）、筋缩（背部，第 9 胸椎棘突下凹陷中）、内关、内庭、公孙，指压重按、针刺、刮痧、皮肤针重叩。

虚痛，症见胃脘部隐痛且喜暖喜按，加用梁门、脾俞、胃俞。指压轻按、皮肤针轻叩，并加灸和拔罐。

(9) 腹痛：治疗腹痛最理想的穴位是中脘、天枢和足三里。实痛，症见腹部压痛拒按、小便黄、大便干结，增加关元、上巨虚（外膝眼直下 6 寸）、下巨虚（外膝眼直下 9 寸），指压重按、针刺、刮痧、皮肤针重叩。

虚痛，症见腹部隐痛且喜暖喜按、大便稀，加用脐中、大横、关元、气海、三阴交。指压、按摩、皮肤针叩刺、艾灸、拔罐并用；脐中还可用生姜、葱白、炒盐外敷法。

(10) 痛经：针灸治疗痛经有很好的效果，最基本的穴位是关元、地机（膝关节内下方高骨下3寸）、三阴交。其他配穴有气海、中极、天枢、脾俞、肾俞。实证，经前或经期腹痛，色紫暗有血块、经后痛减，宜指压重按、针刺、皮肤针重叩，寒性冷痛加灸；虚证，经期或经后腹痛、喜暖喜按、经质稀、色淡红，宜针灸并用。

(11) 腰痛（包括肾结石绞痛）："腰为肾之府"，肾俞、腰阳关和委中是主治腰痛的三大要穴。肾俞、腰阳关都是腰骶部局部的穴位，疏通腰部的经络气血而止疼痛；委中位于膝关节的腘窝中，是膀胱经腰骶部左右两条经脉在下肢的交汇之处，是从远端治疗腰痛的最佳穴位。

实证腰痛较重，多见于风湿、扭伤、结石，加用腰眼（腰阳关旁开3～4寸）、殷门（委中上8寸）、人中（人中沟正中点）、后溪、昆仑，指压重按、刮痧、皮肤针重叩，风湿可加灸、拔罐。

虚证腰痛较轻、喜搔喜按、劳累加重，再加用命门、关元（腹部正中线下3寸）、气海、太溪，指压轻按，皮肤针轻叩，加灸并拔罐。

(12) 风湿、扭伤痛：先"开四关"合谷、太冲，后根据风湿、扭伤所发生的不同部位，选择局部穴位或阿是穴（压痛点）。合谷、太冲分别是手足近似部位的4个穴点，具有疏通经络、行气活血、祛风除湿、消肿止痛等一系列功能作用。风湿病痛只有先打开这4个关口，风寒湿邪才能比较快地从四肢末端消散开去。否则，病邪则没有出路，就会长时间地滞留在体内肌肤、筋骨之间。

风湿痛宜指压、按摩、针刺、皮肤针叩刺或艾灸、拔罐、刮痧；扭伤者穴位治疗与风湿痛基本相同，但是如果皮下有青紫肿胀、瘀血时，宜用三棱针（或粗缝衣针）点刺出血或皮肤针重叩出血后加拔火罐。

(13) 坐骨神经痛：西医将坐骨神经痛分为原发性和继发性或者根性和干性两类；中医将坐骨神经痛分为风寒湿型、气滞血瘀型和肝肾亏虚型三种；针灸学可不这么分，而是结合经络学说的特点按疼痛部位分类，疼痛在下肢后面或者从腰部沿下肢后缘放射到足趾的定为"足太阳经型"，疼痛在下肢外侧面或者从腰部沿下肢外侧放射到足趾的定为"足少阳经型"。

两型共同可用的穴位，即坐骨神经痛的主穴是环跳（侧卧，大腿外上方的股骨大转子高点与尾骶骨连线的外1/3与内2/3交点）、阳陵泉，因环跳属于足少阳经而与足太阳经交会，可以"一穴通两经"；阳陵泉属于足少阳经，位于膝关节处，为"筋之会穴"，坐骨神经痛在中医学看来就是"筋"的病变。这两个穴位相配合治疗坐骨神经痛是最佳搭档，相得益彰。

足太阳经型再加承扶（臀沟与大腿根交界中点）、委中、殷门（委中上8寸）、承山、申脉、昆仑等穴，足少阳经型再加风市（大腿外侧正中，膝上7寸）、中渎（风市下2寸）、丘墟、足临泣（足背第4、5跖趾关节结合部前方凹陷中）。循经指压、按摩、艾灸、拔罐、皮肤针叩刺均可。每次治疗30分钟，每日1～2次。

(14) 足跟痛：足后跟疼痛多与常年穿高跟鞋或跟骨骨刺有关，痛感使功能活动受限，走路时疼痛加重。主穴为太溪、昆仑、大陵（掌面腕横纹中点）。

太溪、昆仑均为局部取穴，疏通经络、行气活血、化瘀止痛；大陵位于掌面腕横纹中点，同足后跟上下相应，部位类似，有着"全息"的寓意在其中，也是"下病取上"的典范用例。

配穴取大椎、复溜、照海、涌泉。指压、按摩、艾灸、皮肤针叩刺为宜，涌泉可以用搓法。每次治疗30分钟，每日1～2次。

下篇 临证治疗

第8章 头面五官疾病

头面、五官疾病适合浮刺疗法的主要有各种头痛、面神经麻痹、面肌痉挛、三叉神经痛、下颌关节炎、腮腺炎、目赤肿痛、中耳炎、鼻（窦）炎、牙痛、咽喉疼痛等。

一、头痛

头痛，又称"头风"，是指以头部各个方位疼痛为主要临床表现的病证。常见于现代医学的紧张性头痛、血管神经性头痛以及脑动脉硬化、高血压、头颅外伤、脑震荡后遗症等疾病。

脑为"髓海"，又为诸阳之会、清阳之府，六脏六腑之气血皆上会于头。若外邪侵袭或内伤诸疾皆可导致气血逆乱、瘀阻脑络、脑失所养而发生头痛。

【临床表现】

头痛的部位可发生在前额、偏头、巅顶、后枕部或呈全头疼痛而辗转发作，疼痛的性质有晕痛、昏痛、胀痛、跳痛、刺痛、隐痛或头痛如裂。

十二经脉中，手阳明大肠经、手太阳小肠经、手少阳三焦经、足阳明胃经、足太阳膀胱经、足少阳胆经以及足厥阴肝经循行于头的不同部位，故针灸临床上常将前额痛、偏头痛、后枕痛、巅顶痛辨位归经为阳明头痛、少阳头痛、太阳头痛、厥阴头痛和偏正头痛、全头痛。

1. **阳明头痛** 即前额痛，包括眉棱骨痛和眼睛（如青光眼）、鼻子（如鼻窦炎）和上牙病引起的疼痛在内。

2. **少阳头痛** 即偏头痛，包括血管神经性头痛、耳病（中耳炎）、耳后疱疹等引起的疼痛在内。

3. **太阳头痛** 即后枕痛，包括感冒、颈椎病等引起的疼痛在内（颈源性头痛）。

4. **厥阴头痛** 即巅顶痛，包括高血压引起的疼痛在内。

5. **偏正头痛** 即前额及两侧头部的疼痛。

6. **全头痛** 即整个头部的疼痛，难以分辨出具体的疼痛部位。

【治疗方法】

1. **治则** 祛风解表，疏经活络，通行气血，化瘀止痛。

2. **刺法** 对于各种局限性头痛，局部可选用短针或长针。端坐或仰卧，针刺点严格消毒。针刺点不要远离病痛点，在病痛点的上下左右均可。从发际以下进针，针向由下而上偏多，直对痛点（图8-1）。

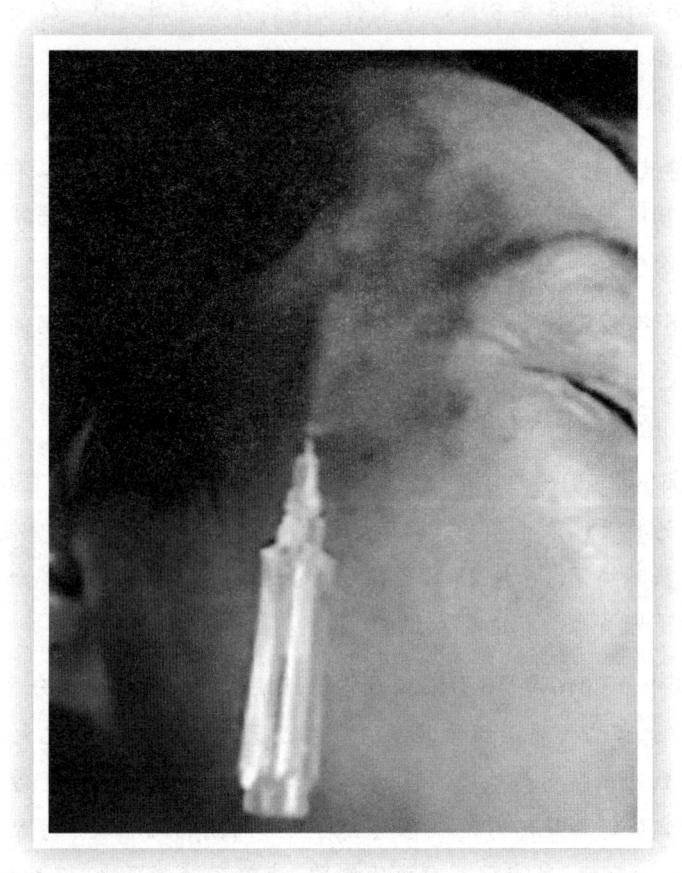

图8-1 针向由下而上

颈源性头痛和伴发偏头痛、头晕、眼睛胀痛、视物昏花者由印堂、太阳朝上沿皮透刺；后发际下经"供血"（风池直下、后发际边缘）、"健脑"（风池直下0.5寸）二穴刺向风池。

远端多在上臂外侧前缘的手阳明大肠经中段选点，由下向上进针；肩部在手阳明大肠经的巨骨（锁骨肩峰端锁骨与肩胛冈分叉处的凹陷中）周围由外向内针刺。

浮刺对于血管性头痛、神经性头痛、偏头痛，疗效一般；弥漫性头痛疗效欠佳。可以配合浮刺法从印堂、太阳向上针刺，百会透刺四神聪或四神聪透刺百会，以提高疗效。针刺点在头发内的留针随意。

上述浮刺法各摇针2分钟左右，摇针过程中要求患者不停地叩击头痛部位。留针1~2天。

3. 腕踝针疗法 ①阳明头痛上1、上2区；②少阳头痛上2、上3、上4区；③太阳头痛上5、上6区；④厥阴头痛上1、上6区；⑤偏正头痛上1、上2、上3、上4区；⑥全头痛上1、上2、上3、上4、上5、上6区，均从下往上针，轮番使用。

4. 其他简易疗法 毫针浮刺；中度按揉或点压百会、印堂、太阳或者点刺出血。

【病例分享】

　　例1　湖南邵阳2015年8月好医生药业浮刺疗法培训班的一位女工作人员，左侧偏头痛，压痛点在左头角入发际约1寸处。用短浮刺针具从眉毛中点上1寸（阳白）进针，摇针不到2分半钟疼痛消失。

　　例2　成都岐黄轩医学培训中心2015年8月浮刺疗法培训班小白杨微信分享：一位中年女性，头顶陈旧性外伤瘀血刺痛多年，一针下去，摇针后疼痛减轻大半，过了一会儿患者说疼痛消失。

　　例3　2016年1月重庆浮刺疗法培训班学员冷某家属多年右侧偏头痛、怕风，遇风痛甚。浮刺从太阳处朝向耳尖进针，摇针和留针中痛减，一天后自行取针时针孔有些出血（色深红），感觉疼痛逐渐消失，非常高兴。

　　例4　北京中推2016年6月合肥浮刺疗法培训班西安学员李某6月23日微信分享他与治疗同学的聊天记录。李某：下午头痛的同学，浮刺治疗后感觉怎么样了？杨某：谢谢班长，我的头不痛了。6月25日杨某反馈：这两天头一直没痛，血压也不高了。软管已经取出，出了好多血，颜色有点黑。

　　例5　北京中推2016年10月石家庄学员范某10月19日微信分享：我姐姐的大姑姐王某，58岁，患有偏头痛痼疾十几年，每到阴天就头痛，需要吃大剂量的镇痛药方能缓解。近些年到处求医问药无果，就放弃了治疗。我从北京学习了浮刺疗法技术回去后，我姐姐希望我能够帮她治疗。我在患者后头部两侧的风池做了浮刺治疗，摇针5分钟，效果非常好！4天后，患者偏头痛再次发作，我除了浮刺风池，又给她增加了"四关"（合谷、太冲二穴四处），以及毫针针刺印堂、四神聪。之后患者下雨天未再头痛，我嘱她按疗程继续治疗。

　　例6　成都岐黄轩医学培训中心2016年12月浮刺疗法培训班四川自贡阳某2017年1月2日微信分享：昨天治疗一位46岁女患者，枕大神经阵发性放电样疼痛十多天，每天都会不定时发作，问诊中3分钟就痛了4次，每次持续数秒钟，痛点相当于风池上面。我用浮刺针具从风池稍下针尖朝上进针，当患者没有针刺感觉后我准备摇针时，患者就说头痛的地方已经不痛了，真是见效迅速。尽管如此，我还是让患者暴露软管"留针"24小时，留针时头痛未发作。这是我目前遇到的最有效的一个病例。

【附注】

　　1. 浮刺疗法对有明显压痛点的头痛疗效显著，能在短时期内明显改善症状。
　　2. 对于经常反复发作的头痛，应注意原发病的治疗，以免贻误病情。
　　3. 部分患者由于头痛反复发作，迁延不愈，故易产生消极、悲观、焦虑、恐惧情绪。在浮刺治疗的同时，应给予患者精神上的安慰和鼓励。

二、面神经麻痹

面神经麻痹是以口眼㖞斜、眼裂变大闭不拢为主要表现的病证。本病可以发生于任何年龄，多见于冬季和夏季。病理学认为，当面部受风或寒冷刺激，引起面神经管及其周围组织的炎症、缺血、水肿，或自主神经功能紊乱，局部营养血管痉挛，导致组织水肿，使面神经受压而出现炎性变化。

本病中医学称之为"面瘫""㖞僻""口眼㖞斜"。中医学认为，人的手三阳经、足三阳经均上头面部，当面部经络气血不足、脉络空虚、卫外不固，风寒或风热乘虚而入，病邪阻滞面部经络，尤其是手阳明大肠经、足阳明胃经、手太阳小肠经的经脉和经筋功能失调，筋肉失于约束，就会导致面瘫的发生。

面瘫包括眼部和口颊部筋肉症状，由于足太阳经筋为"目上纲"，足阳明经筋为"目下纲"，故眼睑闭合不全为足太阳经筋和足阳明经筋功能失调所致；口颊部主要为手太阳经筋和手阳明经筋、足阳明经筋所主，故口歪为该三条经筋功能失调所致。

面神经麻痹有周围性和中枢性之分，本节所论主要指周围性面神经麻痹，即单纯性面神经炎，常见于中青年人；中枢性面神经麻痹，即因于脑血管意外导致的面神经麻痹，多见于老年人，这种面瘫只有眼睛以下部分瘫痪，而眼肌以上部分（额纹、眉毛、眼睛等）都是正常的。

【临床表现】

发病急速，以一侧面部发病为多，以口眼歪斜为主要特点。常在睡眠醒来时发现一侧面部肌肉板滞、麻木、瘫痪，额纹消失，眼裂变大，露睛流泪，鼻唇沟变浅，口角下垂歪向健侧，患侧不能皱眉、蹙额、闭目、露齿、鼓颊；部分患者初起时有耳后疼痛，还可出现患侧舌前 2/3 味觉减退或消失，听觉过敏等症。病程迁延日久，可因瘫痪肌肉出现挛缩，口角反牵向患侧，甚则出现面肌痉挛，形成"倒错"现象。

1. **风寒证** 见于发病初期，面部有受凉史，舌淡、苔薄白，脉浮紧。
2. **风热证** 见于发病初期，多继发于感冒发热，舌红、苔薄黄，脉浮数。
3. **气血不足** 多见于恢复期或病程较长的患者，见肢体困倦无力，面色淡白，头晕等症。

肌电图检查多表现为单相波或无动作电位，多相波减少，甚至出现正锐波和纤颤波。病理学检查示，面神经麻痹的早期病变为面神经水肿和脱髓鞘。

【治疗方法】

1. **治则** 活血通络，疏调经筋。
2. **刺法** 面神经麻痹的毫针治法几乎是沿皮刺的，为浮刺治疗奠定了坚实的理论基础和实践基础，浮刺疗法与毫针刺法十分接近。端坐或仰卧，针刺点严格消毒。局部以阳白向上透刺前发际、阳白透刺眉头，阳白透刺眉尾，眉头透刺眉尾或眉尾透刺眉头，太阳透刺阳白，颧髎（颧骨向外的水平线与外眼角向下的垂直线交点）透刺下关（鬓角直下颧弓下凹陷中）或颧髎透刺耳前三穴（耳门、听宫、听会，图8-2），口角旁边的地仓向外透刺下颌角的颊车，地仓下斜向内上方透刺鼻旁迎香等，颊车上透下关。以上诸穴，每次可选用2～3处，各摇针2分钟左右，留针1天。

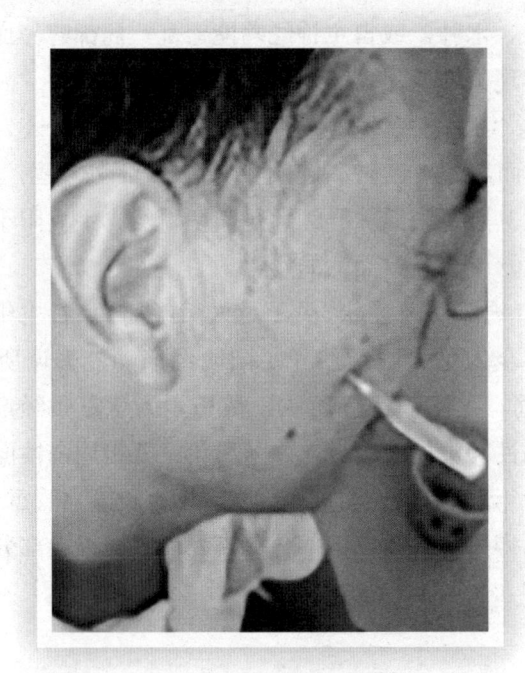

图8-2 颧髎透刺耳前三穴

  面部每次可以作2～3针，远端可以配用毫针针刺对侧合谷、双侧太冲、足外踝高点下的申脉、足内踝高点下的照海。
  周围性面神经麻痹有不能蹙额、皱眉、眼闭合不全、鼓腮漏气等体征，在远端合谷、太冲、申脉、照海行针时，不妨令患者反复地做蹙额、皱眉、闭眼、耸鼻、鼓腮等挤眉弄眼的动作，是谓"动刺"。
  3. 腕踝针疗法 上1、上2区，从下往上针。
  4. 其他简易疗法 每日从内向外、从下往上推摩患侧面部若干次。

【病例分享】
  例 患者，男，38岁，宁夏人。患右侧周围性面神经麻痹一个多月，发病后即在当地县医院用普通针灸治疗，效果甚微，2016年7月9日接受笔者浮刺治疗。查体：右侧面瘫，额纹消失，不能抬眉，眼睑闭合不全，眼裂约5mm，流泪，鼻唇沟消失，口角歪向左侧，面部严重歪斜，人中沟偏斜，鼓腮漏气。浮刺从面部正中央颧髎朝向内外眼角方向浮刺，口角旁边的地仓向外透刺下颌角部位的颊车；口角外下方向内上方斜刺透鼻旁迎香；前额阳白上透前发际与毫针"合谷刺"法（图8-3）交替使用。每日1次。治疗3次后，右侧额纹已经出现近50%，抬眉可见微动，眼睑闭合改善，眼裂变小，鼻唇沟显现，鼓腮漏气减轻。因笔者赴京上课，改由当地医生继续治疗。

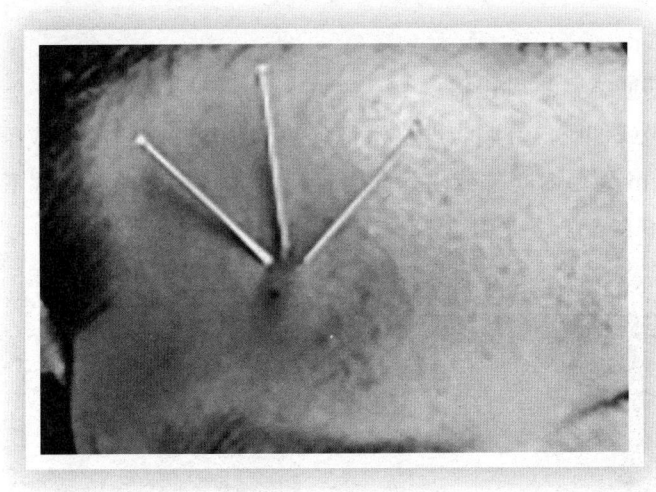

图8-3 "合谷刺"法

【附注】

1. 浮刺法治疗面神经麻痹属于有效的开拓性病种，可以适当配合其他疗法，诸如毫针、艾灸、红外线、拔罐（勿用坐罐法，而用闪罐法）等。

2. 面部应避免风寒，必要时应戴口罩、眼罩；因眼睑闭合不全，灰尘容易侵入，每日点眼药水2～3次，以预防感染。

3. 周围性面瘫的预后与面神经的损伤程度密切相关，一般而言，由无菌性炎症导致的面瘫预后较好，而由病毒导致的面瘫（如亨特综合征）预后较差。

三、面肌痉挛

面肌痉挛是以阵发性、不规则的一侧面部肌肉不自主抽搐为特点的疾病，属于中医学的"面风""筋惕肉眴"等范畴。本病以神经炎症、神经血管压迫等神经损伤为主要原因，但确切机制尚不清楚。诱发本病的因素有膝状神经节受到病理性刺激、精神紧张、疲劳、面部随意运动、用眼过度等。

中医学认为，本病属于面部经筋出现筋急的病变，由多种原因所导致。外邪阻滞经脉，或邪郁化热，壅遏经脉，可使气血运行不畅，筋脉拘急而抽搐；阴虚血少，筋脉失养，导致虚风内动而抽搐。

【临床表现】

一侧面部肌肉阵发性抽搐，起初多为眼轮匝肌阵发性痉挛，逐渐扩散到一侧面部、眼睑和口角，痉挛范围不超过面神经支配区。部分患者阵发性痉挛发作时，伴有面部轻微疼痛，往往有一个或多个容易引发面肌痉挛的点（即"扳机点"）或压痛点。后期可出现肌无力、肌肉萎缩和肌肉瘫痪。

本病的主要病理为面神经的损伤，出现异常兴奋。肌肉放电较随意运动时的频率为高，肌电图检查可出现肌纤维震颤和肌束震颤波。

【治疗方法】

1.**治则** 舒筋通络，息风止搐。

2.**刺法** 端坐或仰卧，针刺点严格消毒。找到相应"扳机点"或压痛点，在离扳机点或压痛点2～3cm处由内向外或由外向内轻轻刺激，也可以从颧髎下针，刺向痉挛点方向（图8-4和图8-5）。各摇针2分钟左右，留针1～2天。

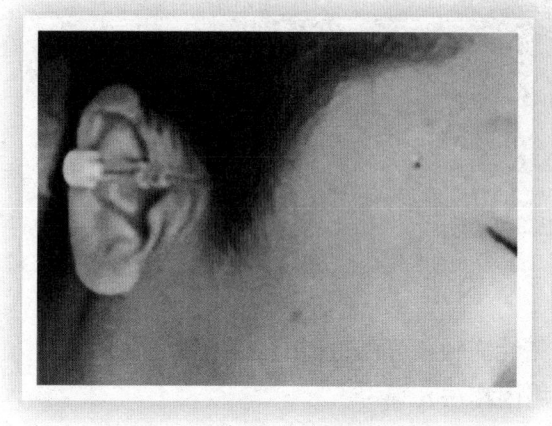

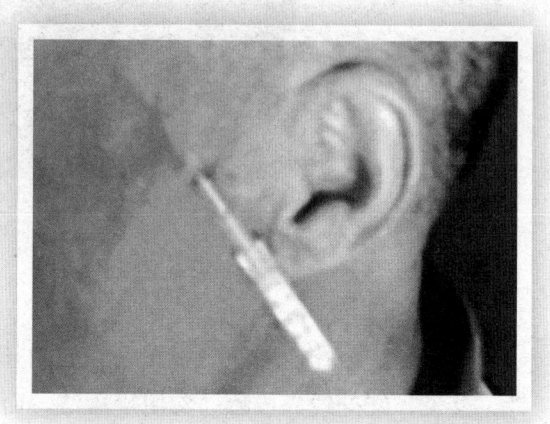

图8-4 由外向内轻轻刺激　　　　图8-5 由颧髎刺向痉挛点方向

邻近可配用毫针针刺直接支配面肌的第2、3颈夹脊；在发作时治疗宜在远端穴位行持续强刺激手法，如手背第1、2掌骨之间的合谷，第5指掌关节结合部后缘的后溪，足背第2、3跖骨结合部前下方太冲，足背第2、3趾缝纹头端的内庭。

3.**腕踝针疗法** 上1、上2区，从下往上针。

【附注】

1.浮刺法治疗面肌痉挛属于开拓性病种，一般可缓解症状，减少发作次数和程度。但对于病程较长或症状较重者疗效差。

2.患者应保持心情舒畅，防止精神紧张及急躁。

3.癫痫小发作也可以引起局限性面肌痉挛，多见于口角部位，常伴有口眼转动，有时可累及肢体抽搐，脑电图有异常放电现象，可作鉴别。

四、三叉神经痛

三叉神经痛是以三叉神经分布区出现放射性、烧灼样抽掣疼痛为主症的疾病。以第二支、第三支并痛为多，是临床上最典型的神经痛。多发于40岁以上的女性，有原发性和继发性之分，属于中医学"面痛""面风痛""面颊痛"等范畴。

中医学认为，本病多与外感风邪、情志不调、外伤等因素有关。风寒之邪侵袭面部足阳明、足太阳经脉，寒性收引，凝滞筋脉，气血瘀阻；或因风热毒邪浸淫面部，经脉气血壅滞，运行不畅；外伤或情志不调，或久病入络，使气滞血瘀；面部经络气血瘀阻，经脉不通，而生面痛。眼部痛，主要属足太阳膀胱经病证；上颌、下颌部痛，主要属手阳明大肠经、足阳明胃经和手太阳小肠经病证。

【临床表现】

面部疼痛突然发作，疼痛剧烈，呈闪电样、刀割样、针刺样、火灼样，伴面部潮红、流泪、流涎、流涕和面部肌肉抽搐，持续数秒到2分钟。常因说话、吞咽、刷牙、洗脸、冷刺激、情绪变化等诱发，往往有一个或多个容易引发神经痛的点（即"扳机点"）或压痛点。发作次数不定，间歇期无症状。

1. 风寒证　有感受风寒史，面痛遇寒则甚、得热则轻，鼻流清涕，苔白，脉浮紧。
2. 风热证　痛处有灼热感，流涎，目赤流泪，苔薄黄，脉浮数。
3. 气血瘀滞　常有外伤史，或病程日久，痛点多固定不移，舌暗或有瘀斑，脉涩。

【治疗方法】

1. 治则　疏通经络，祛风止痛。
2. 刺法　端坐或仰卧，针刺点严格消毒。在面部找到相应"扳机点"或压痛点，用短针在离扳机点或压痛点2~3cm处或直接由下关、颊车、颧髎，由内向外或由外向内轻轻刺激（图8-6和图8-7）。各摇针2分钟左右，留针1~2天。

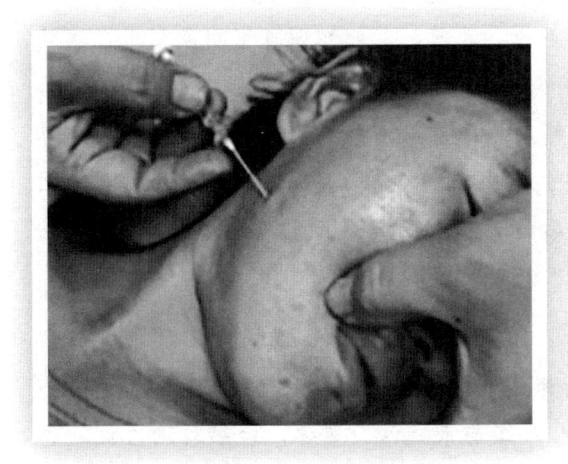

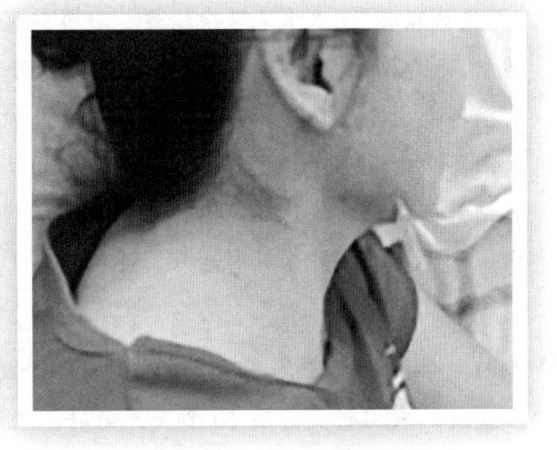

图8-6　颊车由内向外　　　　　图8-7　由外向内刺激压痛点

远端配穴应重刺激，如手背1、2掌骨之间的合谷，足背2、3趾缝纹头端的内庭，足背第2、3足跖关节结合部前下方的太冲，尤其是发作时应行持续强刺激手法。

3. 腕踝针疗法　上1、上2区，从下往上针。

【病例分享】

例1　成都岐黄轩医学培训中心2015年7月昆明浮刺疗法培训班东北学员的家属，陪同先生一起到昆明学习、旅游。培训期间夫人诉说经常面痛，睡觉前和吃饭时为甚。当地医院诊为牙痛而先后拔牙3颗，但无济于事。检查发现为三叉神经第二、三支疼痛，"扳机点"分别在耳前和下颌骨近口角下。治疗时一支针具从面部正中颧骨下（手太阳小肠经颧髎）刺向耳前，另一支从下颌角前上方的颊车顺着下颌骨向前下方大迎处针刺，摇针2分钟后留针，当即痛止。当晚睡觉和次日早餐时未发疼痛，主动要求留针3天，以保证后两天的旅游不发生疼痛。

例2 北京中推2016年3月浮刺疗法培训班河南新乡学员郎某7月9日微信分享：雁患三叉神经痛的70岁老妇，用浮刺治疗，一针从阳白刺向太阳，另一针从下关刺向太阳，摇针2分钟左右，立刻止痛。

例3 北京中推2016年6月浮刺疗法培训班韩某7月6日微信分享：梁某，女，58岁，左侧三叉神经痛5年多，以第一支痛（左侧眼皮、阳白、太阳）为主，不能触碰，饮水和进食咀嚼时能引起发作，伴眼内有沙石摩擦不适感。前来我院求诊。先以浮刺法止痛，取小号针从颊车向太阳1针，患侧肩胛骨内侧从下往上1针，再加火针疗法，3次后疼痛大减，喝水、进食已较少引起发作了，眼内摩擦不适感也消失了。现每周综合火针治疗1次，病情稳定。

例4 北京中推2016年5月浮刺疗法培训班江苏邳州学员杨某2017年2月16日微信分享：孙某，男，69岁，江苏睢宁人。因眼眶伴牙痛在徐州医学院附属医院确诊为"三叉神经痛"，在当地医院输液、针灸效果不佳。此前，其姐姐因腰椎间盘突出在我处治愈，遂介绍他前来就诊。患者诉进食时面部疼痛加剧，双手掩面、流泪，夜间经常痛醒，有痛不欲生之感。查体，轻触右侧上唇及齿龈，疼痛累及右侧鼻翼、颧骨及右眼眶，并流泪不止。嘱患者仰卧位，常规消毒，用7号注射器针头分别在病变的痛点处刺入，同时摇针2分钟。拔针后，不立刻止血。治疗后患者即感轻松了很多，再配合手足部位的穴位如后溪、悬钟等巩固治疗。浮刺隔日1次，针灸10次痊愈。

例5 杨某2017年2月23日微信分享：杨某，男，40岁，工人。因牙痛伴鼻塞流泪三年，在江苏徐州邳州市人民医院诊断为"三叉神经痛"。经药物治疗好转但停药后复发，采用针灸疗法20余天无好转，经人介绍前来就诊。查体，轻触唇沟左侧，患者马上用手捂住左面部，诉齿龈、鼻腔、眉弓内上角刺痛，鉴于患者采用了普通针灸治疗无效，我改用浮刺疗法治疗。常规消毒后，用6号注射器针头在唇部偏离痛点2cm处进针，摇针2分钟左右；从巨髎旁朝鼻的方向进针并摇针；从太阳旁进针朝眉弓处平刺摇针，均不留针，拔针后有出血先不止血，患者立感轻松许多。浮刺疗法隔日1次，配合腕踝针疗法，在上1、上2处进针、摇针并留管1天，加强疗效。共治疗7次，患者诉症状完全消失。

【附注】

1. 三叉神经痛是一种顽固性难治病证，浮刺疗法有一定的止痛效果。
2. 对继发性三叉神经痛要查明原因，采取适当措施，根除原发病。

五、下颌关节炎

下颌关节炎又称"颞颌关节功能障碍综合征"或"颞下颌关节紊乱综合征",是指颞颌关节区疼痛、弹响、肌肉酸痛、张口受限、功能障碍等一系列症状的综合征。属于中医学的"颌痛""颊痛""口噤不开""牙关脱臼"等范畴。本病多为单侧患病,也可双侧同病,常见于20—40岁的青壮年。

本病的发生与情绪、外伤、劳损、寒冷刺激等有关,情绪激动、精神紧张及愤怒时的咬牙切齿等均可使颞颌关节周围肌群痉挛而致颞颌关节功能紊乱;也有因先天发育不良、外伤或经常反复过度张口引起劳损者而造成双侧颞颌关节运动不平衡所致;还有因感受寒冷刺激,使颞颌关节周围肌群痉挛所致者。

中医学认为,风寒外袭面颊,寒主收引,致局部经筋拘急;面颊外伤、张口过度,致颞颌关节受损;先天不足,肾气不充,牙关发育不良等因素均可使牙关不利,弹响而痛。

【临床表现】

张口或闭口时颞颌关节区酸痛、强直、弹响,咀嚼无力,张口受限和下颌运动异常。少数患者可并发头昏、耳鸣、听力障碍等。

检查:面部两侧不对称,张口运动时,下颌偏向患侧,在髁突、咀嚼肌、颞肌附着处有压痛。X线检查早期常示髁突位置不正常,后期可有关节头或关节凹改变和骨皮质不完整。

【治疗方法】

1. **治则** 祛风散寒,舒筋活络。

2. **刺法** 端坐或仰卧,针刺点严格消毒。用短针从痛点(相当于下关穴处)周围皮下进针(多由下向上刺),或从颊车向上方耳前(图8-8)、颧髎由内向耳前痛点刺入。各摇针3～5分钟,留针1～2天。

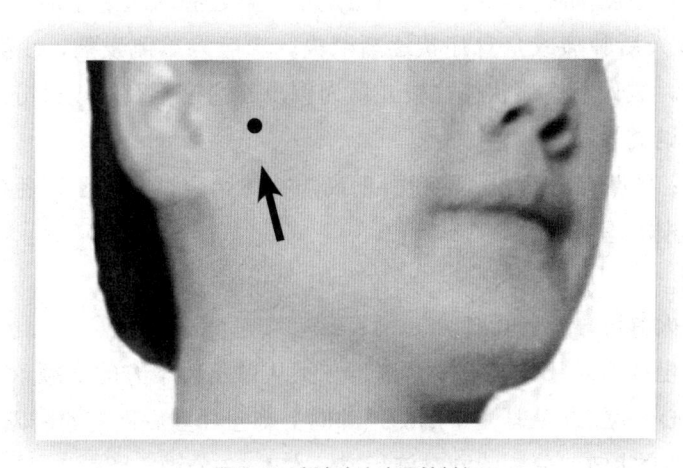

图8-8 颊车向上方耳前刺入

3. **腕踝针疗法** 上1、上2区,从下往上针。

【病例分享】

例　肖某，男，40岁，中医师。颞下颌部位疼痛不适，说话和吃东西时疼痛明显。浮刺法从下颌角前上方（足阳明胃经颊车）向上刺，摇针2分钟后留针，1次止痛。可配合重力按揉对侧手背1、2掌骨之间的合谷和足背2、3趾缝纹头端的内庭。医生施术时让患者做张口、闭嘴，上下颌关节左右交错移动以及叩齿动作。

【附注】

1. 浮刺治疗颞下颌关节紊乱综合征疗效较好，若因韧带松弛而发生关节半脱位，应适当限制下颌骨的过度运动。全脱位者应首先复位，否则治疗难以奏效。

2. 先天性颞颌关节发育不良者，应避免下颌关节的过度活动。

3. 注意饮食，不吃干硬的食物，避免下颌关节的进一步损伤。避免风寒侵袭和哈哈大笑。平时可自我按摩局部，增强颞颌关节抵御外邪的能力。

六、腮腺炎

腮腺炎是病毒引起的急性腮腺非化脓性传染病，以耳下腮部肿胀疼痛为主要特征。属于中医学的"痄腮""蛤蟆瘟"范畴。本病主要通过飞沫传播，四季均可发病，以冬、春两季多见。发病年龄以学龄前后小儿为多。绝大多数患者可获得终身免疫，也有少数反复发作者。

中医学认为，本病是时行温热疫毒之气或外感风温邪毒从口、鼻而入，挟痰火壅阻少阳、阳明之脉，郁而不散，结于腮部所致。

【临床表现】

本病有2周左右的潜伏期。前驱症状可见发热、头痛、口干，纳差、呕吐、全身疲乏等。继而一侧耳下腮部肿大、疼痛，咀嚼困难，触之肿块边缘不清、中等硬度，有弹性、压痛，4~6天后肿痛或全身症状逐渐消失。一般为单侧发病，少数也可波及对侧致两侧同时发病。成人发病症状往往较儿童为重，若治疗不及时，部分患者可并发脑膜炎、睾丸炎、卵巢炎等。

实验室检查：早期有血清和尿淀粉酶增高，补体结合试验、酶联免疫吸附法及间接荧光检查IgM抗体均呈阳性。

【治疗方法】

1. **治则**　泻火解毒，消肿止痛。

2. **刺法**　端坐或仰卧，针刺点严格消毒。①从口角后下方的下颌角前下方刺向耳垂下肿胀的腮腺中心部位；②从耳垂下的侧颈部向上刺向耳垂后下方的翳风（图8-9）；③从颧髎刺向耳垂下方的颊车；分别或同时施行摇针术1~2分钟，留针1~2天。

可配合毫针针刺对侧手背合谷，双侧足背太冲、内庭；发热者加肩背正中的大椎或肘关节曲池。

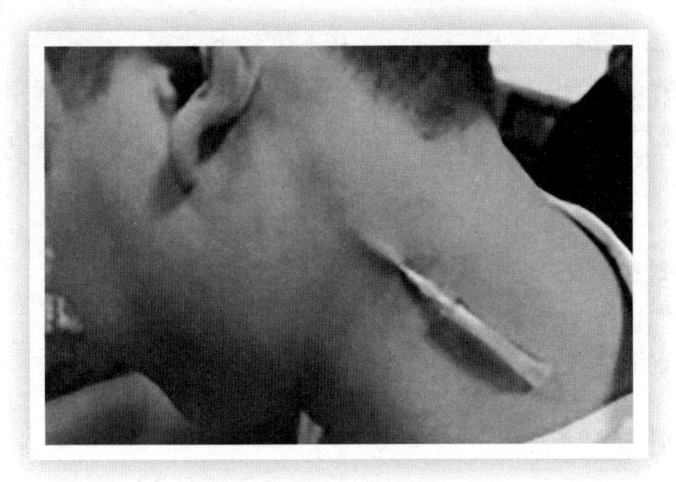

图 8-9　向上刺向翳风

男性并发睾丸炎、女子并发卵巢炎者加用浮刺法从脐下刺向前阴（图 8-10），腹部外侧刺向脐下 4 寸旁开 3 寸的部位，此处男性为精宫，女性为子宫（图 8-11），大腿内侧选点刺向腹股沟及前生殖器（图 8-12）。摇针 2 分钟左右，留针 1～2 天。也可以加用毫针加刺关元、三阴交、大敦。

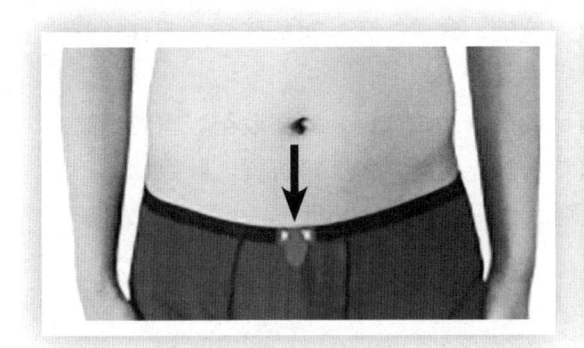

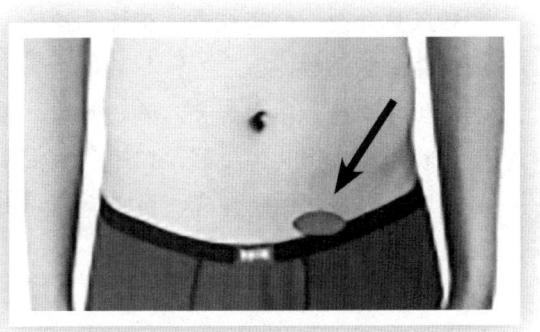

图 8-10　从脐下刺前阴　　　　　　　　　　图 8-11　腹部外侧刺脐下

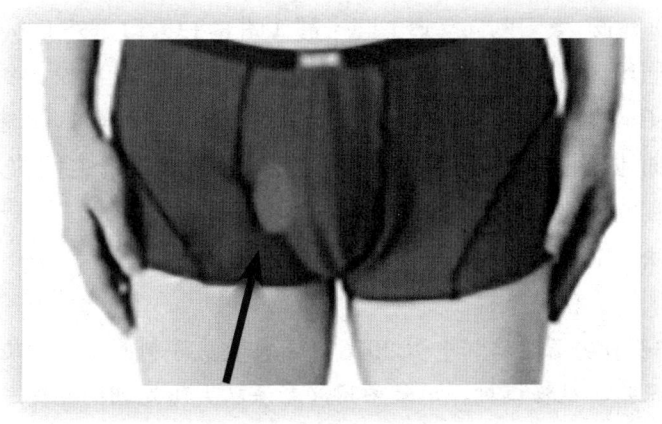

图 8-12　大腿内侧刺腹股沟

3. **腕踝针疗法** 下1、下2、下3区，从下往上针。

4. **其他简易疗法** 将中药灯心草用麻油浸泡后点燃，对准侧头部角孙（耳尖紧贴头皮的地方），快速点灸一二下，是谓"爆灯火"法。每日1次。既有治疗效果，又有预防作用。

【附注】

1. 浮刺法对腮腺炎效果明显，有并发症者应及时对症治疗。
2. 本病传染性较强，患病儿童应注意隔离。
3. 发病期间宜清淡饮食，多饮水，保持大便通畅。

七、目赤肿痛

目赤肿痛又称"赤眼""风火眼""天行赤眼"，俗称"红眼病"。本病往往双眼同时发病，春夏两季多见，常见于现代医学的流行性（出血性）结膜炎。

中医学认为，本病多由外感时疫热毒引起。风热之邪侵袭目窍，经气阻滞，火郁不宣；或素体阳盛，脏腑积热；或肝胆火盛，上冲目窍；复感疫毒，内外合邪，循经上扰于目而发病。

【临床表现】

1. **风热外袭** 白睛红赤，干涩灼热，羞明流泪，眵多清稀，头额胀痛，舌红、苔薄白或薄黄，脉浮数。

2. **热毒炽盛** 白睛红赤，胞睑肿胀，羞明刺痛，热泪如汤，眵多胶结。重者白睛点状或片状溢血，黑睛生星翳，口干，大渴引饮，溲赤便结。舌红、苔黄，脉数。

3. **肝胆火盛** 白睛红赤，目胀而痛，头痛，心烦易怒，口苦咽干，小便黄，大便干。舌边红、苔薄黄，脉弦数。

【治疗方法】

1. **治则** 疏风散热，泻火解毒。

2. **刺法** 端坐或仰卧，针刺点严格消毒。浮刺法选用短的针具，局部可从眉毛上方的阳白刺向（透）鱼腰，太阳刺向（透）瞳子髎（图8-13），口角外上方刺向（透）四白，眉头沿皮下刺向眉尾或眉尾沿皮下刺向眉头（图8-14），各摇针1~2分钟。留针1~2天。

局部可以配合印堂、太阳点刺出血；远端可以施行手背第1、2掌骨之间的合谷、肘关节拇指侧的曲池、外踝高点上5寸的光明、足背第1、2跖骨之间的太冲（任选一穴）点刺出血。

3. **腕踝针疗法** 上1、上2区，从下往上针。

【病例分享】

例1　成都岐黄轩医学培训中心2016年1月重庆浮刺疗法培训班学员冷某家属右侧偏头痛兼右眼胀痛、视物模糊。示教中用浮刺法从太阳处朝向耳尖进针，摇针和留针中头痛减轻，而眼胀痛竟完全消失，视物也较针前清楚。

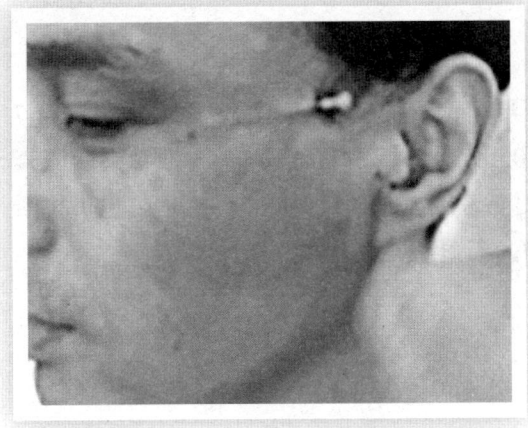

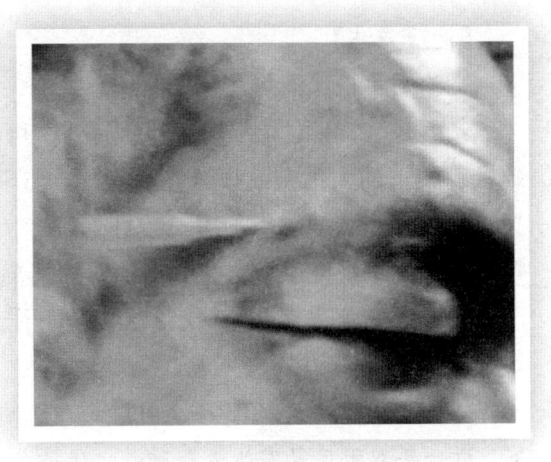

图 8-13　太阳刺向（透）瞳子髎　　　　　　图 8-14　眉尾沿皮下刺向眉头

例 2　成都岐黄轩医学培训中心 2016 年重庆浮刺疗法培训班学员阿曾 1 月 16 日微信反馈：今天采用浮刺疗法治疗一位右眼球突出、红肿疼痛的患者，半个小时后，患者感觉疼痛减轻，效果很好。

【附注】

1. 浮刺法治疗目赤肿痛有显著疗效，迅速缓解病情。毫针或套针针刺及取针过程中遇到出血情况，可以因势利导，挤出更多的血，通过行气活血、化瘀止痛，促进痛止肿消。

2. 本病为眼科常见的急性传染病，发病期间尽量不要去公共场所，防止传染，引起流行。同时，应注意眼部卫生。

3. 患病期间应注意休息，睡眠要充足，减少视力活动；忌发怒；戒房劳；不吃辛辣食物。

八、麦粒肿

麦粒肿又名"针眼""土疖"，即胞睑边缘生小硬结，红肿疼痛，形似麦粒，相当于现代医学的"睑腺炎"。本病多发于一只眼睛，且有惯发性，以青少年为多发人群。

中医学认为，本病多因风热之邪客于胞睑，火烁津液，变生疖肿；或过食辛辣炙烤之物，脾胃积热；或心肝之火循经上炎，热毒结聚于胞睑，发为疖肿；或脾虚湿热，上攻于目，热毒壅阻于胞睑而发肿痛。

【临床表现】

1. **风热外袭**　针眼初起，痒痛微作，局部硬结微红肿，触痛明显。或伴有头痛发热，全身不适。苔薄黄，脉浮数。

2. **热毒炽盛**　胞睑红肿，硬结较大，灼热疼痛，有黄白色脓点，白睛壅肿，口渴喜饮，便秘溲赤，舌红、苔黄或腻，脉数。

3. **脾虚湿热**　针眼反复发作，但症状不重，面色少华，好偏食，腹胀便结，舌胖大、苔薄黄而腻，脉细数或滑数。多见于儿童。

【治疗方法】

1. 治则　祛风清热，解毒散结。

2. 刺法　参照"目赤肿痛"。另外，可在严格消毒的情况下，配合运用项背部第7颈椎棘突下的大椎刺血拔罐，每次出血5～10ml，或在肩胛区第1～7胸椎棘突两侧查找淡红色丘疹或敏感点，用三棱针点刺，挤出黏液或血水（反复挤3～5次）；也可挑断疹点处的皮下纤维组织。在严格消毒的情况下，行耳尖点刺出血也效。

3. 腕踝针疗法　上1、上2区，从下往上针。

【病例分享】

例　北京中推2016年7月浮刺培训班学员秦某8月3日微信分享：患者，男，27岁，近一年双眼反复发生麦粒肿，此伏彼起，先后到多家中西医院眼科求治，未能治愈。7月23日前来诊治。查双眼睑缘红肿，上下眼睑有麦粒肿颗粒4～5个，目内眦感染严重，小便赤，舌苔黄，脉数。按中医辨证为心（经）、脾（经）内热郁毒，治以清热泻火，从手少阳小肠经阳谷上4寸进针，15～20分钟后，红肿疼痛缓解一半，第2天取针痊愈。

【附注】

1. 浮刺法治疗本病初期疗效肯定，但较大的疖肿成脓之后应转眼科切开排脓。

2. 麦粒肿初起至酿脓期间可用热敷，切忌用手挤压患处，以免脓毒扩散。

3. 平时应注意眼部卫生，患病期间饮食宜清淡。

九、近视、视物昏花

近视是以看近物清晰、视远物模糊为主要特征的一种眼病，为眼科屈光不正疾病之一。古称"能近怯远证"。清代黄庭镜《目经大成》开始称为"近视"，与今相同，多见于青少年。视物昏花也称"视物模糊"，以老年人为主。

近视发生的原因与先天遗传和不良用眼习惯有关，如阅读、书写、近距离工作时照明不足或光线强烈，或姿势不正，或持续时间过久，或在走路、乘车过程中看书等导致眼睛过度疲劳而引起。

中医学认为，本病多因先天禀赋不足，后天发育不良，劳心伤神，心阳耗损，使心、肝、肾气血亏虚，加上用眼不当，使目络瘀阻，目失所养而致。

【临床表现】

视近清晰，视远模糊，视物昏渺，视力减退。

眼科检查：凡屈光度300度以下者为低度近视；300～600度者为中度近视；600度以上者为高度近视。中度以上近视可见到玻璃体混浊、液化，中度以上轴性近视还可见到豹纹样眼底、黄斑出血、视网膜剥离等。

病理性近视（用镜片矫正视力很难接近正常者）除高度近视外，伴有飞蚊症、夜盲、弓形盲点。若合并高度散光，可出现双眼多视或单眼复视。外观表现有假性眼球突出、角膜色素沉着和摆动性眼球震颤等。

1. **肝肾亏虚** 视物昏暗，眼前黑花飞舞，头昏耳鸣，夜寐多梦，腰膝酸软，舌红、少苔，脉细。

2. **脾气虚弱** 视物易疲劳，目喜垂闭，食欲不振，腹胀腹泻，四肢乏力，舌淡、苔薄白，脉弱。

3. **心阳不足** 神疲乏力，畏寒肢冷，心烦，失眠健忘，舌淡、苔薄，脉弱。

【治疗方法】

1. **治则** 肝肾亏虚者滋养肝肾；脾气虚弱者健脾益气；心阳不足者补气养血。

2. **刺法** 采用局部、邻近、远端三结合的浮刺方法。①眼睛局部可从口角外缘向上浮刺瞳孔下1寸的四白（图8-15）；眉毛中点（即"鱼腰"）上1寸的阳白向下刺鱼腰、鬓角或太阳向内横透外眼角的瞳子髎；②邻近从后项部发际下向上刺，经过供血、健脑透达风池（图8-16）；③远端从肾俞上透肝俞；小腿外侧外踝高点上3寸的悬钟上透外踝高点上5寸的光明或可再加刺光明向上浮刺。摇针1分钟左右，患者配合做闭眼、睁眼动作。

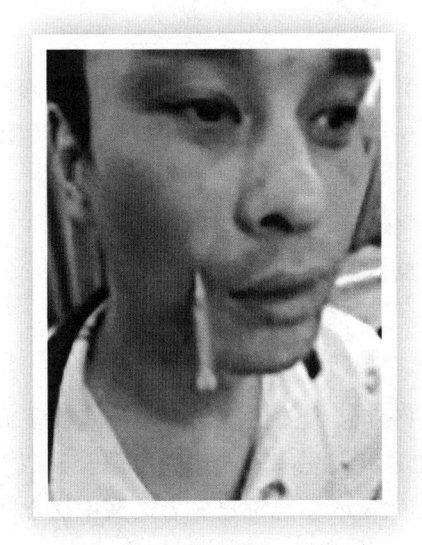

图8-15 从口角外缘向上浮刺四白

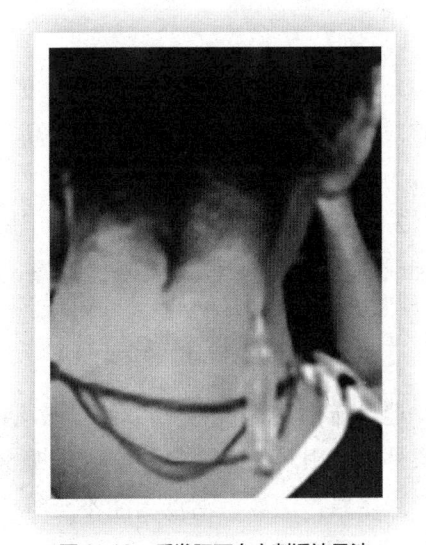

图8-16 后发际下向上刺透达风池

上述浮刺法，眼区经穴能就近通经活络、益气明目；风池为足少阳胆经内与眼络相连的部位；肝开窍于目，眼睛又需要肾精和肾水的滋养，肾俞、肝俞能担当此任；悬钟为髓之会穴，光明为足少阳胆经络穴，与肝相通。诸法合用，能疏调眼络、养肝明目。

3. **腕踝针疗法** 上1、上2区，从下往上针。

4. **其他简易疗法** 皮肤针轻中度叩刺眼周穴及风池，每日1次。

【病例分享】

例1 北京中推2016年4月长春浮刺疗法培训班吉林四平学员季某4月27日微

信分享：我常年视物昏花，戴着老花眼也很难看清近物，睡眠也不大好。王老师在教学演示中用浮刺法针刺风池和安眠后，这几天眼睛感觉视物清晰多了，睡眠也大有好转。

例2 北京中推2016年6月合肥浮刺疗法培训班西安学员李某6月22日微信分享：我颈椎不好，眼睛看东西有点模糊，伴重影。今天，王老师在我后项部左侧针对风池做了浮刺示教，左侧颈椎即感到很舒服，有发热感，左侧眼睛看东西比以前清楚多了。右侧眼睛还是有点模糊，故请求下午再针右侧。

例3 北京中推2016年浙江金华浮刺疗法培训班江西鹰潭的学员苏某，39岁，是一位盲人按摩师。13岁时因为一场高热双眼失明，仅存微弱光感，伴双眼严重干涩不适十几年。2016年9月23日上午的示教课，首先为其浮刺左侧风池（从后发际下1cm处进针，向上刺达风池）并摇针；接着从左侧面部口角外进针，向上透刺，直至瞳孔下1寸处（四白）并摇针；然后从右侧鬓角前进针，针尖向内刺向外眼角瞳子髎并摇针；最后从外踝高点上5寸的光明进针，向上透刺并摇针。摇针中该学员右眼开始分泌泪水。中午休息的时候，学员自己摸索着浮刺右下肢光明，摇针中左眼也开始分泌泪水。双眼分泌泪水后感觉十分舒适。

【附注】

1. 浮刺疗法对轻度（小于300度）、中度（300～600度）近视疗效肯定，对假性近视疗效显著。年龄愈小，治愈率愈高。多数患者一经配镜矫正，针灸效果往往不如不戴镜者为好。

2. 在浮刺治疗同时，必须注重用眼卫生。在看书、写字等用眼时间较长后，应闭目养神或向远处眺望；坚持做眼保健操、经络穴位按摩等。

十、迎风流泪、多泪症

迎风流泪又称"见风流泪"。多泪症系指平时并非悲伤的情况下眼中泪水偏多而溢出眼外，是眼科常见病证。主因于眼部炎症、泪道系统发生障碍，诸如鼻泪管、泪小管狭窄或堵塞，泪囊、泪点功能不全等。本病多见于老年人和悲泣过频者，属中医学"迎风流泪"的范畴。

中医学认为，目为肝窍，泪为肝液，多泪与肝血不足、肝肾亏虚、风邪外袭关系密切。肝血不足不能上滋于目，肝肾亏虚则精血衰少，目窍空虚，泪窍约束无力，风邪乘虚而入泪道，或肝经蕴热，复感风邪，风热相搏，上攻于目，均可导致泪多外溢。

【临床表现】

平时眼中泪水偏多或见风流泪而溢出眼外，有冷泪和热泪之分。冷泪一般冷天较甚，泪下无时，迎风更甚，泪水清稀、无热感，眼睛不红、不肿、不痛，日久则视物昏暗；热泪多为外障眼病兼有的症状，泪下黏浊、有热感，眼睛红肿疼痛、羞明。

1. 肝血不足 泪水清冷稀薄，目内干涩，不耐久视，神疲乏力，面色无华，头晕心悸，舌淡、苔白，脉细弱。

2. **肝肾亏损** 泪水清冷稀薄，视物模糊，头晕耳鸣，腰膝酸软，失眠，男子遗精，女子月经不调，舌偏红、苔白，脉细弱。

3. **风邪外袭** 冷泪绵绵，遇风更甚，头痛，舌偏红、苔薄，脉弦。

4. **肝经风热** 热泪常流，目干涩、红肿、痒痛，头晕耳鸣，舌质红、苔薄黄，脉弦细而数。

【治疗方法】

1. **治则** 滋养肝肾，疏风散热。

2. **刺法** 端坐或仰卧，采取局部、邻近、远端三结合的形式：针刺点严格消毒，①局部用短针从口角外上方朝上刺向承泣（瞳孔之下7分许）；太阳刺向外眼角瞳子髎；②邻近从后发际下1cm左右向上刺向风池；背部从肝俞或肾俞向上刺；③远端上肢从养老（手背小指侧尺骨小头靠拇指侧凹陷中）向上刺；下肢从光明（外踝高点直上5寸）向上浮刺。各摇针2分钟左右，非眼区穴摇针时，要求患者同时配合眼睛一闭一睁或上下左右旋转眼睛，是谓"动刺"。留针1～2天，并按疗程交替使用。

3. **腕踝针疗法** 上1、上2区，从下往上针。

4. **其他简易疗法** 每天用皮肤针轻轻叩刺目下承泣，后项部风池。

【病例分享】

例 2016年6月11日，在北京中推武汉浮刺疗法培训班上，湖北罗田学员王某诉患左眼泪囊炎3年左右，成天流泪不停，以下午至晚上为甚，经过多家医院眼科治疗效果甚微。当天下午教学中老师用浮刺针具演示，对其从后项部两侧的后发际下朝向两侧风池进针并摇针2分钟，针后当即眼泪就停止了，第二天全天相安无事。

【附注】

1. 浮刺法治疗本病有较好的疗效，但需要按疗程施治。
2. 患者平时应注意防治眼部炎症性病变，避免吹风。

十一、中耳炎

中耳炎有化脓性和分泌性两种。化脓性中耳炎系由化脓性致病菌侵入，引起的中耳黏膜及骨膜的炎症性病变，以耳内流脓为主症，属于中医学"脓耳""聤耳"的范畴。根据发病时间又分为急性和慢性。急性多见于婴幼儿及学龄前儿童，治疗不及时或用药不当，会反复发作，易演变为慢性。分泌性中耳炎，亦称"非化脓性中耳炎"，以听力减退或伴发耳鸣为主要症状，属于中医学"耳胀""耳闭"的范畴。病因尚未明了，四季均可发病，是儿童最常见的致聋原因。按病程长短亦分为急性和慢性。

中医学认为，急性化脓性中耳炎，多因外感风热，或肝胆火盛，结聚耳窍，蒸灼耳膜，化腐成脓而致。若失治、误治，致脏腑虚损，耳窍失养，邪毒滞留耳窍，即会演变为慢性。分泌性中耳炎多因外感风热，循经上扰，闭塞经气；或因失治及反复发作，邪滞日久，气血不畅，痰瘀交阻耳窍而致。

【临床表现】

急性化脓性中耳炎表现为耳内疼痛，流脓，耳胀闷或耳鸣，听力下降。可兼见轻重不一的全身症状，如高热、寒战、头痛、乏力等。一旦鼓膜穿孔后，以上大部分症状会减轻，但听力会更加下降，以至耳聋。慢性化脓性中耳炎有急性病史，病程在3个月以上，主要表现为耳道流脓和听力下降。根据病理及临床表现可分为单纯型、骨病型和胆脂瘤型。单纯型一般较轻，其余两型较重。耳科检查及听力检查有助于分类分型诊断。

急性分泌性中耳炎患病前多有上呼吸道感染史，表现为耳道堵塞的闷胀感，听力减退，有持续性或间歇性的低频耳鸣。慢性分泌性中耳炎以耳鸣、渐进性耳聋为主要特征。耳镜检查、听力检查及中耳乳突的X线检查或CT检查有助于诊断。

1. **风热上壅** 耳痛，耳内闷胀闭塞，听力下降。伴头痛、发热、咽干咽痛。舌红、苔薄黄，脉浮数。

2. **肝胆火盛** 耳内剧痛，如钻如刺，耳内流脓。伴发热、面红、烦躁易怒、口苦咽干、小便黄赤、大便秘结。舌红、苔黄厚，脉弦数或滑数。

3. **痰瘀交阻** 耳内闷胀闭塞经年不愈，耳鸣、听力下降且逐渐加重，舌淡或紫，或有瘀点，脉涩或濡。

4. **脾虚湿滞** 耳内流脓，脓水清稀，经年不愈。伴四肢倦怠、面黄肌瘦、纳差、大便溏薄。舌淡、苔白或腻，脉濡。

5. **肾阴亏虚** 耳内流脓，脓液秽臭，状如腐渣，经年不愈。伴头晕神疲、腰膝酸软。舌红或淡、苔少或无，脉沉或细。

【治疗方法】

1. **治则** 风热上壅、肝胆火盛、痰瘀交阻者清热泻火，化痰通瘀；脾虚湿滞者健脾利湿；肾阴亏虚者养阴清热。

2. **刺法** 端坐或侧卧位，针刺点严格消毒。①局部从患侧颧骨下方进针，透刺鬓角直下（颧弓下）的下关或耳前听宫；②从下颌部的大迎上透下关；③用短针从耳垂的后下方侧颈部向上透刺耳垂后凹陷中的翳风；④邻近从后发际下向上刺向风池；⑤肝胆火旺者背部从肝俞向上刺。各摇针2分钟左右，非耳区穴在摇针时，要求患者配合耳朵的各种"鸣天鼓"动作，是谓"动刺"。留针1～2天。

可以配用腕背横纹中点上2寸的外关，浮刺针具沿皮向上刺或毫针直刺，清热开窍，消炎止痛。

3. **腕踝针疗法** 上3、上4、上5区，从下往上针。

4. **其他简易疗法** 新鲜蒲公英、马齿苋、海蚌含珠（草药），洗净、捣烂、取汁，用消毒棉签清洁耳道后滴耳中，每日1～2次。

【附注】

1.浮刺疗法治疗各种中耳炎均有较好的疗效，特别在急性期，其疏风清热、解毒止痛的作用非常明显。对已化脓穿孔者，浮刺治疗可促进吸收、痊愈。

2.尽可能清除耳内积脓或积液，保持耳道引流通畅。

3.锻炼身体，增强体质。积极预防并及时治疗感冒、鼻及鼻咽部的慢性病变，避免引起急性中耳病变。生病期间避免不适当的擤鼻，避免水、泪进入耳中。

4.急性化脓性中耳炎，应注意病情变化，防止产生变证而危及生命。

十二、耳鸣、耳聋

耳鸣、耳聋都是听觉异常、听力下降的病证。耳鸣是自觉耳内鸣响，妨碍听觉的症状；耳聋则是听力不同程度的减退，甚至完全丧失，其轻者又称为"重听"，重者则称为"耳聋"。西医学的许多疾病，包括耳科疾病、脑血管疾病、高血压病、动脉硬化、贫血、红细胞增多症、糖尿病、感染性疾病、药物中毒、噪声干扰及外伤性疾病等均可出现耳鸣、耳聋。

中医学对耳鸣、耳聋早有认识。《诸病源候论》云："肾为足少阴之经，而藏精气通于耳。耳，宗脉之所聚也。若精气调和，则肾脏强盛，耳闻五音；若劳伤气血，兼受风邪，损于肾脏，耳精脱，精脱者则耳聋。"从经络的角度来认识，则与手、足少阳经脉的关系最为密切。

临床上，耳鸣、耳聋既可单独出现、先后发生，亦常同时并见。二者的症状表现虽有不同，但病因病机却基本一致。实证常因外感风热或内伤情志、饮食，致痰湿内生，气郁化火，循经上扰，蒙蔽清窍所致；虚证多由久病体虚、气血不足，劳倦纵欲、肾精亏耗，精血不能上承，耳窍失养所致。

【临床表现】

耳鸣表现为自觉耳内鸣响，声调多种，或如蝉鸣，如风声，如雷鸣，如潮声，如汽笛，如哨音等。约有80%的耳鸣患者伴有耳聋。

耳聋表现为听力不同程度减退或完全丧失，部分患者伴有耳鸣、脑鸣、耳道阻塞感。根据病变性质可分为器质性和功能性二类。各种听力检查有助于分类诊断。

1.风邪外袭 开始多有感冒症状，继之卒然耳鸣，耳聋，耳闷胀。伴头痛、恶风、发热、口干。舌质红、苔薄白或薄黄，脉浮数。

2.肝胆火盛 耳鸣、耳聋每于郁怒之后突发或加重，或有耳胀、耳痛。伴头痛、面赤、口苦咽干、心烦易怒、大便秘结。舌红、苔黄，脉弦数。

3.痰火郁结 耳鸣如蝉，闭塞如聋。伴头晕、目眩、胸闷、恶心、痰多。舌红、苔黄腻，脉弦滑。

4.气滞血瘀 耳鸣及堵塞感较重，渐致耳聋。伴见头痛、脑鸣，舌紫暗或见瘀斑、苔微黄，脉涩不利。

5. 肾精亏损 耳鸣日久，夜间尤甚，听力下降，以手捂耳则舒。兼失眠头晕、腰膝酸软。舌红、苔少或无，脉细弦或细弱。

【治疗方法】

1. **治则** 风邪外袭、肝胆火盛、痰火郁结者疏风泻火、化痰开窍；气滞血瘀行气、活血、化瘀；肾精亏损者补肾填精。

2. **刺法** 端坐或侧卧位，针刺点严格消毒。局部用短针，①从耳垂前下方进针，由下而上透刺耳前的听会、听宫、耳门三穴；②从下颌角前方斜向上透刺颧弓下面的下关；③从耳垂的后下方侧颈部向上透刺耳垂后凹陷中的翳风；④邻近从后发际下向上刺向风池（图8-17）；⑤肾精亏耗者从背部的肾俞向上针；⑥肝胆火盛者从背部的肝俞向上针，酌情轮流选用。各摇针2分钟左右，非耳区穴在摇针时，要求患者同时配合耳朵的各种"鸣天鼓"动作，是谓"动刺"。留针1~2天。

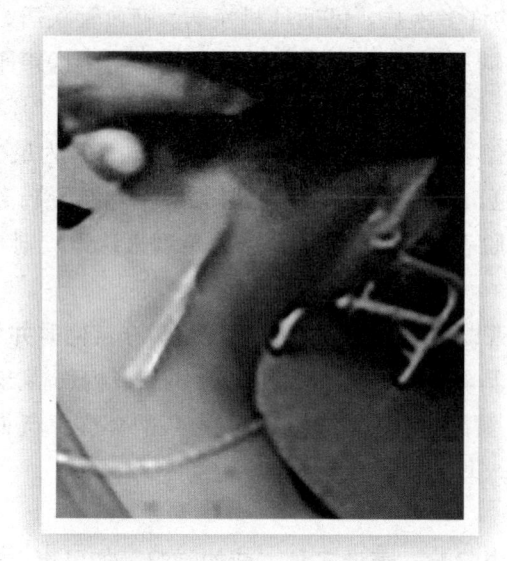

图8-17 从后发际下向上刺风池

针风池穴和背部肝俞、肾俞摇针术的同时，嘱咐患者用双手掌紧贴耳孔，一紧一松的"鸣天鼓"动作，谓之"动刺"。临床最好先做后项部风池和背部肝俞、肾俞，便于实施"动刺"法，而后再做局部浮刺。

3. **腕踝针疗法** 上3、上4，从下往上针。

【病例分享】

例1 北京中推2016年浮刺培训班学员昌黎牛某1月27日微信分享：患者耳鸣半年，休息时加重3个月。以浮刺法治疗，双侧从肩井向上各刺1针，背部从肝俞往上针，配合毫针合谷、耳背静脉点刺出血。治疗1次后休息时已有所缓解，3次后耳鸣基本消失。

例2 成都岐黄轩医学培训中心2016太原浮刺疗法培训班香港学员王某，女，半年前因为强烈的噪声耳鸣、听力下降。吃中药半年无效,刺血疗法略有好转。7月13日上课第一天,王老师为其做浮刺法教学演示刺风池后,次日王某反映,耳鸣明显减轻,听力有所提高,听力也清晰了许多。

例3　北京中推2006长春班哈尔滨学员邵某7月24日微信分享:韩某,女,56岁,耳鸣加脑鸣十多年,去过多家医院治疗无效。经过浮刺风池下(针尖朝上)、翳风(针尖朝上),面部对准耳前听宫,头部对准脑鸣的部位。第2次治疗后加了承山点刺出血。共治7次,耳鸣和脑鸣全部消失。

【附注】

1. 浮刺疗法对某些耳鸣、耳聋有一定疗效,但对鼓膜损伤、听力完全丧失者没有疗效。
2. 引起耳鸣、耳聋的原因十分复杂,在治疗中应明确诊断,配合原发病的治疗。
3. 生活规律和精神调节对耳鸣、耳聋患者的健康具有重要意义。应避免劳倦,节制房事,调适情绪,保持耳道清洁。

十三、鼻炎

鼻炎是指鼻腔黏膜的炎性病变,分为急性、慢性和过敏性。急性鼻炎是鼻腔黏膜的急性感染性炎症;慢性鼻炎包括单纯性鼻炎、肥厚性鼻炎和萎缩性鼻炎,为鼻黏膜和黏膜下的慢性炎性疾病,可由急性鼻炎日久不愈迁延而来,或由灰尘或化学物质长期刺激而致。过敏性鼻炎又名"变态反应性鼻炎",是由多种特异性致敏原引起的鼻黏膜变态反应性疾病。

急性鼻炎属中医学的"伤风""感冒"范畴,常由风寒外袭、肺气不宣或风热上犯、肺失清肃,邪毒上聚鼻窍而发。慢性鼻炎属中医学"鼻窒""鼻槁"范围,多由肺脾气虚、邪滞鼻窍或邪毒久留、气滞血瘀,阻塞鼻窍而成。过敏性鼻炎属中医学"鼻鼽"范畴,多由肺气虚弱或脾虚、肾亏使肺气受损,风寒乘虚而入,犯及鼻窍,津液停聚,遂致鼻窍阻塞而成。

【临床表现】

急性鼻炎以鼻塞、流涕、喷嚏、嗅觉减退、周身不适为主要症状,小儿症状较重,可伴消化道症状,甚或高热、惊厥。慢性单纯性鼻炎,表现为间歇性或交替性鼻塞,昼轻夜重,多涕,常为黏液性,间或伴有少量黏脓性涕;慢性肥厚性鼻炎,鼻塞呈持续性,涕少,为黏脓性,不易排出。伴头胀痛、精神不振,可有邻近器官(中耳、鼻窦、咽、喉)受累症状,嗅觉明显减退;萎缩性鼻炎除鼻塞外,常伴鼻咽干燥或鼻出血、嗅觉障碍、鼻臭等。过敏性鼻炎,呈发作性鼻痒,流清涕,打喷嚏,可有其他变态反应性疾病病史。

鼻腔及鼻黏膜检查、鼻分泌物涂片等可明确分类分型诊断。

1. 外感风寒　鼻塞较重,喷嚏频作,涕多而清稀,鼻音重浊。伴头痛身痛,无汗恶寒，舌淡、苔薄白，脉浮紧。

2. **外感风热**　鼻塞而干，时重时轻，或鼻痒气热，涕少黄稠，发热恶风，头痛咽痛，口渴喜饮，舌质红、苔白或微黄，脉浮数。

3. **气滞血瘀**　持续性鼻塞，涕多而黏，色白或黄稠，嗅觉不敏，声音不畅，舌质红或有瘀点，脉弦细涩。

4. **气虚邪滞**　鼻塞时轻时重或昼轻夜重，涕黏而稀，遇寒加重，头晕头重，舌淡红、苔薄白，脉缓。兼肺气虚者鼻腔发痒闷胀，喷嚏频作，鼻塞，流清涕，自汗；兼脾气虚者气短音低，倦怠懒言，纳差，腹胀、腹泻；兼肾气虚者形寒肢冷，腰膝酸软，舌胖而淡、苔薄白，脉虚弱。

【治疗方法】

1. **治则**　风邪外袭者疏风解表，宣通鼻窍；气滞血瘀者行气活血，化瘀通窍；气虚邪滞者补肺、健脾、益肾以祛邪。

2. **刺法**　端坐或仰卧，针刺点严格消毒。选择短针，①前发际正中下方刺向两眉头正中的印堂（图8-18）；②口角旁地仓外下方斜向上顺着两侧鼻唇沟沿皮向上进针，透刺鼻旁迎香；③后发际下1cm左右向上刺向风池（图8-19）；④背部从肺俞向上刺（图8-20）。各摇针2分钟左右，摇针过程中要求患者不停地做捏鼻孔和鼻子吸气、呼气动作。留针1~2天。

临床最好先做非鼻部穴位，便于实施鼻部"动刺"法，而后再做局部浮刺。

3. **腕踝针疗法**　上1、上4区，从下往上针。

【病例分享】

例　北京中推2016年长春浮刺疗法培训班哈尔滨学员邵某7月8日微信分享：患者右侧鼻塞不通，用浮刺法针刺印堂和患侧迎香，留针1天。次日复诊，告知右侧鼻孔已经通气，今天左侧又不通了。依法针刺左侧，随即通气。

【附注】

1. 浮刺治疗本病有一定的疗效，急性鼻炎一般针治2~3次即可获显著效果，尤其对改善鼻道的通气功能较为迅速。慢性者疗程较长，慢性单纯性鼻炎的疗效较肥厚性鼻炎好。

2. 急性期应适当休息，食易消化且富有营养之品，多饮热开水，保持大便通畅。

3. 过敏性鼻炎应积极查找过敏源，避免接触。

4. 经常锻炼身体，适当户外运动，增强抵抗力。

5. 积极预防和治疗上呼吸道疾病。

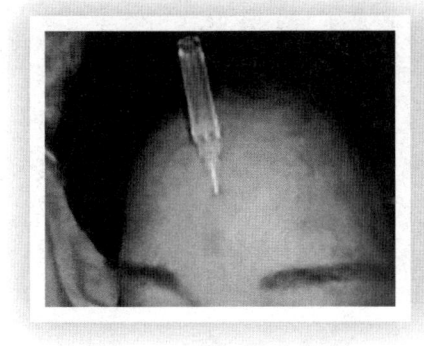

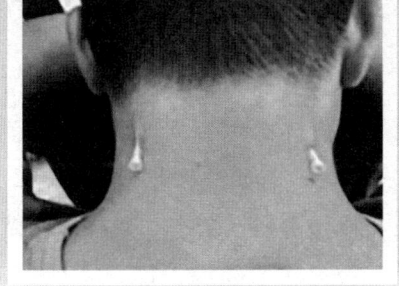

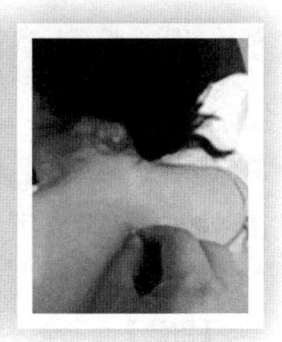

图8-18　前发际刺向印堂　　　图8-19　后发际刺向风池　　　图8-20　肺俞向上刺

十四、鼻窦炎

鼻窦炎是由于伤风感冒反复发作，鼻黏膜上的细菌侵入鼻窦而引起的炎症。本病有急、慢性之分，急性鼻窦炎常为急性鼻炎的并发症，慢性鼻窦炎多为急性鼻窦炎反复发作而致。本病以鼻塞不通、流脓涕、嗅觉减退或丧失、头痛为特征，属中医学"鼻渊"的范畴，又名"脑渗""脑漏""脑崩""脑泻"。以青少年多见，常长期反复发作。

中医学认为，本病多因风寒袭表，郁而化热，内伤于肺；或风热伤肺，邪热循经上犯鼻窍；或平素嗜食烟酒、肥甘厚味，湿热蕴积；或情志不遂，胆失疏泄，气郁化火，肺热壅盛，内传肝胆，胆热上移于脑而发病。

【临床表现】

以鼻塞不通、流脓涕、嗅觉减退或丧失、前额（两眉间）头痛为主症。

1. **风热犯肺**　鼻塞时作，嗅觉减退，鼻涕量多，黏白或黄稠，头痛，发热恶寒，咳嗽痰多，舌红、苔白，脉浮数。

2. **胆经郁热**　鼻塞，嗅觉减退，鼻涕黄浊，黏稠如脓，量多气臭，头痛，目眩，耳鸣、耳聋，咽干，舌红，苔黄，脉弦数。

3. **湿热蕴脾**　鼻塞较甚，嗅觉减退，鼻涕黄浊量多，有臭气，头痛，肢体困倦，食欲不振，脘腹胀满，小便黄，舌红、苔黄腻，脉滑数。

4. **肺脾两虚**　鼻塞时轻时重，遇寒则甚，鼻涕量多、黏白无臭，嗅觉减退，伴有头痛、眩晕、自汗恶风、气短乏力、食少腹胀、面色萎黄、便溏，舌淡、苔白，脉缓弱。

【治疗方法】

1. **治则**　风热犯肺、胆经郁热、湿热蕴脾者清热泻火，宣通肺窍；肺脾两虚者补肺益气，健脾化湿。

2. **刺法**　参照"鼻炎"施治。

3. **腕踝针疗法**　上1、上4区，从下往上针。

4. **其他简易疗法**　毫针针刺印堂、迎香、风池等穴，每2日1次。

【病例分享】

例　北京中推2016年北京浮刺疗法培训班石家庄学员范某10月29日微信分享：

郭某，男，42岁，河北邯郸人，罹患头痛8年，曾在河北省中医院诊断为"鼻窦炎"，采用内窥镜治疗，但未见明显效果，经常头闷、头痛，眼睛胀痛，视物昏花。近3年，一直找我治鼻窦炎，服中药后头痛只能减轻，但不能消失，还是时而疼痛。这次到我诊所接受浮刺治疗，从前发际下浮刺印堂、头顶百会向前透刺前神聪，从后发际下向上透刺风池，并配合毫针"开四关"。第一次浮刺治疗后，效果非常好，头痛大减。持续治疗2次，头痛完全消失，视物清晰，整个人显得很有精神。

【附注】

1. 浮刺疗法对鼻窦炎疗效较好，特别是对鼻窦炎引起的前额疼痛疗效明显，对急性发作期，其通鼻窍的作用也很显著。

2. 慢性鼻窦炎病程久者由于长期炎症的刺激，可致鼻黏膜肥厚增生，形成息肉、囊肿以致鼻窦溃疡或形成骨髓炎，这些病理变化多不可逆，故应采取综合治疗措施。

3. 注意避免和预防能引起鼻窦炎发作的因素，如受凉、伤风感冒、鼻部受寒冷刺激等。鼻塞、涕多者切忌用力擤鼻，以免鼻腔分泌物通过耳咽管进入中耳引发耳病。

4. 避免长期使用血管收缩剂，以防引起药物性鼻炎。

十五、牙痛

牙痛是口腔疾病中最常见的症状。西医学中的智齿、牙髓炎、牙周炎、牙槽或牙周脓肿、冠周炎、牙本质过敏以及龋齿等均可引起牙痛。

中医学对牙痛的认识很早。《灵枢·经脉》云："大肠手阳明之脉……是动则病齿痛。"十二经脉中，手阳明大肠经入下齿，足阳明胃经入上齿，无论是风热外袭还是胃火炽盛，火邪循经上炎均可引起牙痛。又因肾主骨，齿为骨之余，肾阴不足、虚火上炎也可引起虚火牙痛。

【临床表现】

牙痛每因冷、热、酸、甜等刺激而发作或加重，可伴有牙龈红肿、牙龈出血、龈肉萎缩、牙齿松动、咀嚼困难或有龋齿存在。

1. **风火外袭** 发作急骤，牙痛剧烈，牙龈红肿，喜凉恶热，可伴有发热、口渴、腮颊肿胀。舌红、苔薄黄，脉浮数。

2. **胃火炽盛** 牙痛剧烈，牙龈红肿甚至出血，遇热更甚，伴口臭、尿赤、便秘。舌红、苔黄，脉洪数。

3. **虚火上炎** 牙齿隐隐作痛，时作时止，午后或夜晚加重，日久不愈可见齿龈萎缩，甚则牙根松动，伴腰膝酸软、头晕眼花。舌质红嫩、少苔或无苔，脉细数。

【治疗方法】

1. **治则** 风火外袭、胃火炽盛者清热泻火，消肿止痛；虚火上炎者养阴清热，降火止痛。

2. 刺法 根据牙痛部位，端坐或仰卧、侧卧，针刺点严格消毒。①如果牙痛位于咬肌附近的嚼齿，用长针从口角下方顺着下颌朝颊车进针；②如果牙痛位于上颌门齿左右，则根据实际情况选用或长或短的针具，从下颌角顺着上颌进针，也可从颊车刺向下关或颧髎；③牙痛位于下颌门齿左右，则根据实际情况选用或长或短的针具，从下颌角顺着下颌朝大迎进针；④如果上下牙都痛，则根据实际情况选用或长或短的针具，从下颌角进针，直接刺向口角旁的地仓。各摇针2分钟左右，摇针的同时让患者不停叩齿。留针1～2天。

3. 腕踝针疗法 上1区、上2区，从下往上针。

【病例分享】

例1　2017年春节回武汉与家人聚会，1月22日下午用浮刺疗法治疗3例牙痛患者，大侄女右上火牙疼痛，二侄女左下智齿发炎，大学同学李某右下龋齿剧痛。大侄女从右侧颊车进针，直对痛点向上颌推进，摇针2分钟后感牙龈清凉，疼痛顿消；二侄女从左侧颊车进针，直对痛点向下颌推进，摇针3分钟后疼痛消失；大学同学从下颌承浆外侧进针，沿下颌刺向颊车方向，牙痛当即减轻，嘱节前拔牙根治。

例2　北京中推2016年合肥浮刺疗法培训班新疆学员牛某，右下牙龈炎半个月，红肿化脓出血，止痛消炎未效。6月21日上课针刺，从右侧口角下方朝下颌角前上方的颊车进针，摇针1分钟后疼痛减轻，摇针2分钟后疼痛消失。

【附注】

1. 浮刺法对牙痛有显著的镇痛效果，一般1次即可止痛或痊愈；但对龋齿只能暂时止痛，可用少许辣椒（朝天椒）粉、独头大蒜捣烂，填入齿内，每日2次；肾虚牙痛需要按疗程施治。
2. 牙痛的发生原因很多，应针对不同的原发病进行治疗。
3. 注意口腔卫生，避免过度的硬物咀嚼和冷、热、酸、甜等刺激。
4. 注意与三叉神经痛相鉴别。

十六、咽喉肿痛

咽喉肿痛是咽喉部位病变的主要症状，以咽喉红肿疼痛、吞咽不适为特征，属于中医学风热喉痹、急喉风、慢喉风、乳蛾、喉蛾的范畴。本病相当于西医学的急慢性咽喉炎、扁桃体炎、扁桃体周围脓肿、咽后脓肿、咽旁脓肿等病。

《诸病源候论·咽喉心胸病诸候》曰："喉痹者，喉里肿塞痹痛，水浆不得入也。""脏腑冷热不调，气上下梗涩，结搏于喉间，吞吐不利，或塞，或痛，故言咽喉不利。"其病因病机多由风热火毒侵袭咽喉；或肺胃积热循经上扰，风火热毒，蕴结于咽喉；或体虚、劳累、久病而致肺肾两虚，虚火上炎，灼于喉部而致。病位在咽喉，涉及肺、胃、肝、肾等脏腑。

【临床表现】

本病发病较急，以咽喉部红肿疼痛、吞咽不适为主症，或伴有发热咳嗽等上呼吸道感染症状及食欲不振等全身症状。常因外感风热，或食辛辣香燥之品而诱发。

1. **风热壅肺** 咽部红肿疼痛，干燥灼热，可伴有发热，汗出，头痛，咳嗽有痰，小便黄，舌质红、苔薄白或微黄，脉浮数。

2. **肺胃热盛** 咽部红肿，灼热疼痛，咽喉有堵塞感，高热，口渴喜饮，头痛，痰黄黏稠，大便秘结，小便短赤，舌红、苔黄，脉数有力。

3. **阴虚火旺** 咽部微肿、疼痛，或吞咽时喉间有异物感，午夜尤甚，咽干喉燥，声音嘶哑，不停饮水，手足心热，舌红、少苔，脉细数。

【治疗方法】

1. **治则** 风热壅肺、胃火炽盛者清热泻火，消肿止痛；阴虚火旺者滋阴降火。

2. **刺法** 仰靠坐位或仰卧位，针刺点严格消毒。①从两乳头正中的膻中进针，向上直对咽喉（图8-21）；②从咽喉旁开1.5寸进针，由下往上；③从后发际下1cm左右进针，向上对准风池（图8-22）；④从腕上拇指侧上3寸的偏历向上。分别摇针2分钟左右。⑤若咽喉有异感，即中医所说的"梅核气"，则从腕横纹桡侧茎突上手太阴肺经的列缺向上浮刺，⑥毫针针刺内踝下足少阴肾经的照海。摇针过程中要求患者不停做吞咽动作。留针1～2天。

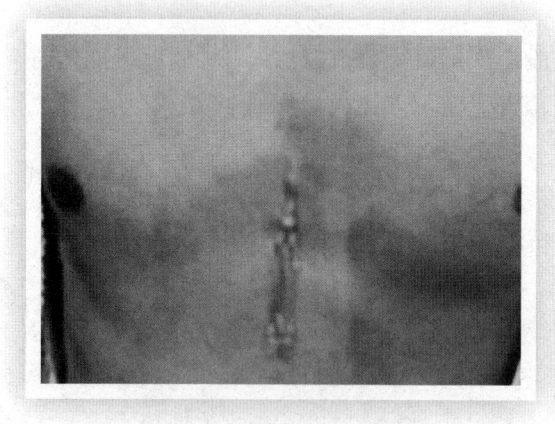

图8-21 膻中向上刺直对咽喉

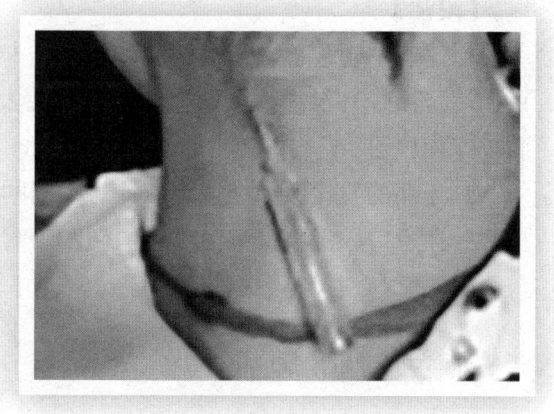

图8-22 后发际下向上刺对准风池

3. **腕踝针疗法** 上1区，从下往上针。

4. **其他简易疗法** 拇指内侧端点刺出血。

【病例分享】

例1 北京中推2016年合肥浮刺培训班西安学员李某7月24日微信分享：患者，女，50多岁，慢性咽喉炎，常年嗓子痛、喉咙干，需要不停地喝水，伴有舌尖痛。在多家医院按照慢性咽炎、干燥综合征予以中药和膏方治疗无效。经用浮刺施治，从胸部正中的膻中上方2.5寸进针，朝向咽喉天突，摇针1分多钟后，嗓子干和舌尖痛消失。

例2 北京中推2016年浮刺疗法培训班内蒙古学员赵某9月21日微信分享：郑某，女，46岁。2个月前出现咽喉肿痛，吞咽异物感。曾在河北张家口医院就诊，诊断为"咽喉炎"。口服药物治疗无效，经患者推荐前来就诊。我给予抗炎、清热解毒药静脉点滴对症治疗，咽喉肿痛消失，但吞咽仍有异物感。束手无策之际，询问王启才老师，老师认为此即中医"梅核气"，指导我用浮刺针具在腕横纹桡侧茎突上的列缺向上浮刺，从两乳间的膻中向上对胸骨柄上窝的天突浮刺，再配合毫针针刺内踝下边足少阴肾经的照海，摇针过程中要求患者不停做吞咽动作。经摇针5分钟，吞咽异物即消失。次日早晨又一次出现异物感，但比往日要小，用同样方法继续治疗1次，异物感完全消失。

例3 北京中推2016年武汉浮刺疗法培训班湖北黄冈学员徐某10月3日微信分享：翁某，男，45岁。因忙于操办儿子婚事，操劳过度，复感风热，连日来咽喉疼痛、声音嘶哑，10月1日清晨起不能发声。今下午来诊，予膻中、合谷、曲池、手五里、太溪（均双侧）做浮刺并摇针，少商、曲池刺血，另用毫针刺地仓，令其静吞"龙泉"（唾液）至丹田。操作进行到一半时，患者已能发声。10月4日电话随访患者，反馈嗓子已经好了，讲话声音也恢复正常，从手机里面听其声音很响亮。

【附注】

1. 针灸对咽喉肿痛者效果明显，但应注意一些原发病的配合治疗。
2. 积极锻炼身体，增强体质，提高机体抵抗力。
3. 避免有害气体的不良刺激，忌食辛辣刺激性食物。
4. 注意休息，减少或避免过度讲话，合理发音。

第9章 颈肩部病证

一、落枕

落枕又称"颈项伤筋",是一种急性、单纯性颈项强直而疼痛的病证。本病多见于成年人,小孩反而少见,老年则多为颈椎病的反应,具有反复发作的特点。

本病多因睡眠时姿势不正、枕头过高或过低、颈部肌肉长时间过分牵拉,或风寒之邪侵袭项背,导致颈项局部经筋发生痉挛,督脉、足太阳膀胱经、足少阳胆经经气不通,血脉瘀阻,不通则痛,也可见于颈椎小关节滑膜嵌顿,半脱位或肌肉筋膜的炎症。

【临床表现】

多在起床后,自觉一侧项背发生牵拉痛,甚至向同侧肩胛及上臂扩散,颈项活动受限,不能前后俯仰、左右回顾,扭向健侧痛甚,头常向患侧倾斜,局部压痛明显。

针灸临床结合经脉分布,可分为足太阳膀胱经型和足少阳胆经型两类。前者以痛在项背、颈项前俯后仰受限为主;后者以痛在颈臂、颈项左顾右盼受限或不能向两侧偏斜为主。

【治疗方法】

1. **治则** 祛风散寒,舒筋活络。

2. **刺法** 俯伏坐位或俯卧位,针刺点严格消毒。为了缓解后项部以及肩背部的痉挛不适,医者应首先用手掌在项部和肩背部(重点是风池、大椎和肩井处)轻轻按揉,以便患部肌肉组织放松。①从肩井(大椎与肩峰端连线的中点)的外侧、下方或外下方朝肩井处浮刺(图9-1);如果项背局部有明确压痛点的可以直接从肩井向压痛点浮刺(图9-2);②从后发际下向上浮刺(图9-3);下肢则在小腿外侧足外踝高点上3寸的绝骨(悬钟)向上浮刺。各摇针2分钟左右,刺手一面摇针,押手一面对压痛部位实施按压、捏揉等动刺法,同时患者配合做颈部的各种活动。留针1~2天。

后项部进针时患者头部可稍微抬起,以使局部皮肉放松,便于提捏皮肤进针;推进和摇针时嘱患者低头,身体前倾,以使项部皮肤平整,便于操作。

3. **腕踝针疗法** 上5、上6区,从下往上针。

4. **其他简易疗法** 指掐或毫针针刺落枕(第2、3指掌关节结合部手背上5分许)、后溪(握拳,第5指掌关节侧面后上方掌纹隆起处)。

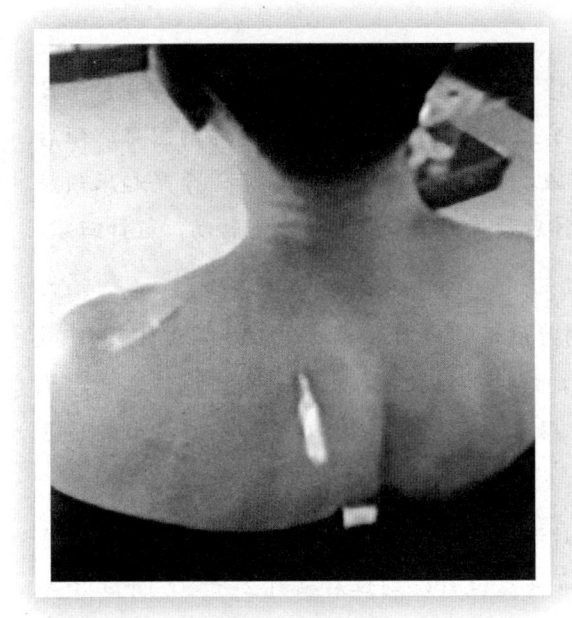

图 9-1　朝肩井处浮刺

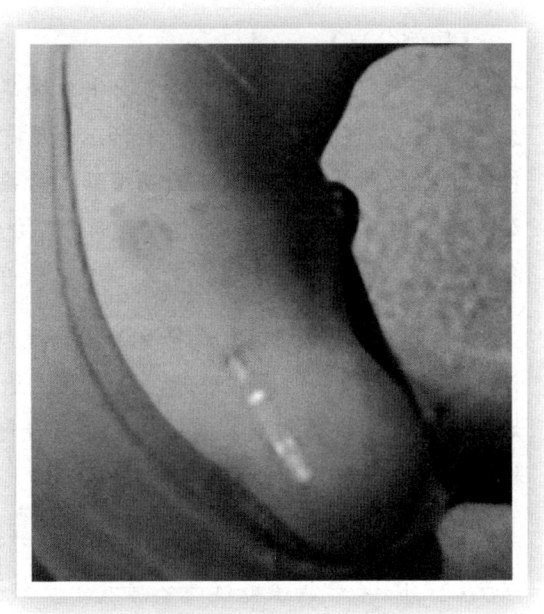

图 9-2　从肩井向压痛点浮刺

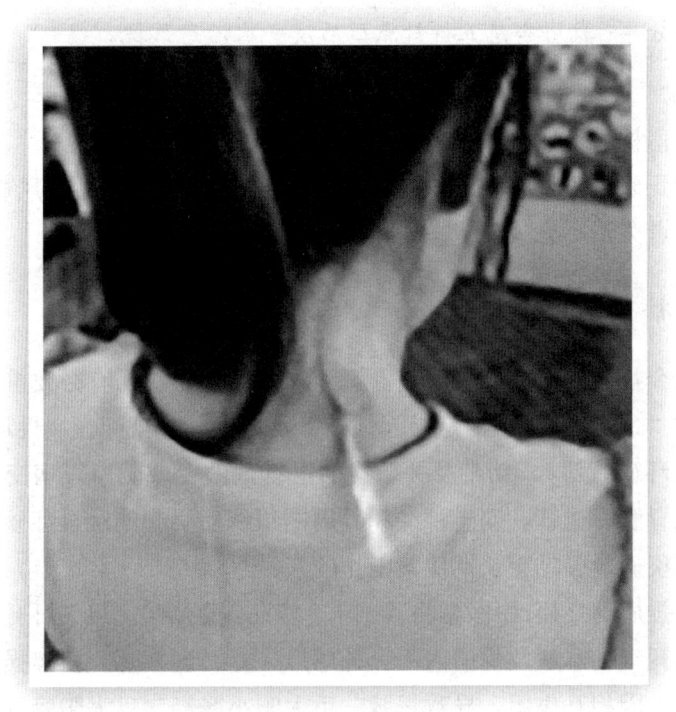

图 9-3　从后发际下向上浮刺

【病例分享】

例1　北京中推2016年9月浙江金华浮刺疗法培训班台州仙居学员蒋某9月7日微信分享：吴某，女，29岁，教师。2天前早上起来头颈部板紧强痛，转动困难，颈后伸时疼痛加剧。口服双氯芬酸钠缓释片后痛减，稍好转，昨天行推拿后，今早起床颈痛加剧。浮刺常规操作，同时转动颈部。5分钟后颈痛大减，颈部基本可转动，留针回家。急性落枕，浮刺疗法疗效肯定。

例2　北京中推2016年9月北京浮刺疗法培训班河北廊坊学员孙某9月20日微信分享：患者头不能向右边扭，痛点在左边，诊断为落枕。按照浮刺疗法操作常规，找好痛点，从左向右进针。2分钟左右患者可以轻微活动，摇针10分钟左右，出针后落枕症状缓解80%。

例3　北京中推2016年10月河南开封浮刺疗法培训班学员杨某10月23日微信分享：一个12岁儿童落枕，从肩井下方对准痛点进针，到位后摇针2分钟，并配合疼痛局部按揉，出针痛止，效果显著。

例4　成都岐黄轩医学培训中心2016年重庆浮刺疗法培训班周某（一枝梅）2016年1月6日微信分享：我用哈慈五行针点压后溪一次治愈落枕。

【附注】

1. 浮刺治疗落枕，疗效快捷而显著。
2. 注意保持正确的睡眠姿势；枕头高低适中，枕于颈项部；避免风寒等外邪的侵袭。
3. 中老年患者久治不愈或反复发作，应排除颈椎病。

二、颈椎病

颈椎病在当今社会发病率高，又是浮刺疗法的重点病种，有必要重点详述。

颈椎病又称"颈椎综合征"，是指因颈椎骨质增生、颈椎间盘慢性退变（髓核脱水、弹性降低、纤维环破裂等）、韧带及关节囊的退行性改变或肥厚等病变，刺激或压迫颈神经、神经根、脊髓、血管、交感神经和其周围组织而引起的综合症候群。颈椎病是一种常见的中老年疾病，多见于长期伏案工作的人。

因其主症为颈肩部疼痛，中医学将其归入"痹证"的范畴。年老肝肾不足、正气亏虚、筋骨失养或久坐耗气为本病发生的内因。外感风、寒、湿、热，扭挫损伤均为引起本病的外因。内因、外因相互作用，导致督脉、手太阳小肠经、足太阳膀胱经脉阻滞，气血运行不畅为病。

【临床表现】

发病缓慢，临床以头、颈项、肩、手臂及前胸等部疼痛，并可有进行性肢体感觉及运动功能障碍为主要特征。轻者头晕、头痛，恶心，颈肩疼痛，上肢疼痛、麻木无力。

重者可导致瘫痪，甚至危及生命。其病变好发于颈椎 5～6，其次是颈椎 6～7、颈椎 4～5 的椎间盘。按其受压部位的不同，一般可分为单纯型、神经根型、椎动脉型、交感神经型、食管型、脊髓型、混合型等。除了单纯型仅见于颈项局部僵硬不适、轻微疼痛外，其他类型开始常以神经根症状为主要表现，逐渐出现椎动脉、交感神经型、食管型以及脊髓功能或结构上的损害，并出现相应的临床表现。

神经根型颈部僵硬板滞，活动受限，疼痛部位都在受累神经根分布区内，疼痛常向肩臂、前臂、手指及前胸等处放射，伴肢冷无力、手指麻木，颈后伸或向病侧弯曲时，上肢和手部麻木，疼痛加重，有时出现受压神经根所支配的皮肤感觉减弱，肌力下降，肌肉萎缩，腱反射降低。

椎动脉型颈肩痛或颈枕痛，可出现位置性眩晕、头昏、偏头痛。

交感神经型枕部疼痛，头晕疼痛，心慌胸闷，视物模糊，双侧瞳孔或眼裂大小不等，一侧面部无汗或多汗，手麻、肿胀、发凉，或有心律不齐、心动过速或过缓等交感神经功能紊乱的表现。

食管型因于椎体前方骨质增生压迫食道，导致吞咽困难，膈神经受累而出现呼吸困难，喉返神经受累引起声带麻痹、声音嘶哑。

脊髓型腰部有束带感，上下肢酸软无力、麻木，走路不稳，有踩棉花的感觉。有的从双上肢逐渐发展到下肢，也有的从双下肢逐渐发展到双上肢，且日渐加重，甚至出现不同程度的痉挛性瘫痪。四肢有痛觉、触觉减退等感觉障碍，少数患者伴有大小便失禁。

混合型则会出现两种或两种以上的症型交织混现。

颈椎 X 线检查可见颈椎椎体后缘有唇样骨刺突出，颈椎间盘椎间隙变窄，椎间孔相应缩小，小关节及椎间孔周围骨质密度增加，颈椎前突曲度消失，呈颈强直。

1. **风寒痹阻** 肩颈部疼痛，肢体酸胀重着、麻木，尤以天气变化时为甚，遇寒痛剧，得温痛减，颈部僵硬，活动受限，后颈部可触及条索状物或有压痛。舌苔薄白或白腻，脉弦紧。

2. **气滞血瘀** 颈部及患侧上肢针刺样或烧灼样疼痛，痛处固定不移，手指麻木，活动不利，肩胛上下窝及肩头有压痛，舌紫暗或有瘀斑，脉弦细而涩。

3. **肝肾不足** 颈项酸软疼痛，手足麻木乏力，活动拘紧不利，或伴有头晕眼花，耳鸣耳聋，腰膝酸软，男子遗精、阳痿，女子月经不调，舌红、苔少，脉象细弱。

【治疗方法】

1. **治则** 风寒痹阻型祛风散寒，通经活络；气滞血瘀型行气活血，化瘀止痛；肝肾不足型滋养肝肾，调和气血。

2. **刺法** 颈椎病单纯型的浮刺法同"落枕"。端坐或俯卧位，针刺点严格消毒。①针刺点在病痛点（痉挛点）或肩井外下方，朝上直对痛点，左右各一（图 9-4）；②颈椎正中或棘突压痛用短针从痛点两边对刺（图 9-5），③从颈椎下段、胸椎上段沿着脊柱中线（图 9-6）或两侧夹脊由下向上针刺（图 9-7），摇针 2～3 分钟，同时配合动刺。

留针1～2天。

颈部的知觉比较敏感，低头状态下颈部相关组织由于牵拉又增添紧张感。为了缓解局部组织的紧张状态，便于提捏皮肤进针，进针时要求患者头部稍微抬起；运针和摇针时嘱患者低头、身子往前倾，以使项部皮肤平整，便于操作。

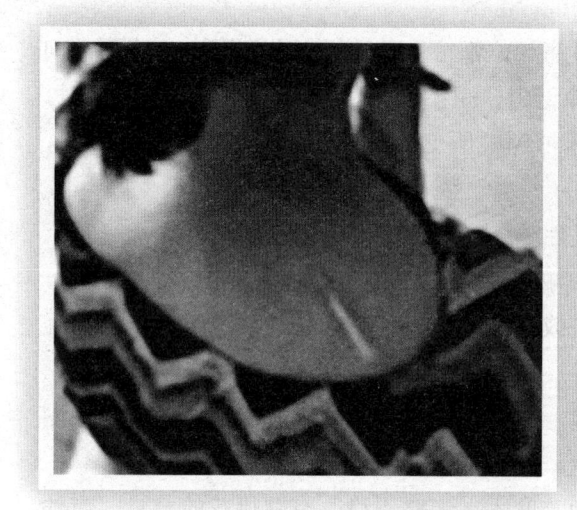

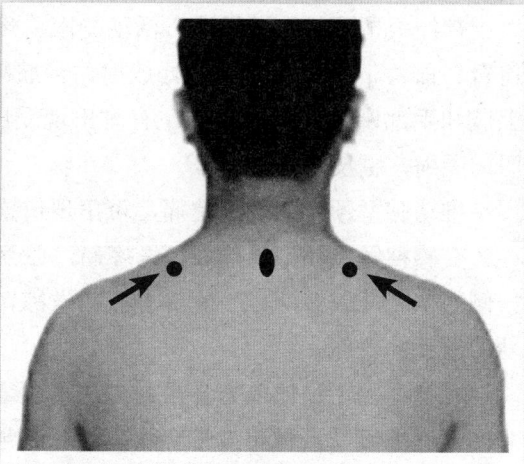

图9-4　肩井外下方，朝上直对痛点

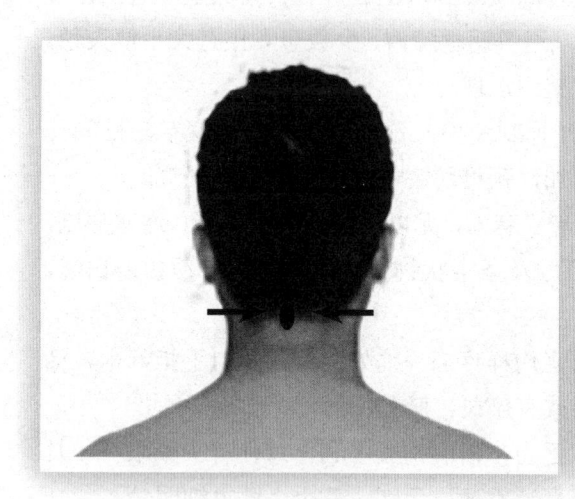

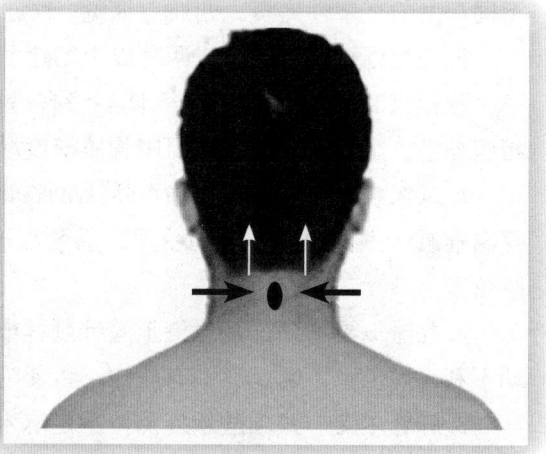

图9-5　从痛点两边对刺

偏肩背疼痛者也可以从锁骨肩峰端与肩胛冈之间手阳明大肠经的巨骨朝痛点方向刺入（图9-8），左右各一。摇针并配合动刺法。

颈椎病的远端刺法多在上臂外侧前缘手阳明大肠经下段选点，由下向上浮刺（图9-9）。摇针并配合动刺法。

颈椎病涉及肩胛区周围疼痛时，可在肩胛骨内侧或肩胛骨外侧加针，由下向上浮刺（图9-10），摇针并配合动刺法。

3. 颈椎病脊神经根型 颈椎病涉及上肢疼痛以及手指麻木,局部和上肢都需要针刺时,最好按先刺远端(上肢)、后刺局部(颈椎及肩背)的次序进行,即先在上肢针对臂痛、手指痛麻施治,再针对颈部及肩背疼痛不适下针(图9-11)。若是先局部、后远端容易使患者产生肌肉紧张和疼痛等不适感。

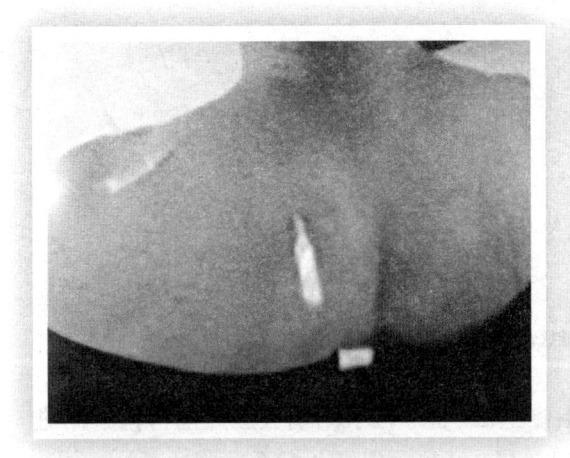

图9-6 从颈椎下段沿着脊柱中线针刺

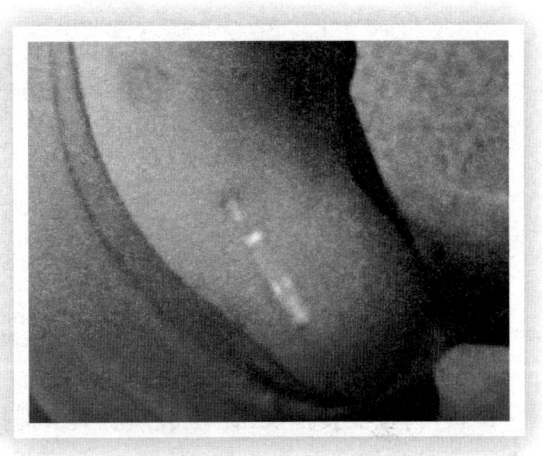

图9-7 两侧夹脊由下向上针刺

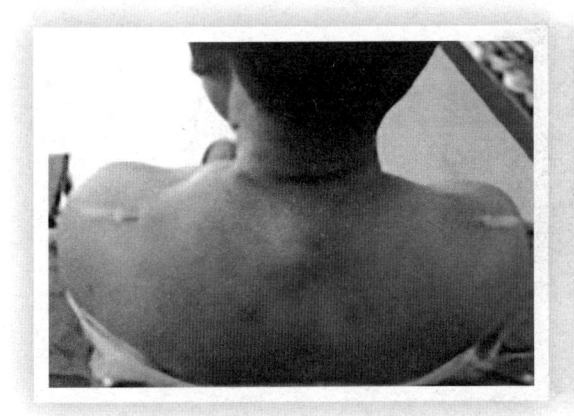

图9-8 从巨骨朝痛点方向刺入

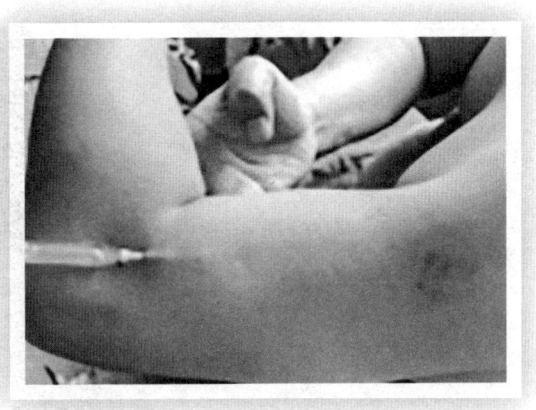

图9-9 上臂外侧前缘由下向上浮刺

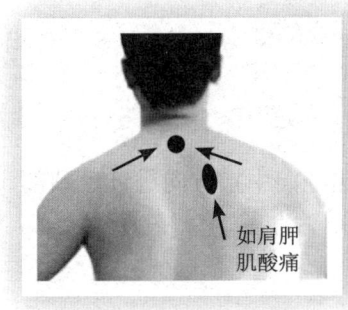

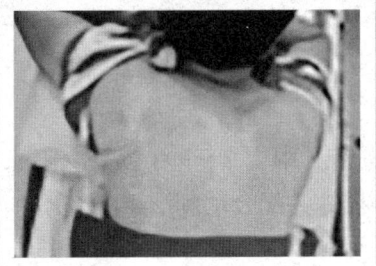

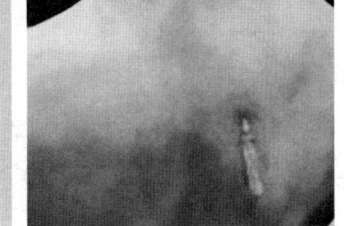

图9-10 肩胛骨内侧或外侧由下向上浮刺

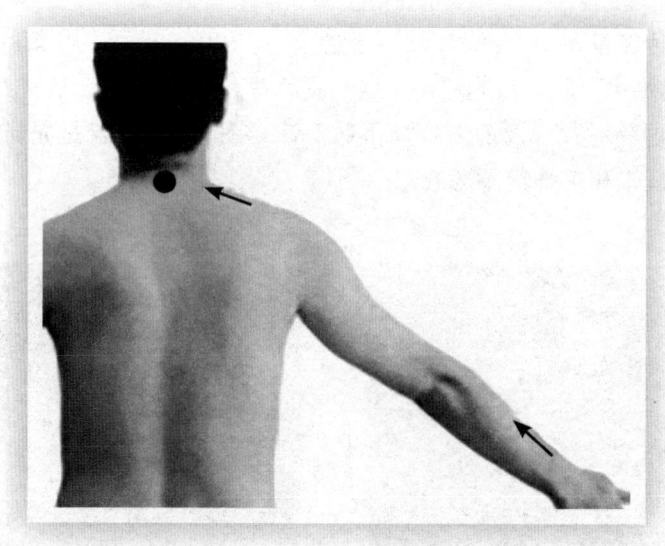

图 9-11　颈椎病脊神经根型

(1) 拇指及食指麻木：上肢从腕关节拇指侧上 2～3 寸按手阳明大肠经向拇指方向进针，颈部从肩井向大椎上方的第 5、6 颈椎刺（图 9-12），摇针并配合动刺法。

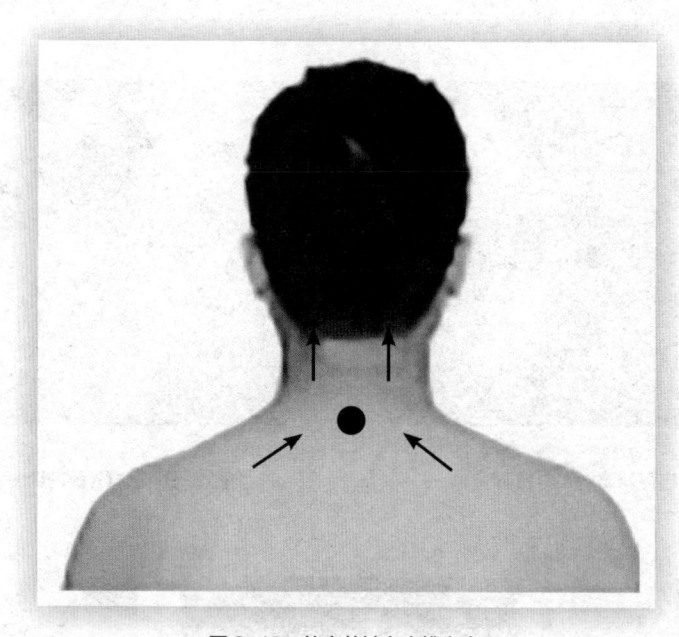

图 9-12　从肩井针向大椎上方

(2) 中指麻木：上肢从腕关节正中上 2～3 寸按手少阳三焦经向中指方向进针，颈部从肩井向大椎刺（图 9-13），摇针并配合动刺法。

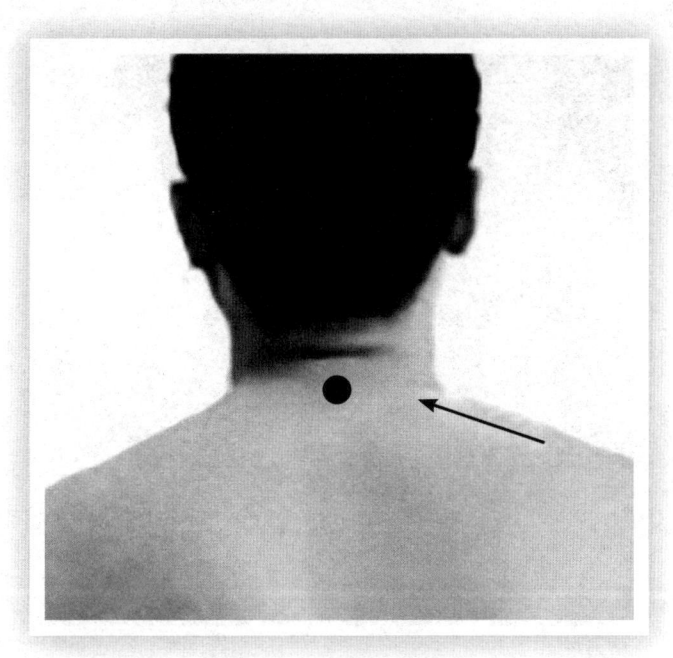

图 9-13　从肩井针向大椎

(3) 无名指及小指麻木：上肢从腕关节小指侧上 2～3 寸按手太阳小肠经向小指方向进针，颈部从肩井朝大椎下刺，摇针并配合动刺法（图 9-14）。

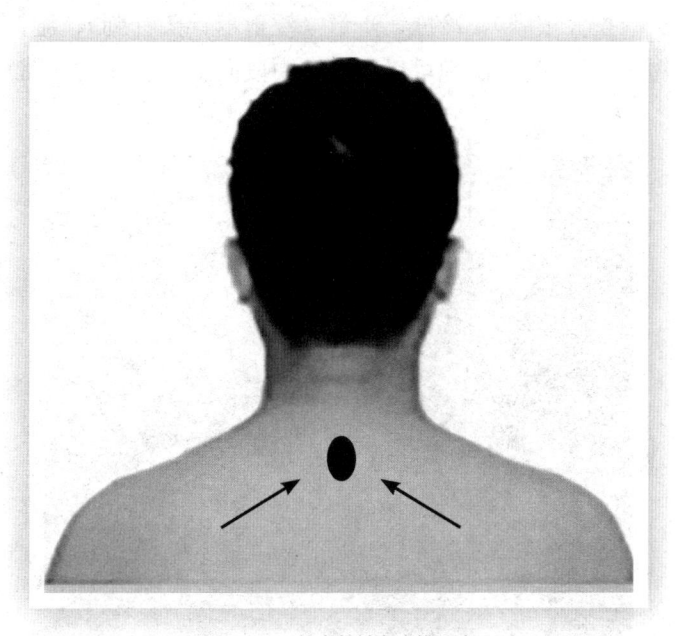

图 9-14　从肩井针向大椎下方

为了便于学习和记忆，上面三种刺法可以将一只手的中指放在大椎，拇指、食指在上，无名指、小指在下示意（图 9-15）。

131

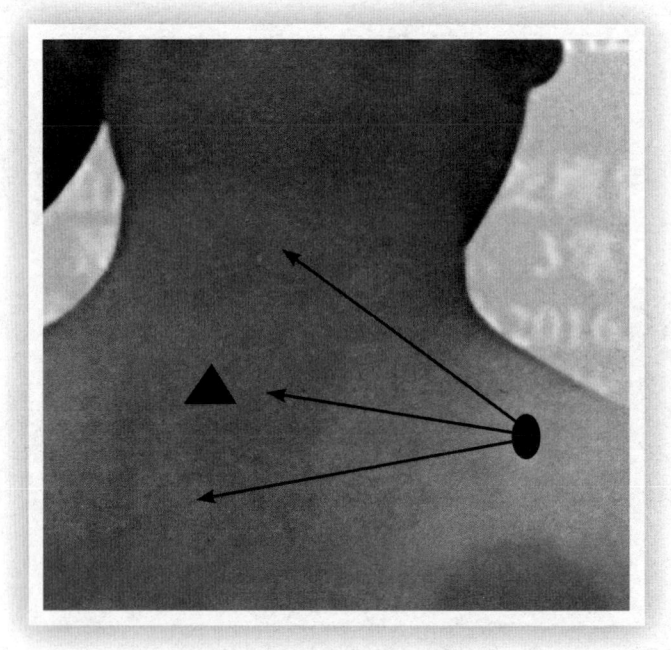

图 9-15　颈椎病上肢疼麻针法示意

　　有的颈椎病可引起上臂肱三头肌疼痛（扳机点捏痛），因肱三头肌长度变短，致使上臂抬举困难，并非肩周炎引起。现代医学对上臂肱三头肌扳机点捏痛的治法常常是在肱三头肌的三个头牵拉（按摩）、冷冻、干针（注射器针头针刺）、湿针（穴位注射利多卡因加激素类药物）。而浮刺疗法则可以在上臂中段向上实施浮刺（图 9-16）。

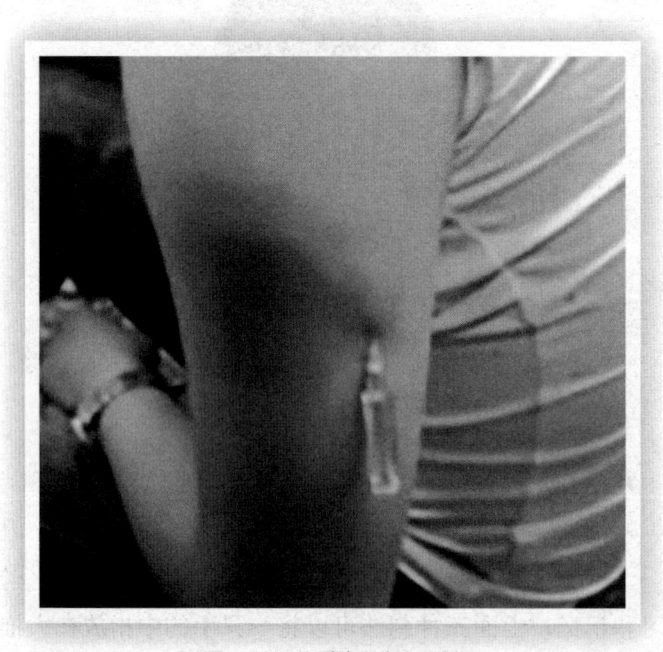

图 9-16　上臂中段向上浮刺

4. 颈椎病椎动脉型 伴发头晕、头昏、视物昏花、听力下降者,在单纯颈椎病的基础上加刺风池,摇针并配合动刺法。

5. 颈椎病食管型 食管型的浮刺法可从膻中稍下进针,向上直对咽喉(图9-17);左右从胸骨两侧胸大肌进针,斜向内上方对准咽喉部位,摇针并配合动刺法(图9-18)。

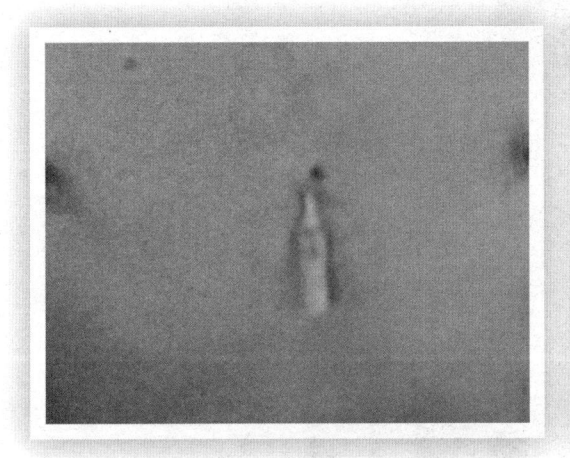

图9-17 从膻中向上直对咽喉刺

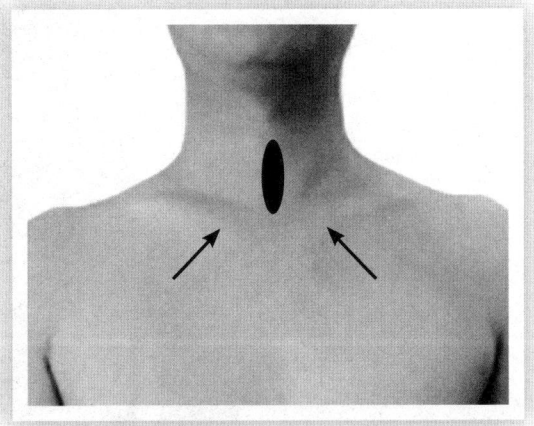

图9-18 从胸大肌斜向内上方对准咽喉刺

6. 颈椎病交感神经型 双侧肩井进针,朝向后项部痛点;后发际下左右两侧向上刺入发际内(图9-19);第3腰椎横突两旁各5cm处刺向脊柱正中(图9-20)。配腕踝针双上1、2、5区(针向上下交替),双下1、5、6区(针向朝上)。均用浮刺法摇针并配合动刺法3~5分钟。

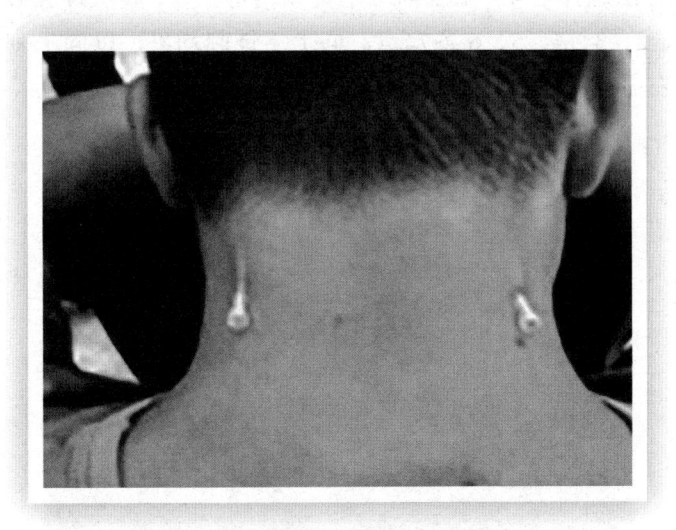

图9-19 后发际下两侧向上刺入发际内

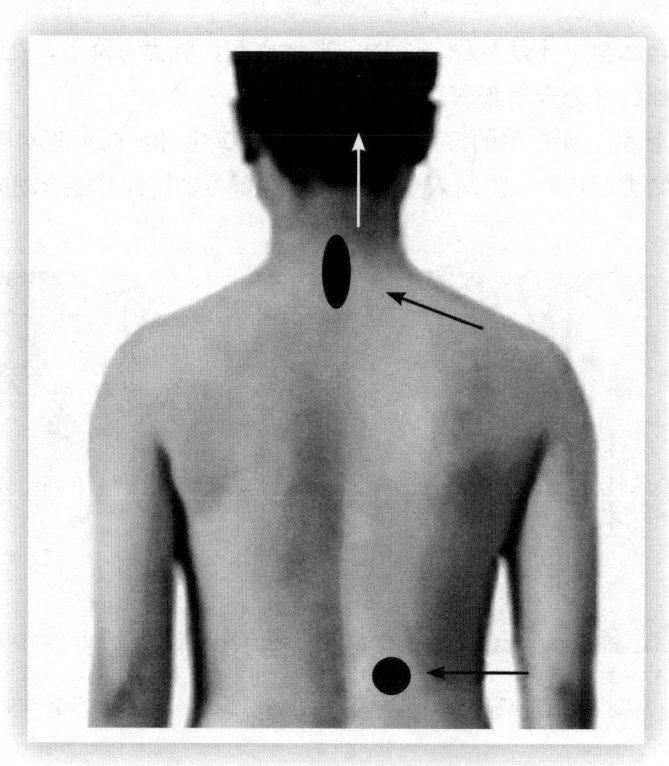

图 9-20　第 3 腰椎横突刺向脊柱正中

7. 颈椎病脊髓型　①后项部肩井刺向大椎上下方均可（图 9-21）；②后发际下向上浮刺两侧风池；③腰部从脊柱两边刺向有束带感的局部椎体（图 9-22）；④上肢从腕关节上方按照腕踝针法选择上 4、上 5 向上下针刺均可；⑤下肢从踝关节上方按照腕踝针法轮流选择下 1、2、3、4、5、6 各穴点，向上下针刺均可，以向上刺为主。摇针并配合动刺法 5 分钟左右。

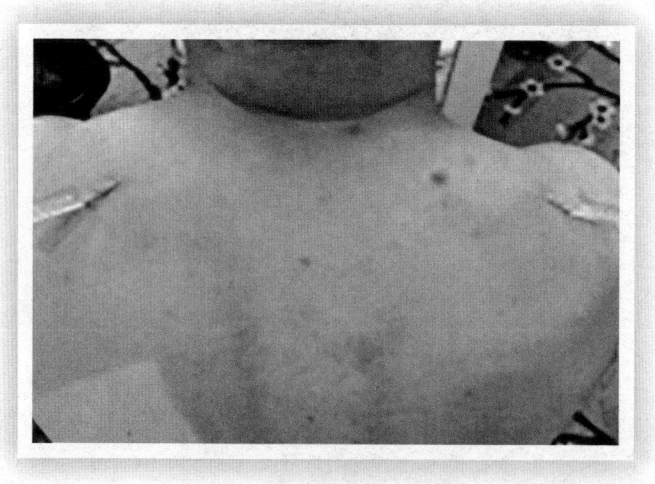

图 9-21　肩井刺向大椎上下方

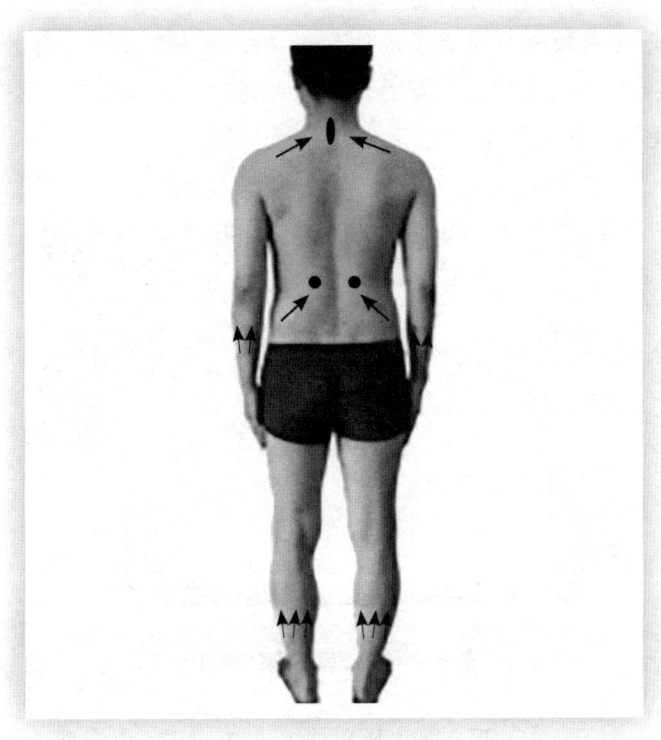

图9-22 刺向有束带感的局部椎体

8. **颈椎病混合型** 病情复杂,需要结合病情,参照上述各症型轮流分组,综合治疗。除了颈椎之外,还要在腰椎上下对刺(图9-23)。

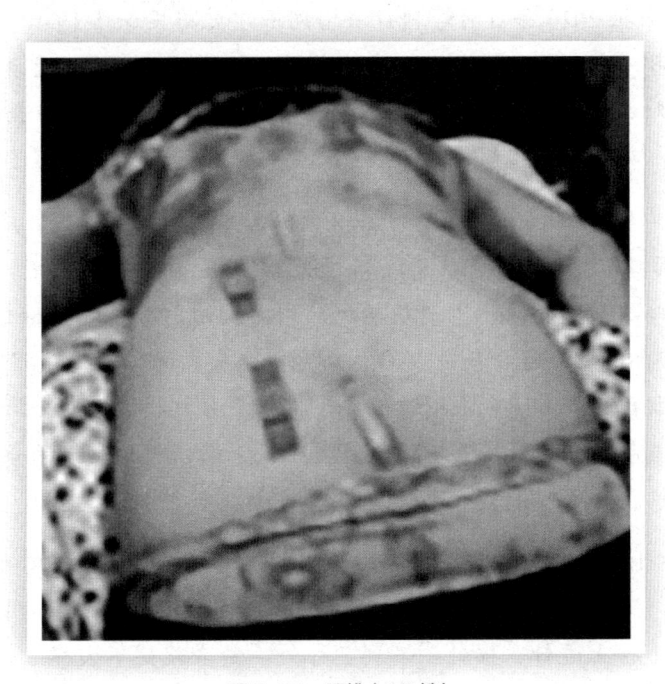

图9-23 腰椎上下对刺

颈椎病可结合X线检查结果提示的病变椎体配合按摩或由下而上浮刺颈夹脊（图9-24），按摩或毫针针刺后溪以及颈椎点。手麻者弹拨、拿捏锁骨上窝中外方的斜方肌，或从凹陷中部由里向外毫针针刺。

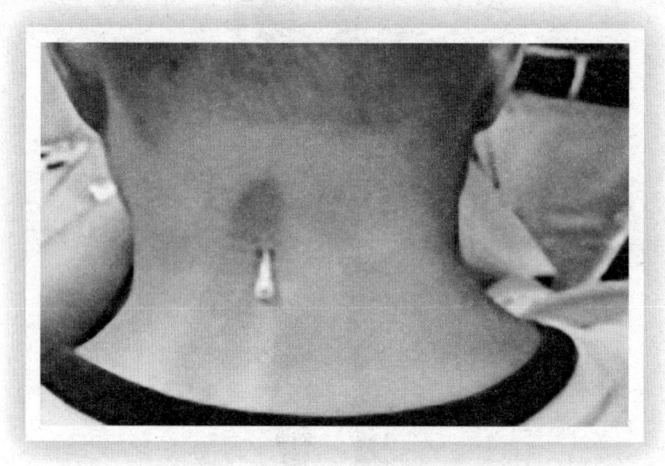

图9-24　由下而上浮刺颈夹脊

9. 腕踝针疗法　上5、上6区，椎动脉型加上上2、上3，食管型、交感神经型加上1，从下往上针。

10. 其他简易疗法　经常刺激第5指掌关节后上方的后溪，同时配合颈部活动。

【病例分享】

例1　北京中推2016年6月浮刺疗法培训班学员高某6月19日微信分享：昨天刚结束浮刺疗法学习，今天第一天上班，下午来了一位颈椎病、落枕患者，我用浮刺法治疗，从肩井下方对准痛点向上针，摇针10分钟，虽然摇针手法不很熟练，但患者感觉颈肩部疼痛消失，头也可以随意转动了。患者高兴地说治疗效果太好了。

例2　北京中推2016年8月浮刺疗法培训班山东菏泽学员沈某8月20日微信分享：8月18日结束学习回来，20日中午就用浮刺疗法治疗了2位颈椎病患者。一位男性，48岁，第3颈椎右侧疼痛，活动受限，不能扭转。应用浮刺法对准第3颈椎椎间隙刺入皮下，摇针1分钟，疼痛消失大半；2分钟左右疼痛完全消失。一位女性，53岁，第7颈椎左侧疼痛，以痛点做靶点，用浮刺法穿过肩井，摇针2分钟，疼痛完全消失。在场的患者都说，士别三日当刮目相看，几天不见沈大夫长见识啦。听到患者的夸赞，我的心里充满了喜悦和成就感。

例3　沈某10月21日分享：张某，女，55岁。颈项连同右侧颈肩部疼痛不适，上臂疼痛、麻木，活动受限，上臂抬不起来3天。我将痛点做靶点，用笔做记号，患处常规消毒后，从下往上进针、摇针。不到2分钟，患者就说不太疼了，上臂也能抬起。感谢王启才老师让我得到了众多患者的认可。

例4 成都岐黄轩2016年7月太原浮刺疗法培训班新疆学员杨某2016年10月23日微信分享：患者，女，36岁。头痛头晕、眼胀恶心、心慌气短持续1小时。既往曾有类似发作，但无高血压及心脑血管病史。查双肺及胸膜、腹部，未查出明显阳性体征，血压100/60mmHg，心率73次/分，心律整齐，无心前区疼痛，无左臂放射痛。诊断为混合型颈椎病。浮刺法治疗，首先在双侧前臂中央由下往上各扎1针，远端解决颈肩部的肌肉痉挛；然后在颈椎两侧旁开1.5~2cm处由下向上对着风池各扎1针；最后考虑前额和眼睛胀痛，从患侧上关朝太阳方向扎1针。注意：如果前斜角肌有问题必须在松解其他部位之前优先解决，以免其他肌肉松解导致前斜角肌紧张度增加，从而加重心慌、气短等症状。经浮刺治疗后，患者上述症状明显缓解。建议适当进行颈肩部功能锻炼；保持良好姿势。

例5 笔者（王启才）从6岁上小学读书，一直到大学毕业，做了17年的学生；大学毕业后一直留校任教，又当了50多年的老师；如今虽然退休了，但是还在进行各种继续教育培训工作，经常需要伏案写作。60多年的伏案工作，使自己不可避免地患上了比较严重的颈椎病，病史20多年，头项经常疼痛不适，伴右上肢疼痛、麻木，颈椎生理曲度消失、椎体错位、模糊不清。进入21世纪以来，由于使用电脑写作，后新增了微信之害，颈椎病不可避免地加重了。平时由于赶写书稿，颈椎病时而发作，右上肢疼痛，右手大拇指和食指阵发麻木，每隔5~6分钟发作1次，每天最多发作一百多次。我利用在全国各地培训浮刺疗法的机会，让学员们为我做浮刺，自己也利用一切可以利用的机会按摩后溪。半个月内，颈椎病就得到了完全的控制。至今几年过去了，颈椎病再也没有复发。

【附注】

1. 浮刺治疗颈椎病有比较好的疗效，对于缓解颈项痛、肩背痛、上肢痛、头晕头痛等，效果尤为明显。可单用针灸，若配合按摩、外敷则疗效更佳。

2. 落枕会加重颈椎病病情，故平时应注意正确睡眠姿势，枕头高低要适中，枕于颈项部。并注意颈部保暖，避免风寒之邪侵袭。

3. 长期伏案或低头工作者，要注意颈部保健。连续工作时间不宜过长，防止颈部疲劳，工作1~2小时后要活动颈部，可作颈项部前俯后仰、左顾右盼、左右侧偏以及缓慢旋转颈部各四八拍的颈部活动操。

(1) 前俯后仰四八拍：在前俯后仰的强化动作中，前俯时要求下巴尽量能够接触到自己的前胸，后仰时要求眼睛能够看到头顶的蓝天或天花板。

(2) 左顾右盼四八拍：在左顾右盼的强化动作时，要求眼睛能够看到肩膀水平线的方位。

(3) 左右侧偏四八拍：在左右侧偏的强化动作时，要求耳朵尽量向肩部靠拢。

(4) 前后左右慢旋转四八拍：从前到后先按顺时针方向旋转1圈（4拍），再按逆时针方向旋转1圈（4拍），如此反复4个八拍。要求动作缓慢柔和，不宜过快过猛。

注意：每个节拍的单数是小幅度的轻动作，双数则是大幅度的强化动作。

希望大家在伏案工作劳累后，也能坚持做这种活动。既能延缓颈部的老化，又能减少发生落枕的机会。一套4种动作的颈部活动操完成以后，你的颈项甚至包括肩背部会发热，感到头目清醒，颈肩部轻松，连同四肢都有一种轻松舒适的感觉。简易颈部活动操对每个人都是一种很好的活动颈部的方法，如果每天有空都能坚持活动，就能延缓颈椎老化的过程，也能大大减少落枕的机会，对颈椎病的辅助治疗起到非常好的效果。

三、肩关节周围炎

肩关节周围炎简称"肩周炎"，中医学有"肩痹"（表明本病属于痹证范畴）、"漏肩风"（说明本病的病因与风邪直接相关）、"肩凝症"、"冻结肩"（体现了本病功能活动受限的临床特征）等多种名称，因常见于中年以后，尤以50岁左右者居多，故又有"五十肩"之称。本病女性多见于男性。

肩周炎为肩关节周围的软组织退行性、炎症性病变，多继发于肱二头肌腱腱鞘炎、冈上肌腱炎、冈上肌腱破裂或肩峰下滑囊炎。肩部感受风、寒、湿邪或劳累过度、慢性劳损致肩部经络闭阻不通、气血凝滞不行为主要成因。一般是单侧为患，双侧同时受病较为少见。

【临床表现】

典型的肩周炎早期以疼痛为主，症见肩部酸痛，可向颈部或上肢放射，静止痛，日轻夜重，夜间甚至可因疼痛而醒，早上较轻，稍事活动，疼痛反可减轻。局部可有广泛性压痛，肩关节功能活动（外展、内旋）受限。

后期以功能障碍为主，由于病变组织产生粘连、冻结，由早期的功能活动受限发展为功能活动障碍，不能抬肩、梳头、摸后枕部及对侧肩胛区。而肩关节疼痛程度反而减轻。长年日久，可出现患肢（尤以肩部、上臂）肌肉萎缩。

本病若以肩前区疼痛为主，后伸疼痛加剧者属手太阴（肺）经证；以肩外侧疼痛为主，三角肌压痛、外展疼痛加剧者属足阳明（胃）经和手少阳（三焦）经证；以肩后侧疼痛为主，肩内收时疼痛加剧者属手太阳（小肠）经证。

【治疗方法】

1. 治则 早期宜通经活络而止疼痛，后期应行气活血，恢复功能，配合动刺法。

2. 刺法 端坐或侧卧位，患侧在上，针刺点严格消毒。肩周炎的浮刺疗法一般以上臂肩峰或三角肌下方进针，针尖向上为主（图9-25），摇针病配合动刺法2分钟左右，留针1~2天。而且可以仿传统针刺的"肩三针"法，分别在肩关节的前下方（腋窝前下纹头端）和肩关节的后下方（腋后纹头端）各加刺一针，摇针并配合动刺。

当然也可以从项背部的冈上窝、肩胛区方向对准痛点进针，向外侧肩峰端方向推进（图9-26），摇针并配合动刺。

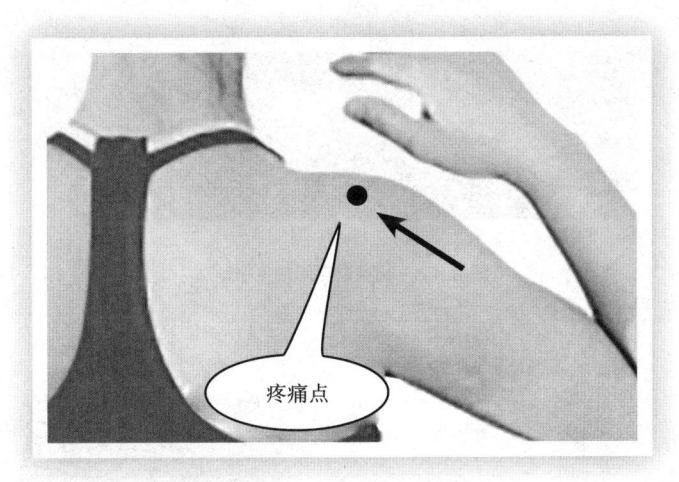

图 9-25 上臂肩峰向上进针

在疗效不理想的情况下，可以采用并排多针或痛点前后两端夹击刺法（图 9-27 和图 9-28），摇针并配合动刺。

以肩前区疼痛为主、后伸疼痛加剧的手太阴（肺）经证，重点在上臂内侧或腋前纹头上方进针，针尖向上（图 9-29 和图 9-30），摇针并配合动刺。

图 9-26 肩胛区方向对准痛点进针

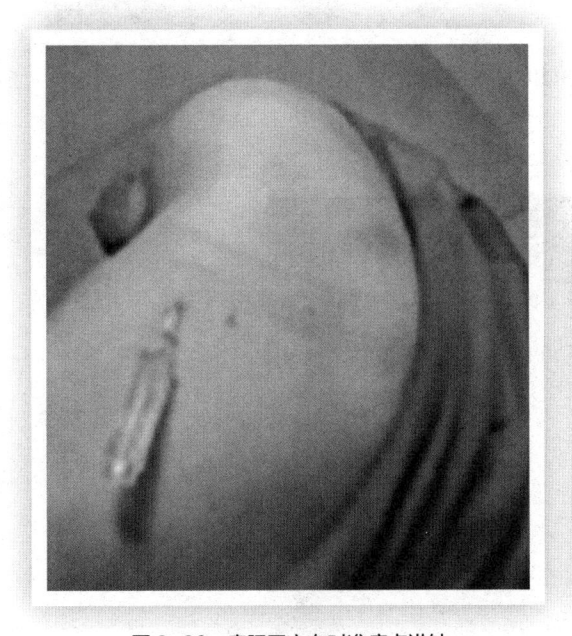

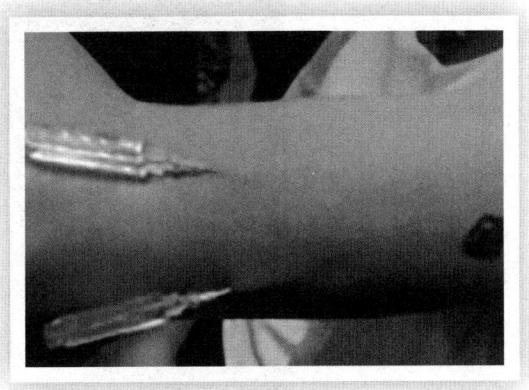

图 9-27 并排多针刺法

以肩外侧疼痛为主、三角肌压痛、外展疼痛加剧的足阳明（胃）经证、手少阳（三焦）经证，重点在上臂外侧浮刺，针尖向上（图 9-31），摇针并配合动刺。

《内经》浮刺治疗学

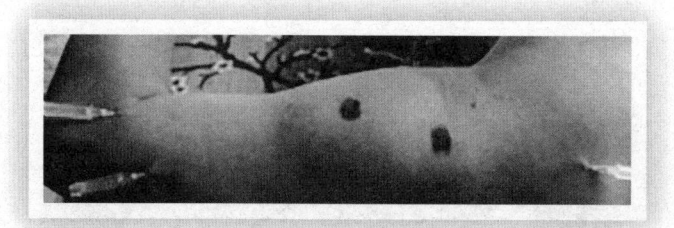

图 9-28　痛点前后两端夹击刺法

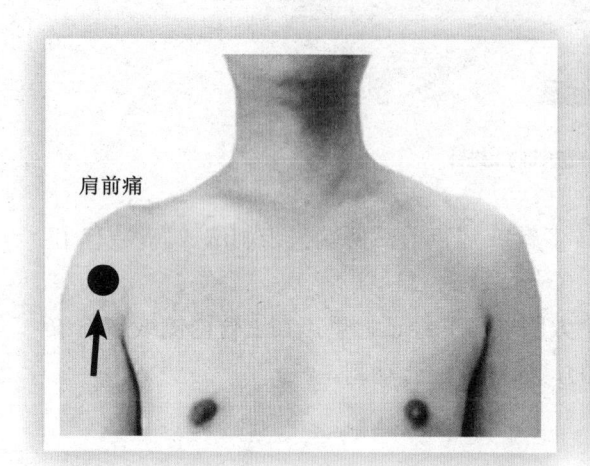

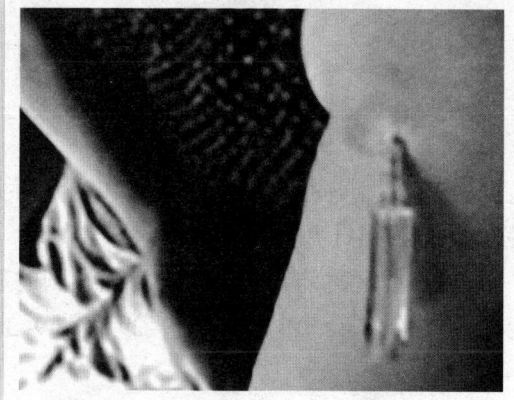

肩前痛

图 9-29　上臂内侧从上往下进针

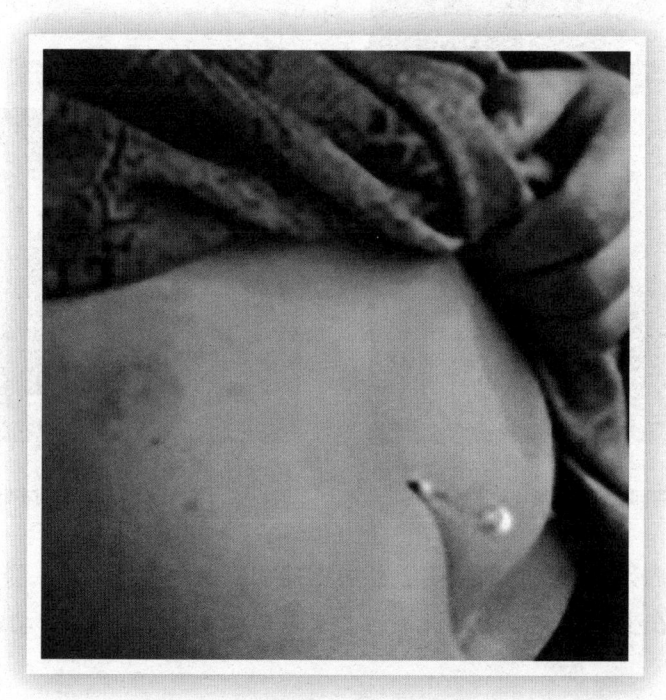

图 9-30　腋前纹头上方进针，针尖向上

140

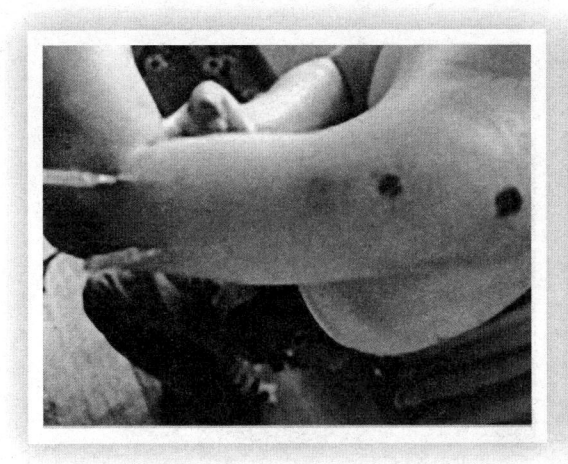

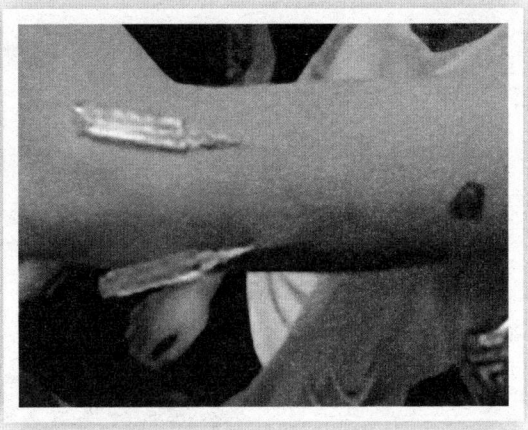

图 9-31　上臂外侧浮刺，针尖向上

以肩后侧疼痛为主、肩内收时疼痛加剧的手太阳（小肠）经证，重点在上臂后缘和肩胛区浮刺，针尖向上（图 9-32），摇针并配合动刺。

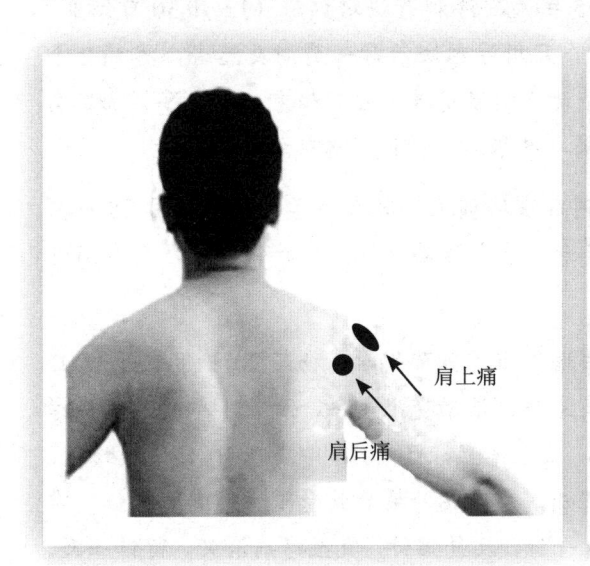

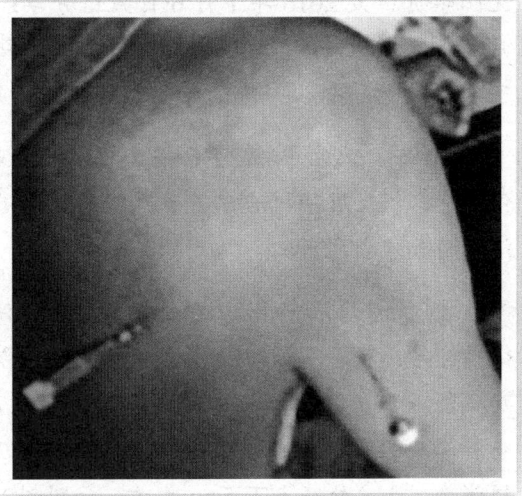

图 9-32　上臂后缘和肩胛区浮刺，针尖向上

如果患者伴有上肢外侧疼痛，就从三角肌下进针，针尖向上（图 9-33），摇针并配合动刺。

3. **腕踝针疗法**　上 3、上 4、上 5、上 6 区，从下往上针。

4. **其他简易疗法**　配合特效穴中平（外膝眼正中直下 4 寸）、阳陵泉（膝关节外下方腓骨小头前下方凹陷中），浮刺或毫针针刺均可。同时嘱咐患者不停地配合做肩关节的各方位活动。

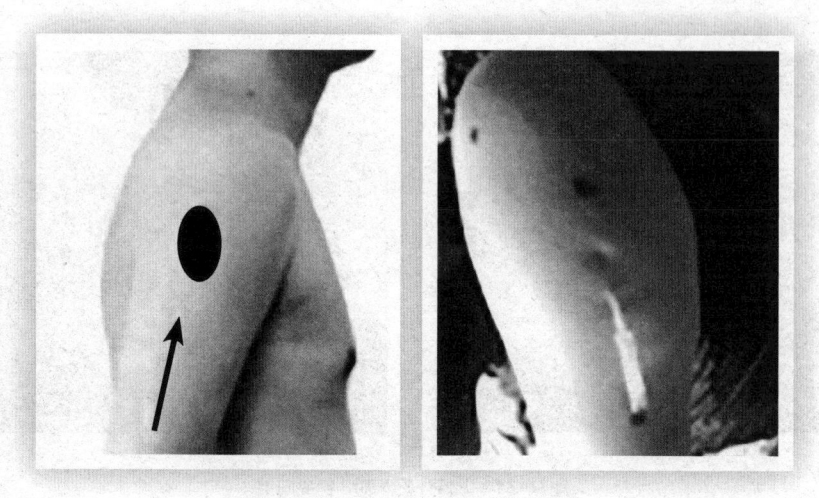

图9-33 从三角肌下进针,针尖向上

【病例分享】

　　例1　成都岐黄轩医学培训中心2015年西安浮刺疗法培训班(12月30日结业)沈阳学员白某2016年1月6日微信分享:昨天用浮刺法治疗一肩周炎患者,疼痛2个月,夜不能寐,不能摸头和提裤子,背伸等活动明显受限,近期加重。应用浮刺法在肩下5cm左右进针,一次治疗明显好转,效果真的很好。感谢王老师的认真传授!

　　例2　北京中推2016年6月合肥浮刺疗法培训班江苏常州学员周某6月28日微信分享:今天用浮刺治疗2个严重肩周炎患者,肩部活动受限,治疗结束后,患者肩部活动自如,都很开心。

　　例3　北京中推2016年5月浮刺疗法培训班江苏邳州学员杨某2017年2月16日微信分享:宋某,女,52岁,肩周炎。右肩疼痛、活动受限半年,加重1个月,夜晚疼痛不能入眠,在他处推拿、拔罐治疗多次,效果不显,于2016年9月10日请我诊治。查肱二头长肌、大小圆肌处、喙突处均有压痛,右上肢外展后旋受限。患者取坐位,常规消毒,从三处痛点下5cm左右,分别刺入一针,反复摇针,直至疼痛消失,留针一天。第3天患者前来取针时说症状已经完全消失。浮刺治疗,一次而愈,功效神奇。

　　例4　北京中推2016年7月浮刺疗法培训班吉林通化学员张某结业留言:2个月前骑摩托车摔了一跤,碰伤右侧肩关节。肩痛、活动受限,不能外展、后伸和上举,拔罐、内服和外敷药物均未收效。王启才老师结合教学先用浮刺法在患侧肩部压痛点下方20cm处向痛点进针,边摇针边活动患肩,肩部疼痛当即明显减轻,活动也有所好转,并在同侧下肢足三里下1寸的中平和腓骨小头前下方的阳陵泉各加刺一毫针,略加行针,患侧肩部就能正常活动了,疼痛完全消失。他兴奋地说:"很幸运能成为王老师的学生,不但学会了浮刺疗法真本领,还治好了我自己的肩痛病。我一定要好好学习,让更多的患者减轻痛苦,不辜负老师的期望。"

例5 北京中推2016年8月北京浮刺疗法培训班青岛学员姜某8月22日微信分享：无痛浮刺治疗颈肩腰腿痛，立竿见影，效果出奇！一位42岁的男性搬运工，职业的关系导致肩部疼痛不适多年，治疗效果反反复复，不太理想。腕踝针上4、上5、上6，浮刺法从肱二头肌向肩井方向进针，摇针5分钟痛止，效果明显，患者十分满意，期待后期治疗效果。感谢王老师的教导！

【附注】

1. 浮刺法治疗肩关节病痛有很好的疗效，万一疗效不显著时，可从另外方向进针。但对严重粘连性肩周炎疗效较差。治疗前必须明确诊断，排除肩关节结核、肿瘤、骨折、脱臼等其他疾病，并与颈椎病、内脏病等引起的牵涉痛相区别。

2. 把握针灸治疗时机，一般病程越短效果越好。对组织产生粘连、肌肉萎缩者，应结合推拿治疗，以提高疗效。

3. 自主锻炼和被动锻炼是配合针灸治疗、早日恢复肩关节功能不可缺少的环节。必须强调适当进行肩部功能练习，每日面对墙壁作2～3次"爬墙"活动。

4. 注意肩部保暖，避免风寒侵袭。

5. 本病与冈上肌腱炎、肩峰下滑囊炎、肱二头肌长头腱鞘炎存在着解剖上和病理方面的联系，具体鉴别如下。

(1) 冈上肌腱炎：肱骨大结节附近压痛，上肢外展上举活动在60°～120°时，肩关节疼痛（不足或超过此范围则无疼痛感）。

(2) 肩峰下滑囊炎：肩部外侧疼痛，当上肢外展或旋转时产生疼痛、活动受限。急性患者因滑囊膨胀，出现三角肌前缘球形鼓出，导致患肩轮廓扩大。

(3) 肱二头肌长头腱鞘炎：肱二头肌长头处肿胀疼痛，用力作屈肘活动时疼痛加剧，局部明显压痛，并可触及细碎的摩擦感。

6. 肩关节炎、冈上肌腱炎、肩峰下滑囊炎、肱二头肌长头腱鞘炎、肩关节扭挫伤的浮刺法均可参照肩周炎的治法。

四、颈肩综合征

颈肩综合征，又称"颈肩疲劳综合征"，以颈肩部僵硬不适、疼痛为主症，是由于人体长时间保持一种被动体位的姿势，如打电脑、看微信等持续低头，颈椎后部的韧带就会一直处于被牵拉的紧张状态而变得松弛。疲劳的肌肉会自然释放出大量肌酸（乳酸），人自然就会感到肌肉紧张、酸痛。

【治疗方法】

1. **治则** 通经活络，舒筋止痛。

2. **刺法** 端坐或侧卧位，患侧在上，针刺点严格消毒。先在颈椎和肩周各刺1针，再从大椎与肩峰连线中点的肩井上下左右各选择1～2针刺点施针（图9-34）。各摇针2分钟左右，摇针的同时配合动刺，留针1～2天。

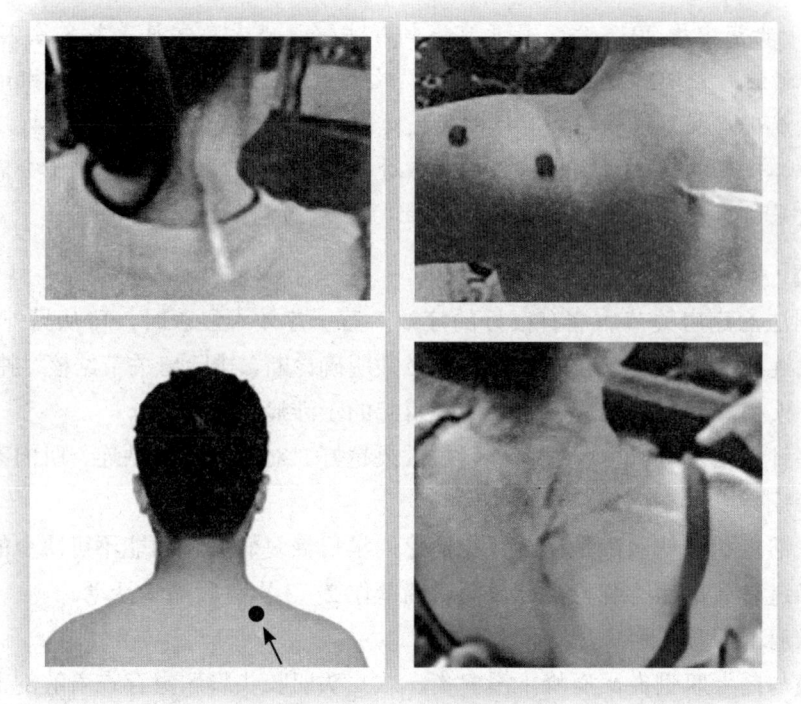

图 9-34 肩井四周选择针刺点施针

3. 腕踝针疗法 上3、上4、上5、上6区，从下往上针。

4. 其他简易疗法 毫针针刺肩井（大椎与锁骨肩峰端连线中点）、后溪、外膝眼下4寸的中平，配合动刺。

【病例分享】

例1 北京中推2016年1月北京浮刺疗法培训班学员王某1月22日微信分享：儿子（21岁）经常打游戏机，两侧颈肩都很痛，我用浮刺疗法给他扎了最痛的一侧，马上不痛了。儿子很高兴，我也有信心了。

例2 北京中推2016年9月浙江金华浮刺疗法培训班台州仙居学员蒋某9月25日微信分享：徐某，女，50岁，药师。颈肩部疼痛伴右上肢疼痛麻木1周，怕风，受寒冷疼痛加重2天。曾口服塞来昔布、甲钴胺片，外用奇正消痛贴，颈肩疼痛反而逐渐加重。颈椎正侧位X线检查提示：第5、6颈椎骨质增生、间隙变窄。按浮刺常规施治，摇针并活动颈部及肩关节，5分钟后颈肩疼痛减轻大半，留针回家。

例3 成都岐黄轩医学培训中心2016年7月太原浮刺疗法培训班新疆学员杨某9月30日微信分享：患者，女，30岁，维吾尔族。左侧颈肩剧痛连及背部伴活动受限5天。患者5天前洗完衣服后稍感左侧颈肩酸痛不适，当时未重视。第2天起床后，左侧颈肩疼痛加剧并累及背部，伴严重活动受限。患者曾在多家医院给予针灸、推拿、拔罐等治疗，都效果不明显，后经朋友介绍前来就诊。查体：极度痛苦表情，头颈部及左侧肩背部因剧痛而不能活动，就连坐和躺下都非常困难，因疼痛而哭泣。整个左侧颈肩背部可见大面积拔罐痕迹,几乎看不到正常皮肤(图9-35)。患侧从肩胛骨外下一直到颈部明显压痛,甚至拒按。初步诊断:颈肩综合征、左侧斜方肌损伤,给予浮刺治疗。沿背部脊柱左侧与肩胛骨内缘之间从下往上至肩部按照浮刺"接力"针法扎了3针,以充分松解左侧斜方肌。边治疗边让患者做颈肩背部活动,5分钟后嘱其下地活动,疼痛明显缓解,活动基本恢复自如。当时周围其他患者和家属拍手叫好,患者也露出满意的笑容,说她终于可以舒舒服服地睡一觉了。我建议患者连续治疗3次,每日1次。

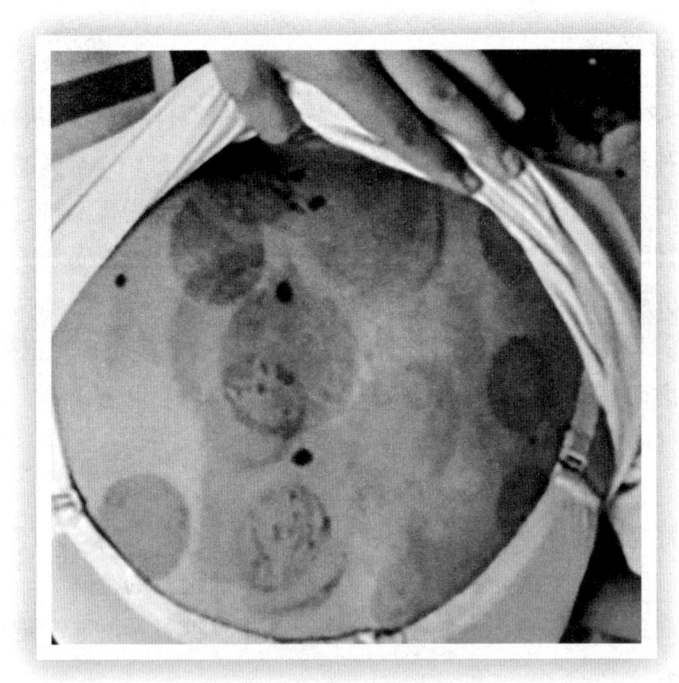

图9-35 拔罐后背部皮肤

【附注】

1.浮刺疗法对于颈肩综合征疗效满意,及时治疗,可以有效预防颈椎病的发生。

2.预防很重要,伏案工作一段时间后一定要站起来活动活动,哪怕是伸个懒腰,打个哈欠,如果能走动走动,扭转头颈,摇动肩膀,就更好了,可以避免过早进入颈椎病和肩周炎的行列。

第10章 上肢病证

一、臂丛神经痛

臂丛由第5~8颈神经前支和第1胸神经前支的大部分组成，臂丛神经痛即指颈项、肩部及上肢臂丛神经（颈椎4~7，胸椎1、2神经根的前支）分布区的疼痛。本病分为原发性、继发性两大类或根性、丛性、干性三类，原发性多为臂丛神经本身的炎症，如臂丛神经炎、肩神经炎（臂神经根炎）等；继发性多由邻近组织病变的压迫或神经损伤引起，以颈椎病引起者最为常见。多发于中、老年人。

中医学认为，本病多因老年人体质渐虚，气血不足，腠理空虚，卫外不固，以致风、寒、湿邪得以乘虚而入，侵袭颈项、肩背，流窜经络而致；也可由颈、肩局部组织慢性劳损退变，以致气滞血瘀、经脉闭阻而生。

【临床表现】

早期以上肢疼痛、功能活动障碍为主症，属于中医学"痹证"的范畴；后期以肢体肌肉酸软、麻痹、瘫痪、萎缩为主者，属于中医学"痿证"的范畴。

1.风寒湿阻 头项、肩背、上肢重着冷痛，手指发凉甚至肿胀，遇风寒湿则病情加重，苔白，脉弦紧。

2.气滞血瘀 多有颈肩部肌肉、骨骼劳损病史，肩背疼痛如针刺、刀割，上肢皮肤青紫或苍白，指端发凉，舌紫暗、苔薄白，患肢脉弱无力。

3.气血两虚 颈项、肩背、手指疼痛、麻木，肌肉萎缩，肢软无力，面色无华，精神倦怠，舌淡、苔白，脉细弱无力。

【治疗方法】

1.治则 风寒痹阻者祛寒除湿，通经活络；气滞血瘀者行气活血，化瘀止痛；气血两虚者补益气血，强筋壮骨。

2.治法 本病的浮刺治疗，重在第一阶段的舒经活络，通行气血。端坐或侧卧位，患侧在上，针刺点严格消毒。一般从前臂内小指侧手少阴心经循行线上选点（图10-1），上臂、下臂各1，针尖向上"接力"或上下对刺。摇针2分钟左右，留针1~2天。同时配合患肢曲池（肘关节拇指侧横纹头）浮刺或毫针针刺、腕踝针的上1、4、5区，摇针加动刺，留针1~2天（图10-2）。

3.腕踝针疗法 上1、上2区，从下往上针。

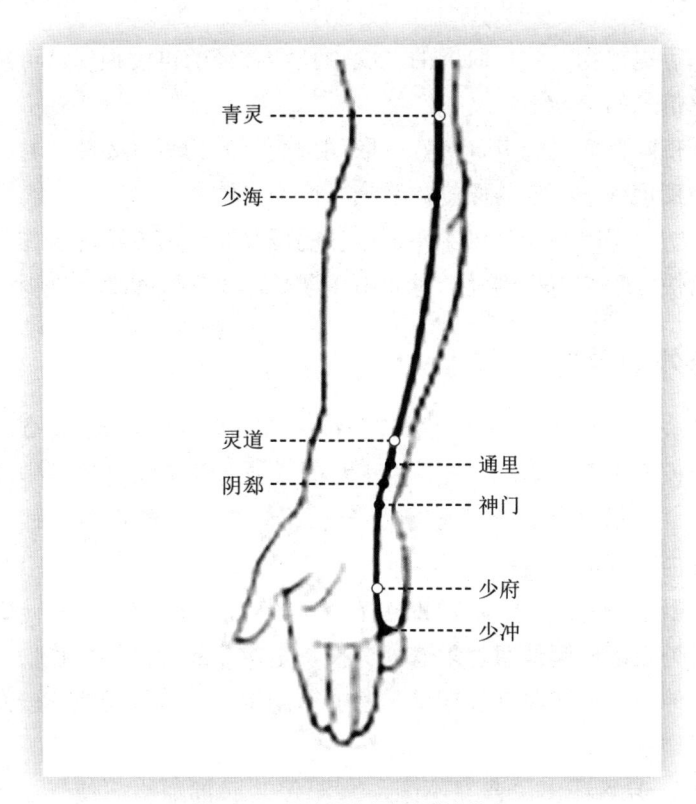

图 10-1　手少阴心经循行线上选点

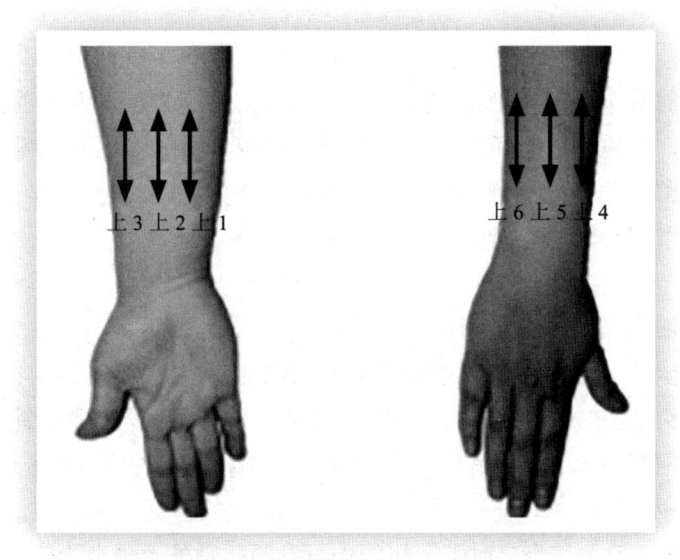

图 10-2　腕踝针刺上 1、4、5 区

【附注】
1. 浮刺法治疗本病有较好的效果，如能配合推拿、按摩、理疗则疗效更佳。
2. 急性发作者应卧床休息，平时应注意保护颈部和患侧肢体，少转动颈部，避免过多的肢体活动和手提重物，防止肌肉的过度牵拉和神经的再度损伤。可经常将上肢屈曲紧靠胸前，用宽带悬吊于颈上。

3. 对于经常夜间发病的患者，最好采取朝健侧侧卧的睡眠姿势，并在患肢下面放置枕垫。应尽量使颈项处于适当的伸位，避免高枕和硬枕。

4. 平时注意防寒保暖，避免风、寒、湿邪的侵袭。缓解期可配合作颈肩部的医疗体操，速度先慢后快，幅度由小到大，时间由短渐长，以巩固疗效，减少复发。

二、肱骨外上髁炎

肱骨外上髁炎，又称"肱骨外上髁综合征"，是以肘部疼痛、关节活动障碍为主症的疾病，俗称"网球肘"。其实，几乎各种大小球类运动诸如篮球、排球、羽毛球、乒乓球等都甚至木工、钳工、矿工、打字员等职业都容易导致"网球肘"。而"网球肘"也应该包括肱骨内上髁炎在内。

"网球肘"属于中医学"痹证""肘劳""伤筋"的范畴，多因前臂旋转用力不当或过猛而引起肱骨外上髁桡侧伸肌腱附着处劳损，是常见的肘部慢性损伤。本病多见于从事前臂旋转、屈伸肘关节和肘部长期受震荡的劳动者，中年人发病率较高，男女之比为3∶1，右侧多于左侧。

中医学认为，劳累汗出，营卫不固，寒湿侵袭肘部经络，使气血阻滞不畅；长期从事旋前、伸腕等剧烈活动，使筋脉损伤、瘀血内停等均能导致肘部经气不通，不通则痛。

【临床表现】

起病缓慢，肘关节外侧逐渐出现疼痛，握物无力，用力握拳及作前臂旋转动作如绞毛巾时疼痛加剧，严重时疼痛可向前臂或肩臂部放射。肘关节活动正常，局部红肿不明显，在肘关节外侧、肱骨外上髁、肱桡关节或桡骨头前缘等处可找到一个局限而敏感的压痛点。在腕关节背伸时于手背加压可引起疼痛。

【治疗方法】

1. **治则** 舒筋活血，通络止痛。

2. **刺法** 端坐或仰卧、侧卧（患侧在上），针刺点严格消毒。"网球肘"多与颈椎病变有关，针刺点多选取在痛点上下之平坦处，以从前臂外侧中段进针，针尖向上居多（图10-3）。当疗效不显著时，可从另外方向进针（图10-4）或上下对刺（图10-5）。摇针加动刺，留针1～2天。

肱骨内上髁炎、肘关节炎、肘关节扭伤均可参照肱骨外上髁炎治疗，内上髁炎从前臂小指侧由下向上进针或由上向下进针（图10-6和图10-7），摇针并配合动刺，留针1～2天。

3. **腕踝针疗法** 上3、上4、上5区；肱骨内上髁炎上1、上6，从下往上针。

4. 其他简易疗法 毫针针刺肘关节局部的曲池、阳陵泉。

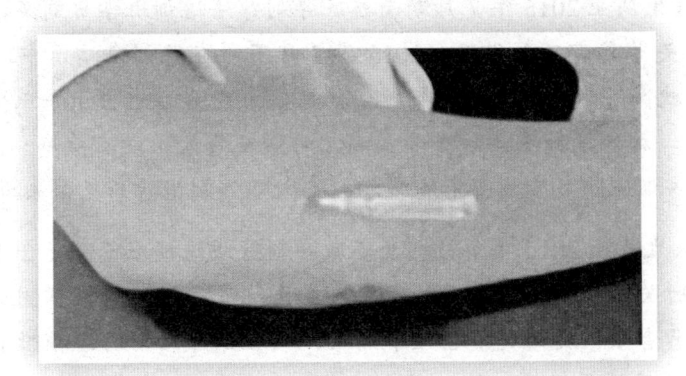

图 10-3 前臂外侧进针，针尖向上

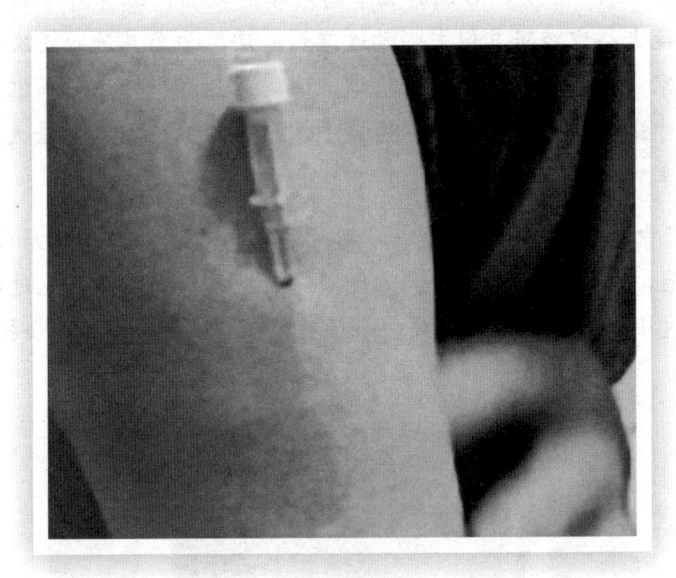

图 10-4 前臂外侧进针，针尖向下

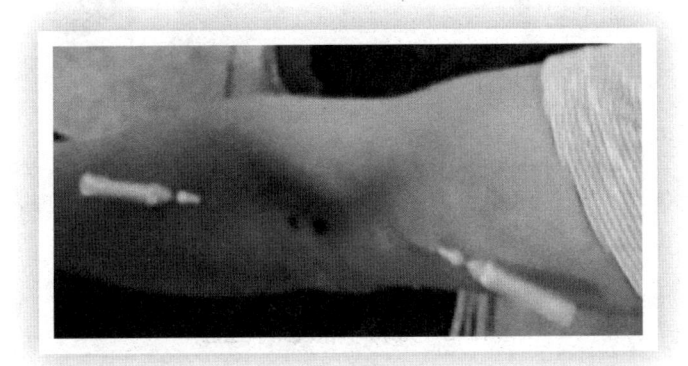

图 10-5 前臂外侧上下对刺

【病例分享】

例1　好医生药业2015年7月湖南娄底浮刺疗法培训班学员刘某，患肱骨外上髁炎2个多月，肘关节局部不能触及。2015年7月下旬在培训班演示中，我在查找压痛点时碰触了一下就高呼疼痛。采用浮刺疗法，从痛点下方（相当于手三里处）进针，针尖朝向痛点推进，施行摇针手法后当即止痛，再弹及患处，没有痛感。2个月后她在微信中反馈：我在培训班肘关节痛得不能碰，经王老师浮刺治疗后至今未再出现疼痛。

例2　好医生药业2015年7月湖南娄底浮刺疗法培训班德胜堂2015年7月28日微信分享：一位肘关节疼痛一个多月的患者，在医院多方治疗效果不明显，采用浮刺疗法1次，2天后患者微信反馈关节已经不痛了，只在剧烈活动时还稍微有点疼痛，折磨一个多月的病痛终于快要好了，想不到浮刺疗法还真管用！

例3　患者，女，30岁，右侧肘关节患网球肘数年，肱骨外上髁压痛明显，前臂活动无力。自诉她老公曾经跟其他老师学过浮刺疗法，但为其治疗几次效果不显。2016年1月她正在北京中推另外一个学习班培训，课间来到浮刺疗法培训班求治。当时同例1一样，浮刺直对痛点，摇针2分钟，摇针手法中再按痛点，疼痛全无。患者连称：看来是老公没学到家啊！

例4　北京中推2016年浙江金华浮刺疗法培训班浙江台州仙居学员蒋某9月25日微信分享：陈某，女，41岁，教师。右侧网球肘反复疼痛半年，吃过消炎止痛药，打过局部封闭，做过小针刀。现复发疼痛一个多月，采用浮刺治疗并配合摇针2分钟痛止。

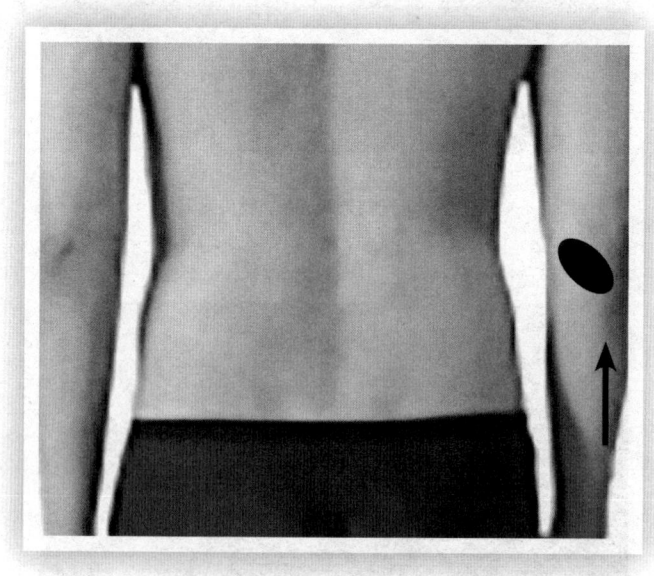

图10-6　从前臂小指侧由下向上进针

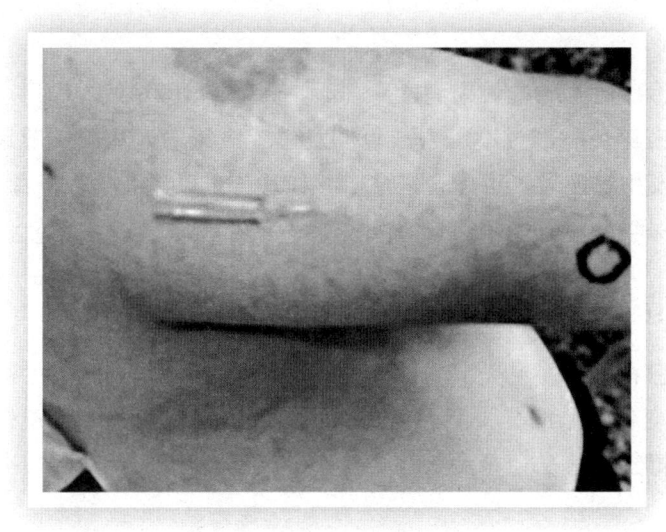

图 10-7　由上向下进针

例 5　2016 年 9 月 24 日在浙江金华浮刺疗法培训班上，推拿师魏某，男，42 岁，自诉几天前与同事掰手腕，因突然受到暴力，肱骨内上髁损伤，出现疼痛。老师以肱骨内侧髁压痛点为靶点，从小指侧肘关节上下选点对刺（图 10-8），为其浮刺、摇针。当即疼痛消失，一次而愈。根据生物全息论，肘关节病痛除了在患侧局部针刺外，还可以在对侧肘关节相应部位、同侧下肢膝关节相应部位乃至对侧下肢膝关节相应部位选点（阳陵泉、阴陵泉）针刺，从而构成丰富多彩的左右、上下、上下左右交叉配穴法。

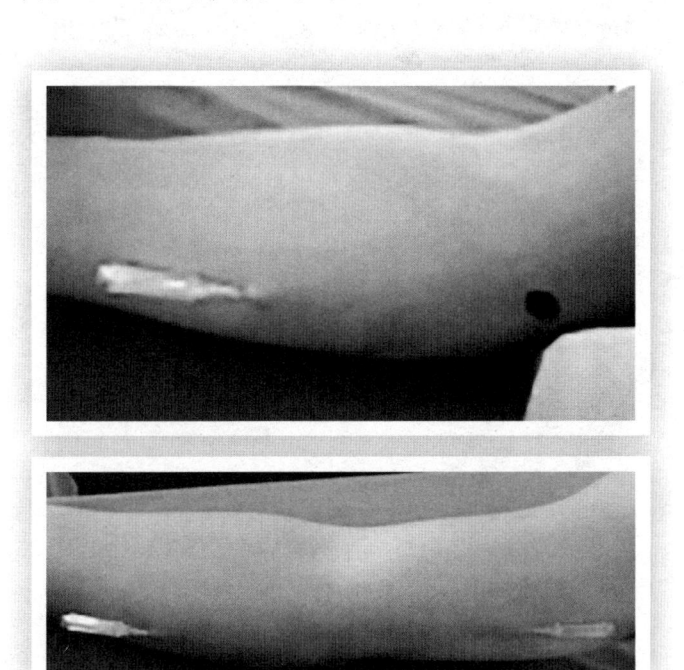

图 10-8　从小指侧肘关节上下选点对刺

【附注】
1. 浮刺疗法治疗肘部病痛效果满意，一般 1～3 次即可见效。
2. 治疗期间应避免肘部过度用力，急性发作者应绝对避免肘关节运动。病程较长、局部肌腱或组织发生粘连者，可配合推拿，并作适当的活动，有利于康复。
3. 注意局部保暖，免受风寒。

三、腕关节炎、腕关节扭伤

腕关节炎的患者通常症见关节局部疼痛，影响功能活动，活动后疼痛加重，风寒湿邪为患者与天气变化关系明显，且恶寒喜暖；腕关节扭伤者关节疼痛较剧，活动受限，局部可见红肿或青紫。

【治疗方法】

1. **刺法**　端坐或仰卧、侧卧（患侧在上），针刺点严格消毒。浮刺疗法针刺点多选取腕关节横纹以上，针刺方向朝下，直对痛点（图10-9），摇针加动刺。较少从手背进针刺向腕关节（图10-10）。留针 1～2 天。

2. **腕踝针疗法**　上1、上2、上3、上4、上5、上6区，每次选用 2 个部位，从上向下针。

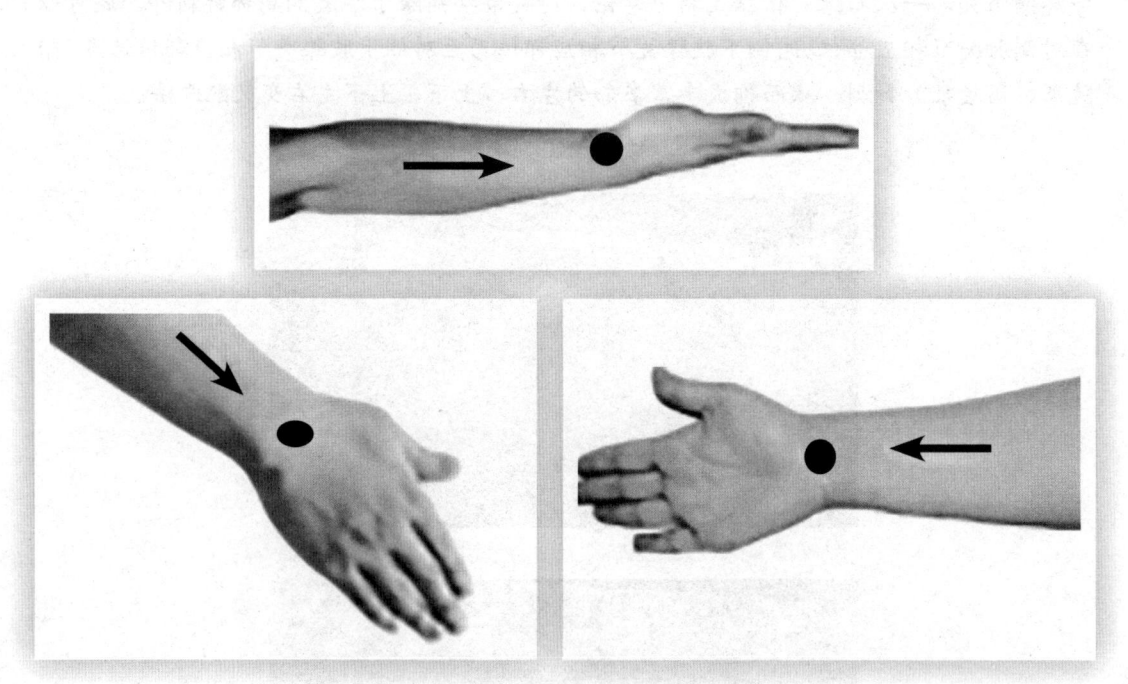

图 10-9　腕关节横纹朝下针刺，直对痛点

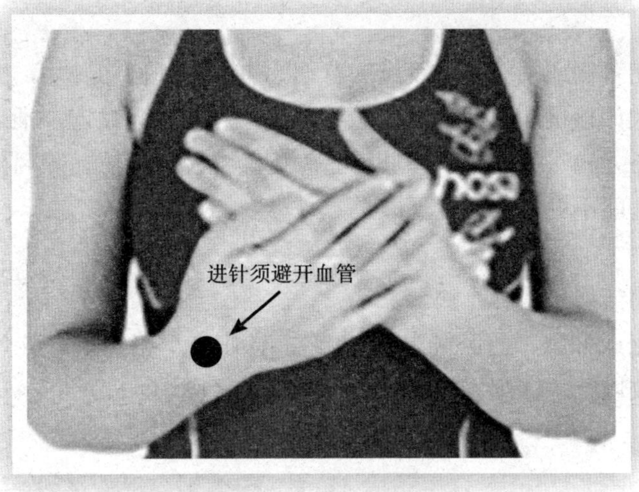

图10-10 从手背进针刺向腕关节

【病例分享】

例 北京中推2016年10月北京浮刺疗法培训班内蒙古学员韩某10月27日微信分享：患者，男，31岁，美发师，北京人，住北京密云区。前些天抬重物时手腕扭伤，一开始仅有轻微疼痛，第2天腕关节外侧疼痛加剧，用云南白药喷剂和膏药治疗，症状无明显改变，前来找我做推拿治疗。采用浮刺疗法，从腕背横纹上方进针，针尖朝腕关节方向刺，摇针5分钟，当即痛止，效果非常不错。

四、腱鞘炎、腱鞘囊肿

腱鞘炎是以手腕部（或足背部）的腱鞘受到外伤、劳损而致受损关节屈伸不利、局部肿胀、疼痛并向患侧肢体放射为主要症状的常见疾病。本病属于中医学的"筋痹"或"筋凝症"的范畴，认为多由劳伤损及经筋，气血运行不畅所致。因其解剖部位不同，所以临床又有"桡骨茎突部狭窄性腱鞘炎""屈指肌腱狭窄性腱鞘炎""先天性拇长屈肌腱鞘炎"之分。

桡骨茎突部狭窄性腱鞘炎症见腕关节桡侧疼痛，不能提重物，疼痛可向前臂放射；握拳（拇指屈在掌心）尺屈时，患处有剧痛。屈指肌腱狭窄性腱鞘炎多发于指部，以拇指多见，局部疼痛，有时向腕部放射；手指伸屈时常发生弹响声，又称"弹响指"。

腱鞘囊肿则是腱鞘筋膜部位发生的囊性肿物，以腕关节多见，也可发生于手掌指关节和足趾的背面、腘窝等处。多见于青壮年女性。病因尚不完全明了，但与外伤、劳损有关。若腱鞘、关节囊受损，引起局部炎性肿胀，腱鞘和关节囊积液、变薄、扩张而逐渐形成囊肿。

本病属于中医学的"筋瘤""筋结"等范畴，多由劳作伤筋、经气阻滞、血行不畅、瘀血内停或遭受外伤、经脉受损、气血凝滞而逐渐形成。

【临床表现】

腕关节、手指背侧或掌面、足及趾的背面、腘窝出现圆形肿块,突出体表,大小不一,小如黄豆,大如核桃,表面光滑,边界清楚,与皮肤无粘连,推之能活动,触之有囊性感或较硬,压之稍有酸痛感。患肢可有轻度酸痛及乏力感。除局部症状外,一般无全身症状,关节功能不受限或轻度受限。

【治疗方法】

1. **治则** 舒筋活络,消肿止痛。

2. **刺法** 端坐或仰卧、侧卧(患侧在上),针刺点严格消毒。腕关节腱鞘炎针刺点多选取腕关节横纹以上,针刺方向朝下,直对痛点(图10-11)。

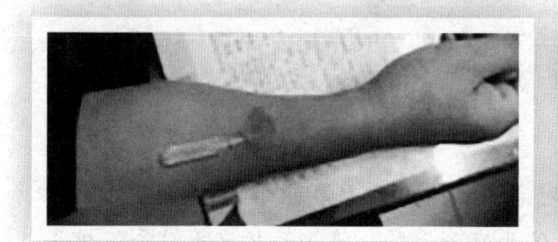

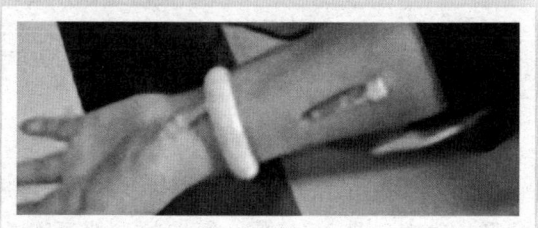

图10-11 腕关节横纹朝下针刺,直对痛点

手指关节腱鞘炎疼痛、麻木,针刺点可选取在相关两掌骨之间或大小鱼际,针尖朝向手指(图10-12)。摇针加动刺,留针1~2天。

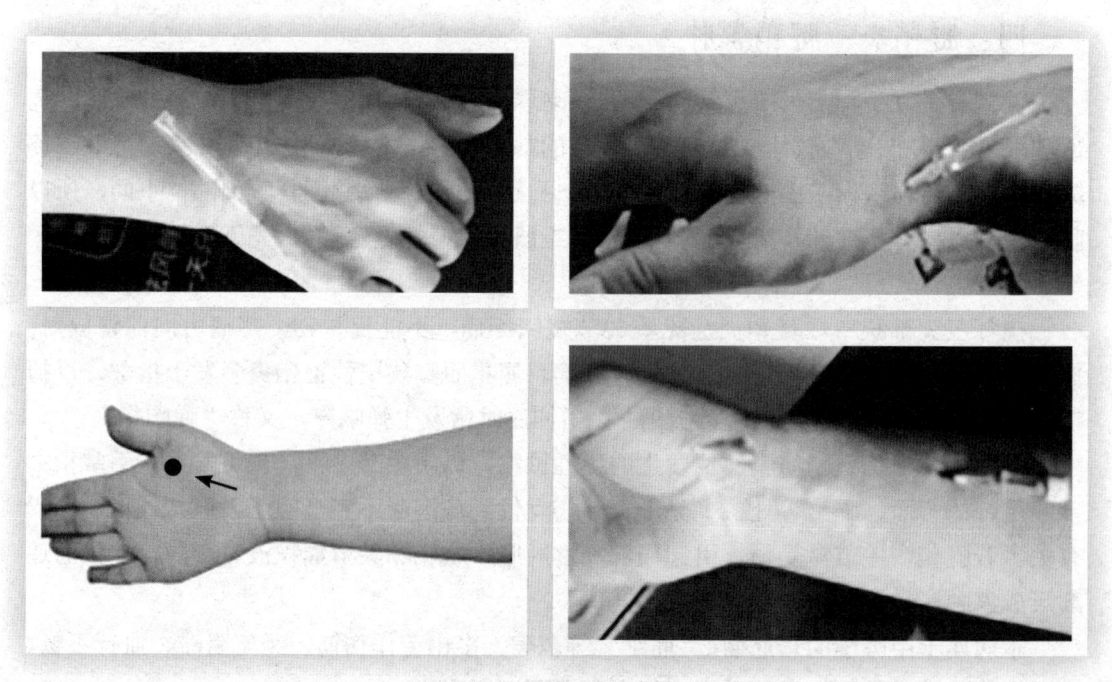

图10-12 腱鞘炎针刺示意

腱鞘囊肿镇痛，可用腱鞘炎浮刺法，摇针加动刺。消除囊肿可在严格消毒的情况下，先用1支浮刺针具从囊肿正中高点垂直进针，穿透囊壁，摇大针孔出针；此时会有囊液溢出，还需用手指由轻而重挤压囊肿片刻，将囊液尽可能全部挤出；再用1支浮刺针具从腕背横纹上方沿皮向囊底刺入，穿透囊壁，固定留针；最后根据囊肿创面的大小，在局部置一事先消好毒的五毛或一元的硬币，用消毒纱布加压敷盖包扎2~3天，以防囊液再生。

3. **腕踝针疗法** 上1、上2、上3、上4、上5、上6区，每次选用2个部位，从上往下针。

4. **其他简易疗法** 根据生物全息论，腕关节病痛除了在患侧局部针刺，还可以在对侧腕关节相应部位、同侧下肢踝关节相应部位乃至对侧下肢踝关节相应部位选点针刺。扭伤可加用解溪、昆仑或太溪、申脉或照海。

【病例分享】

例1 北京中推2016年3月浮刺疗法培训班河北承德学员刘某微信分享：我们店里的美容师腱鞘炎犯了，右手掌关节大鱼际处疼痛还发硬，有轻微的响声。我抱着试试看的态度采用浮刺治疗1针，没有留针，她说不痛了。我反复问她，是不是真的好了？并让她说真实感受。她说是真的不痛了。我摸摸大鱼际，硬块变小，是真的改善了。

例2 北京中推2016年9月浙江金华浮刺疗法培训班浙江仙居学员蒋某2016年9月27日微信分享：王某，女，43岁，农民。右侧桡骨茎突腱鞘炎疼痛一个多月，曾口服镇痛药（具体不详），实施艾灸等效差。今来我院就诊，用浮刺治疗从桡骨茎突上方进针，针尖向下沿皮下推进，摇针2分钟，同时活动腕关节，疼痛消失，止痛效果立竿见影。

【附注】

1. 浮刺对腱鞘炎、腱鞘囊肿有较好的疗效。

2. 治疗期间和治愈之后1个月内，应注意局部保暖，避免寒湿侵入。

3. 腱鞘囊肿在清除囊液操作时，要注意局部严密消毒，防止感染。如囊肿复发，再予针治，依然有效。

第11章 胸胁部病证

一、胸胁部扭挫伤、肋软骨炎、肋间神经痛

胸胁部扭挫伤、肋软骨炎、肋间神经痛的共同特点是胸痛、影响呼吸，正常呼吸会引起疼痛加重，故而不敢呼吸。

肋软骨炎是指胸肋软骨与肋骨交界处的非炎症性肿胀疼痛，症见胸胁局部肿胀疼痛，患者初期感到胸痛，继而出现受累软骨部位肿大隆起，有压痛，深呼吸、咳嗽及活动患侧上肢时疼痛加剧，有时向肩部或背部放射。

肋间神经是由第1～12胸神经前支组成，全部位于相应的肋间隙内。肋间神经痛是各种原因引起的肋间神经分布区域的疼痛，如刺痛、灼痛、酸痛、抽痛等。其特点多呈持续性，可有一个或多个肋间受累。原发性病症少，多继发于胸部术后、感染、胸部软组织损伤、外伤骨折、胸肋关节错位、胸椎骨质增生、椎间盘突出、肿物挤压、风湿病恶疾等。检查时可发现相应皮肤区域的感觉过敏和相应肋骨边缘压痛。

【治疗方法】

1. **治则** 行气活血，止痛。

2. **刺法** 端坐或仰卧、侧卧（患侧在上），针刺点严格消毒。浮刺疗法的针刺点应在距离病痛处不远的肋间隙，朝痛点横向或斜向进针（图11-1）。摇针2分钟左右，摇针过程中嘱咐患者不停地按胸式呼吸方式做深呼吸动作，留针1～2天。针刺点与病痛点之间最好不要隔着肋骨，否则影响疗效。

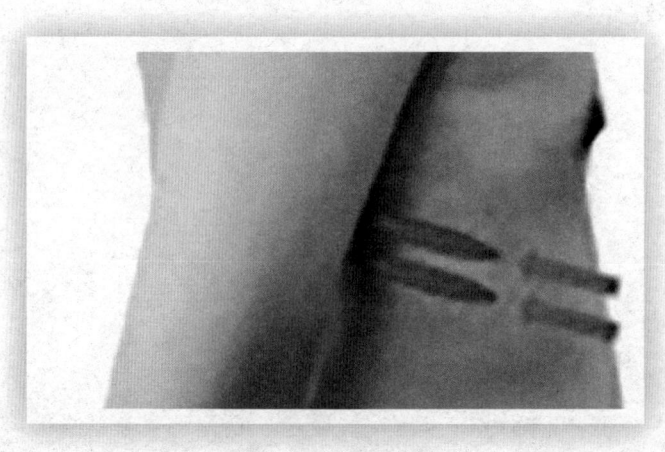

图11-1 胸胁部浮刺法

本着传统针灸学前后相应、前病后取的原则，胸胁部病证还可以在后背对应的部位取穴浮刺，摇针加动刺（胸式深呼吸）2分钟左右。

胸胁部病证还可配用掌面腕横纹中点上2寸手厥阴心包经的内关，腕背横纹中点上3寸的支沟（手少阳三焦经），膝关节外下方腓骨小头前下方足少阳胆经的阳陵泉，以及手背第3、4掌骨近心端结合部的胸椎点（图11-2）。内关、支沟、阳陵泉三穴浮刺或毫针均可。

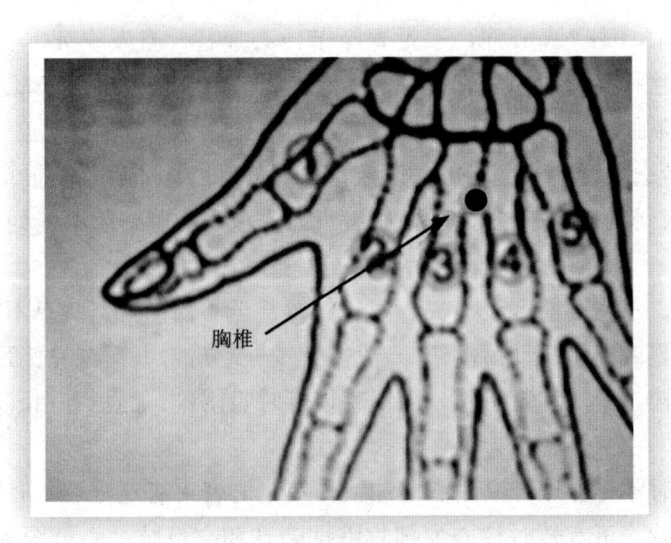

图11-2 胸胁部浮刺配用穴位

3. 腕踝针疗法 上2、上3、上5、下5区，每次选用2个部位，从下往上针。

4. 其他简易疗法 毫针针刺支沟（手背腕横纹中点上3寸）透内关（掌面腕横纹中点上2寸），配合深呼吸。

【病例分享】

例1 好医生药业2015年7月湖南娄底浮刺疗法培训班老谢（好医生药业工作人员）8月26日微信分享：我前些日子经常胸痛，7月23日老师为我浮刺治疗后，至今1个多月，疼痛未再发作。开始担心是心脏或肺部的问题，现在看来是胸胁部的问题。

例2 北京中推2016年9月浙江金华浮刺疗法培训班金华学员丁某9月28日微信分享：兰某，男，51岁。右胸肋神经痛伴乳房胀痛6年，吃药只能暂时缓解，检查无其他病证，予浮刺疗法2针，当时效果明显。

【附注】

浮刺对于伤血为主的胸胁部扭挫伤或外伤，疗效确切；对于伤气为主的胸胁部扭挫伤或外伤，由于没有固定的痛点，疗效不显。

二、心绞痛

心绞痛是冠心病的主要临床表现,以左侧胸部心前区突然发生的压迫性疼痛,伴心悸、胸闷、气短为特征,属于中医学"胸痹""心痛""厥心痛""真心痛"等范畴。本病是由冠状动脉供血不足,心肌急剧的、短暂的缺血、缺氧所引起的综合征。多见于40岁以上的男性,劳累、情绪激动、饱食、受寒、阴雨天气、急性循环衰竭等为常见诱因。

《灵枢·厥病》曰:"真心痛,手足青至节,心痛甚,旦发夕死,夕发旦死。"中医学对本病的险恶性和高死亡率早有认识,认为本病多由正气内虚,寒邪入侵,胸阳闭阻;或情志郁结,气滞血瘀;或饮食无度,痰浊内生,导致阴寒、气滞、血瘀、痰浊闭阻心络,不通则痛;或因劳逸失度,年迈肾虚,以致营血亏耗,心阳不振,心脉失养,发为心痛。病位在心,与肝、脾、肾有一定关联。心脏气血失调、心脉瘀阻不畅为基本病机。

【临床表现】

以突发胸闷、左胸心前区绞痛、心悸、气短甚至心痛彻背、喘息不得卧为主症。多在受寒、饮食、劳累或情绪激动后发作,一般持续1~5分钟,并可向左侧颈部及肩臂放射。伴汗出和前胸压榨、紧闷和窒息感、恐惧感以及呼吸困难、面色苍白、四肢逆冷。舌紫暗,脉弦涩。

心绞痛发作时常见血压升高,心率加快,第二心音可有逆分裂,有时出现第三心音或第四心音奔马律,可有暂时性心尖部收缩期杂音和交替脉。心电图多见有T波、S-T段改变,超声心动图、胸部X线检查以及冠状动脉造影有助于诊断。

1. **气滞血瘀** 胸膺刺痛,痛处固定不移,入夜更甚,喘不得卧,心慌汗出,面色晦暗,唇甲青紫,舌紫暗或有瘀斑,脉涩或结代。

2. **寒邪凝滞** 心痛彻背,喘不得卧,遇寒痛剧,得热痛减,面色苍白,四肢不温,舌淡红、苔薄白,脉弦紧或沉迟。

3. **痰湿闭阻** 胸闷痞满而痛,或心痛彻背,喘不得卧,喉中痰鸣,形体肥胖,肢体沉重,口黏乏味,纳呆脘胀,舌紫暗、苔浊腻,脉沉滑。

4. **心阳不足** 胸闷气短,甚至心痛彻背,心悸汗出,喘不得卧,形寒肢厥,腰酸乏力,或虚烦不寐,面色淡白,唇甲青紫或淡白,舌淡红有齿痕、苔薄润或白滑。脉沉细或沉微欲绝。

【治疗方法】

1. **治则** 气滞血瘀者行气活血,化瘀止痛;寒邪凝滞者温经散寒,行滞止痛;痰湿闭阻者除湿化痰,通络止痛;心阳不足者补益心气,振奋心阳。

2. **刺法** 仰卧位,针刺点严格消毒。胸部膻中向下透刺剑突下巨阙(图11-3);双侧内关向上透刺郄门(图11-4)。俯卧位,厥阴俞向下透刺心俞,或向内侧脊柱透刺;心俞向内侧脊柱透刺神道。每次可选择2个部位,各摇针5分钟左右,留针1~2天。

图 11-3 膻中向下透刺巨阙　　　　图 11-4 内关向上透刺郄门

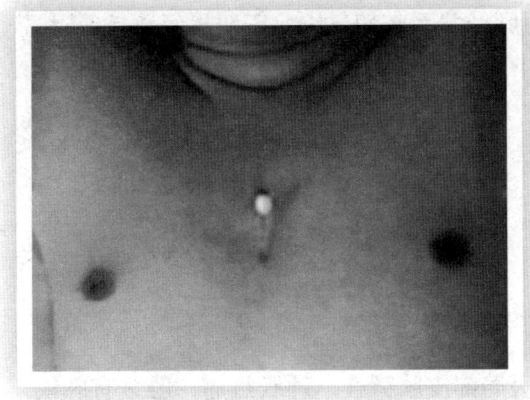

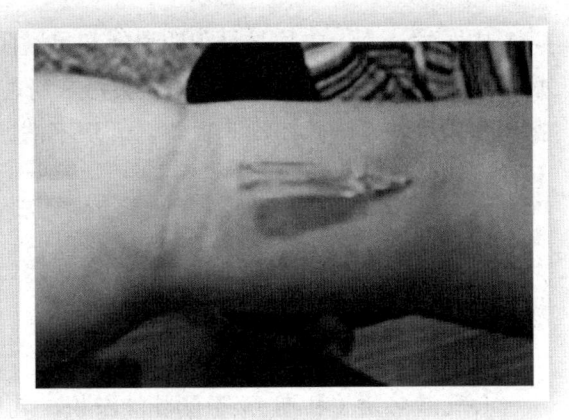

上述进针部位，基本上都是同心脏（包括心包）及其所属经脉关系十分密切的特定穴所在。巨阙为心之募穴，膻中为心包募穴，所谓募穴，就是隔得近，能治疗急性痛证的意思；内关属于心包经，是心包经的络穴，联络三焦，能沟通内外、联络上下、宽胸理气、通调血脉，为心脑血管病第一要穴；郄门是心包经郄穴，郄有急救的含义在里面；心俞和厥阴俞分别是心和心包的背俞，对心脏和血管具有很好的调理作用，主要适用于冠心病心绞痛间歇期的调理。

3. 腕踝针疗法　上1、上2区，从下往上针，适合于冠心病心绞痛间歇期。

【病例分享】

例　北京中推2016年4月长春浮刺疗法培训班哈尔滨学员邵某10月19日微信分享：王某，女，47岁。患有动脉硬化多年，偶有心前区疼痛史。本次心前区疼痛，伴见胸闷气短（平日里爱生气）、食道烧灼感、吞咽困难。查：双侧内关有压痛。浮刺膻中，针尖朝上对准胸骨柄上窝天突，加双侧掌面腕横纹中点上2寸的内关，三穴各摇针5分钟，症状即刻消失。今天随访没有反复，患者感觉非常舒服。

【附注】

1. 心绞痛病情危急，必须及时救治，慎重处理。浮刺对减轻和缓解心绞痛、心律不齐疗效确切，对心肌梗死也有一定疗效。
2. 间歇期坚持治疗，对于减少心绞痛发作、减轻症状以及心电图的改善大有帮助。
3. 患者应注重饮食起居，饮食宜清淡，忌肥甘厚味，力戒烟酒。
4. 畅达情志，勿大喜、大悲、过于激动，保持平静、愉快的心境。

三、乳腺炎

乳腺炎即乳腺的急性化脓性感染，以乳房红肿疼痛为主要特征。本病好发于产后3~4周内的初产妇，属于中医学"乳痈"的范畴，发于妊娠期的称为"内吹乳痈"；发于哺乳期的称为"外吹乳痈"。

中医学认为，本病与足阳明胃经和足厥阴肝经关系密切，因足阳明胃经直接经过乳房，足厥阴肝经至乳下贯乳房，乳头乃宗筋之所聚，乳头归肝。凡忧思恼怒、肝郁化火，恣食辛辣厚味、湿热蕴结于胃络，乳房不洁、火热邪毒内侵，均可导致乳络闭阻，郁而化热，积脓成痈。

【临床表现】

以乳房红肿热痛为主要症状，伴有恶寒、发热、口渴、便秘等。患侧乳房可触及硬块、压痛，患侧腋下淋巴结肿大。

实验室检查可见白细胞计数明显增高。

1. 气滞热壅（初期） 患侧乳汁淤积，乳房局部皮肤微红，肿胀热痛，触之有肿块，伴有发热、口渴、纳差，苔黄，脉数。

2. 热毒炽盛（成脓期） 乳房内肿块逐渐增大，皮肤灼热焮红，触痛明显，持续性、波动性疼痛加剧，伴高热、口渴、小便短赤、大便秘结，舌红、苔黄腻，脉洪数。

3. 正虚邪恋（溃脓期） 约经10天，脓肿形成，触之有波动感，经切开或自行破溃出脓后寒热渐退，肿消痛减，疮口渐愈合；如脓肿破溃后形成瘘管，或脓流不畅、肿势和疼痛不减，病灶可能波及其他经络，形成"传囊乳痈"。伴有全身乏力、面色少华、纳差。舌淡、苔薄，脉弱无力。

【治疗方法】

1. 治则 初期清热散结，通乳消肿；成脓期泻热解毒，通乳透脓；溃脓期补益气血，调和营卫。

2. 刺法 仰卧位，针刺点严格消毒。①两乳间膻中向患侧乳房横刺；②乳房上方朝向乳房透刺；③乳房外侧朝向乳房透刺；④期门向上经过乳根刺入乳房底部；⑤期门沿肋间隙向外斜刺或刺向乳房（图11-5）。每次可以轮流选用2～3个进针部位，各摇针2～5分钟，同时配合动刺，对乳房实施按摩、捏揉和轻中度挤压。留针1～2天。

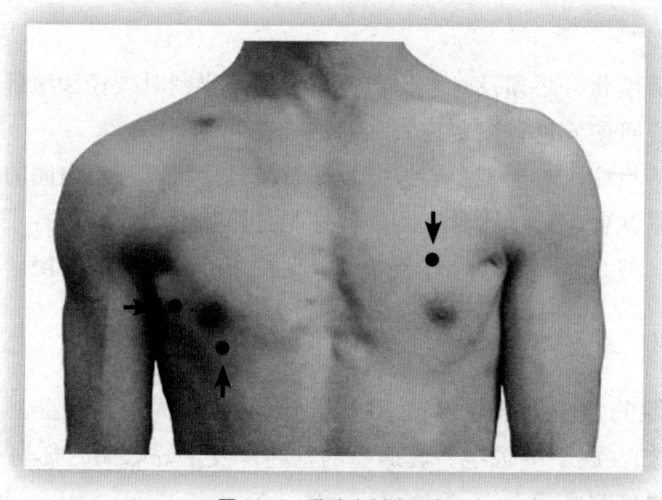

图11-5 乳腺炎刺法示意

3. 腕踝针疗法　上1、上2区,从下往上针。

4. 其他简易疗法　①在肩胛骨下部或脊柱两旁找压之不褪色的瘀血点,用三棱针挑破,使之出血少许。若背部瘀血点不明显,可在患侧膏肓上2横指处挑治。②初期取大椎、第4胸椎夹脊、乳根(患侧)。在所取穴处用三棱针点刺出血,后加拔火罐。每日1次。③毫针针刺足阳明胃经梁丘(膝关节髌骨外上方上2寸)和足少阳胆经肩井(大椎与锁骨肩峰端连线中点),可刺血拔罐,每日1次。

【病例分享】

例　陈某,女,35岁,职员。哺乳期罹患急性乳腺炎,双乳房胀痛不适,有肿块,伴高热1天。浮刺从左乳上方约8cm处对准乳房进针,右侧乳房分别从外侧和下方进针,摇针2分钟左右,当时疼痛基本消失。留针2天,3次痊愈。半年后随访,未见复发。

【附注】

1. 浮刺治疗本病初期效果良好,若配合按摩、热敷,疗效更佳。
2. 溃脓期应切开排脓,综合治疗。
3. 饮食应清淡,忌辛辣油腻之品。
4. 注意乳房的清洁卫生,保持心情舒畅。

四、乳腺增生

乳腺增生是以乳房疼痛、肿块为主要特点的内分泌障碍性疾病。主要由于女性激素代谢障碍,尤其是雌、孕激素比例失调,使乳腺实质增生过度和复旧不全,或部分乳腺实质成分中女性激素受体的质和量的异常,使乳房各部分的增生程度参差不齐所致。部分患者与月经周期有关。

本病属于中医学"乳癖""乳痰""乳核"范畴,多因情志忧郁、冲任失调、痰瘀凝结而成。

【临床表现】

以单侧或双侧乳房出现大小不等、形态不一、边界不清、推之可动的肿块为特征。伴胀痛或触痛。与月经周期及情志变化密切相关,往往在月经前疼痛加重,肿块增大、变硬,月经来潮后肿块缩小、变软,症状减轻或消失。

乳腺红外线热成像检查、乳房钼靶X线检查有助于诊断。

1. 肝郁气滞　乳房肿块和疼痛随喜怒消长,伴急躁易怒、胸闷胁胀、心烦、口苦、喜太息、经行不畅。苔薄黄,脉弦滑。

2. 痰湿阻络　乳房肿块坚实,胸闷不舒,恶心欲呕,头重身重,苔腻,脉滑。

3. 冲任失调　多见于中年妇女,乳房肿块和疼痛在月经前加重,经后缓解,伴腰酸乏力、神疲倦怠、月经失调、色淡、量少。舌淡,脉沉细。

【治疗方法】

1. 治则　肝郁气滞、痰湿阻络者疏肝理气,化痰散结;冲任失调者调理冲任,软坚散结。

2. **刺法** 浮刺法同"乳腺炎"。

3. **腕踝针疗法** 上1、上2区，从下往上针。

4. **其他简易疗法** 毫针针刺梁丘、肩井、膈肌和痞根（腰部第1腰椎棘突下旁开3.5寸），可刺血拔罐，隔日1次。

【附注】

1. 浮刺发对本病有较好的疗效，能使乳房的肿块缩小或消失。

2. 应及时治疗月经失调及子宫、附件的慢性炎症。

3. 少数患者有癌变的可能，必要时应手术治疗。

4. 保持心情舒畅，控制脂肪类食物的摄入。

五、胁痛

胁痛是以一侧或两侧胁肋部疼痛为主要表现的病证。本病常见于西医学的急慢性肝炎、肝硬化、肝癌和急慢性胆囊炎、胆石症、胆道蛔虫症等肝胆病变以及肋间神经痛等。

胁肋为足厥阴肝经、足少阳胆经所过之处，故胁痛的产生主要责之于肝胆。此外，尚与脾、胃的病变有关。不论是气滞、瘀血、湿热等实邪闭阻胁肋部经脉，还是精血不足、胁肋部经脉失养，均可导致胁痛。

【临床表现】

以一侧或两侧胁肋部疼痛为主症，疼痛性质有胀痛、刺痛、隐痛、闷痛、窜痛等，常反复发作。

血常规、肝功能、乙肝五项、胆囊造影、B超、CT等检查有助于明确诊断。

1. **肝气郁结** 胁肋胀痛，走窜不定，疼痛每因情志变化而增减，胸闷，喜叹息，得嗳气或矢气则舒，纳呆食少，脘腹胀满，苔薄白，脉弦紧。

2. **瘀血阻络** 胁肋刺痛，固定不移，入夜尤甚，舌质紫暗，脉沉涩。

3. **湿热蕴结** 胁肋胀痛，触痛明显，拒按，口干苦，胸闷，纳呆，厌食油腻，恶心呕吐，小便黄赤，或有黄疸，舌苔黄腻，脉弦滑而数。

4 **肝阴不足** 胁肋隐痛，绵绵不已，遇劳加重，咽干口燥，头晕目眩，两目干涩，舌红、少苔，脉弦细或细数。

【治疗方法】

1. **治则** 疏利肝胆，行气止痛。肝气郁结者疏肝理气；瘀血阻络者化瘀通络；湿热蕴结者清热利湿；肝阴不足者滋阴润燥。

2. **刺法** 端坐或仰卧、侧卧（患侧在上），针刺点严格消毒。浮刺疗法的针刺点大多选取在距离病痛处不远的肋间隙，朝痛点横向或斜向进针。各摇针2分钟左右，摇针过程中，医者用押手在疼痛部位轻中度按摩，同时嘱咐患者不停地按胸式或腹式呼吸方式做深呼吸动作，留针1~2天。

3. **腕踝针疗法**　下3、下5区，从下往上针。

4. **其他简易疗法**　毫针针刺支沟（手背腕横纹中点上3寸）、阳陵泉（膝关节外下方腓骨小头前下方凹陷中），配合深呼吸。

【附注】

1. 浮刺对胁痛有较好的效果，肝胆疾病中胆石症的疗效较为满意；急性胆囊炎和原发性肝癌引起的疼痛，也有一定的效果。

2. 急性胁痛用浮刺止痛后应注意查明病因，必要时采取综合治疗。

3. 饮食宜清淡，忌食肥甘厚味；保持心情舒畅，切忌恼怒。

六、胆囊炎

胆囊炎是指胆囊受到细菌感染或结石、寄生虫、化学因素的刺激引起的炎性病变，有急性和慢性之分。

本病属于中医学"胆胀""胁痛""黄疸"的范畴。中医学认为，肝气郁结，疏泄失常，气机不畅，聚于胆腑；脾失健运，湿浊内生，郁久化热，熏蒸肝胆；或外感热毒，聚结肝胆，火毒炽盛，腐肉成脓均可以导致本病的发生。若湿热久蕴，煎熬胆汁而成砂石，阻于胆道，可使本病反复发作，迁延难愈。

【临床表现】

以反复发作的右上腹及胁肋部疼痛、触痛为主症。疼痛常于饱餐后或夜间发作，有明显的厌油腻现象和腹肌强直，可伴有发热、黄疸。

1. **肝胆气滞**　右胁胀痛或突发绞痛，牵及右肩，右上腹压痛，食少，腹胀，厌油腻，口苦，纳差，或有低热，舌质偏红、苔薄黄，脉弦细。

2. **湿热蕴结**　右胁疼痛，食则痛剧，全身皮肤和巩膜发黄，发热，口苦，恶心呕吐，大便秘结，小便颜色橘黄，舌红、苔黄腻，脉弦数。

3. **火毒炽盛**　右胁剧痛，持续不减，高热，寒战，身目俱黄，便秘尿赤，严重者神昏谵语，舌红绛、苔黄厚腻，脉弦滑或细而欲绝。

【治疗方法】

1. **治则**　疏利肝胆，清热化湿，泻火解毒。

2. **刺法**　端坐或仰卧、侧卧（患侧在上），针刺点严格消毒。①从右侧腹部距痛点8~10cm处进针，向内上方直对痛点（图11-6）；②从乳下的期门和日月横向刺向乳房（图11-7）；③也可以从脐上4寸的中脘进针，向外上方直对痛点；④下肢从小腿外侧正中的足少阳胆经循行线上的胆囊穴（阳陵泉下1寸左右）进针，针尖朝上，对准腓骨小头前下方的阳陵泉推进（图11-8）；⑤慢性胆囊炎间歇期巩固治疗从下背部第10胸椎棘突下旁开1.5寸的胆俞向上透刺肝俞（图11-9）。每次选择2~3处，各摇针2~3分钟，摇针过程中，医者用押手在疼痛部位轻中度按摩，同时嘱咐患者不停地按胸式或腹式呼吸方式做深呼吸动作。留针1~2天。

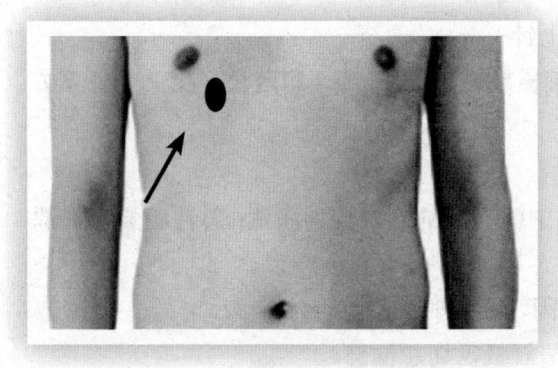

图 11-6　从右侧腹部向痛点针刺

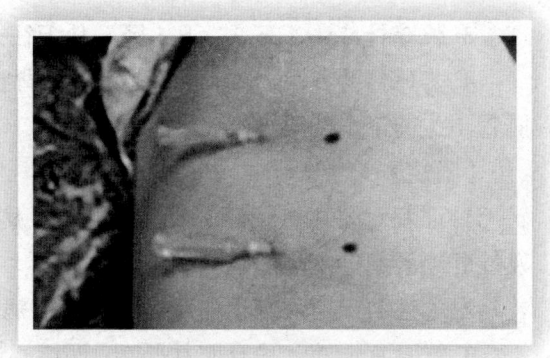

图 11-7　从期门、日月横刺向乳房

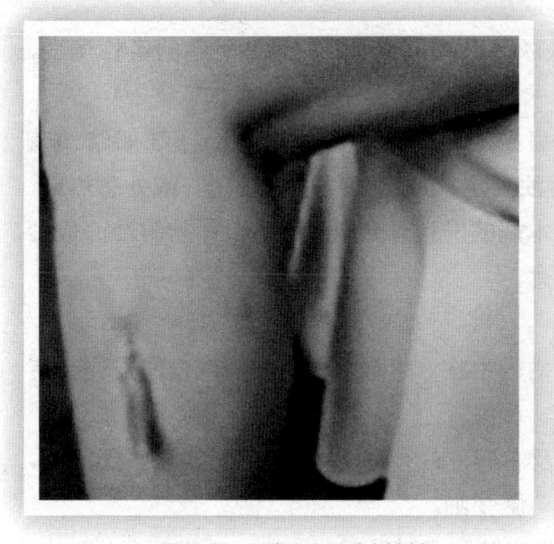

图 11-8　胆囊穴向阳陵泉针刺

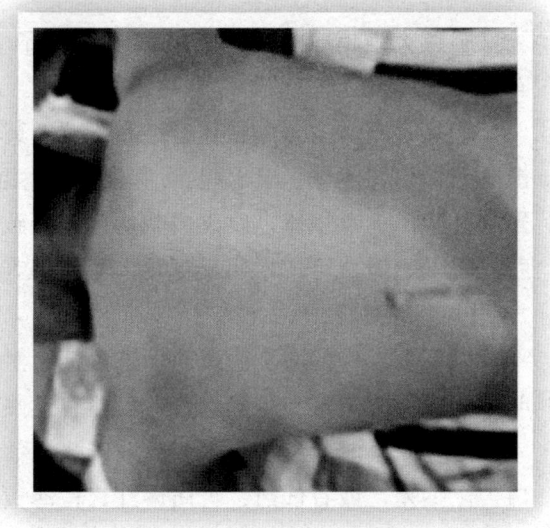

图 11-9　胆俞向上透刺肝俞

3. **腕踝针疗法**　下3、下5区，从下往上针。

4. **其他简易疗法**　毫针针刺胆囊（阳陵泉下1寸），中强刺激。每日1次。

【附注】

1. 浮刺治疗胆囊炎有较好的效果，特别对急性单纯性胆囊炎有明显的抗炎、止痛作用。

2. 急性发作期患者只宜进食少量流汁（低脂），炎症消退期可逐渐恢复低脂肪、高蛋白食物，如瘦肉、鱼、奶、豆制品、水果、新鲜蔬菜等，忌食蛋类及煎炸等油腻食物和酒类。平时注意饮食卫生，忌食生鱼，防止胆道寄生虫病的发生。

3. 注意调适寒温，劳逸结合，保持乐观情绪。保持大便通畅，睡眠时应尽量保持左侧卧位，以利于胆汁的排泄。

七、胆石症

胆石症是指发生在胆囊或胆管的结石，为外科常见病、多发病。胆绞痛是其最为常见的急腹症，以右上腹胁肋区绞痛、阵发性加剧或痛无休止为主要特征。本病常见于西医学的多种胆道疾病，如胆囊炎、胆管炎、胆石病、胆道蛔虫病等。女性多发于男性。

本病属于中医学"胁痛""黄疸""胆心痛""胆胀"等范畴。中医学对本病早有认识，《灵枢·经脉》中有"胆，足少阳之脉……是动则病口苦，善太息，心胁痛，不能转侧"的记载。中医学认为，本病的发生多与情志不遂，肝胆气滞；饮食不节，伤及脾胃，痰湿壅盛，化热或成石；或蛔虫妄动，误入胆道有关。其病位在肝、胆，涉及脾、胃和肠道。胆为中清之腑，肝主疏泄，喜条达，若嗜食肥甘，肝胆气郁，或湿热虫毒蕴阻，则肝失条达，胆失疏泄通降，胆汁排泄不畅，淤积日久化热，湿热蕴结，煎熬胆液则成砂石。初期以气滞、血瘀、湿热为主；日久又可化热伤阴，致肝肾阴虚。

【临床表现】

胆石症的患者中有20%～40%可以终生无症状，仅在体检时偶然发现。有症状的胆结石主要表现为进食（尤其是进油腻食物）后上腹部不适或疼痛，伴嗳气、呃逆、恶心、呕吐。胆绞痛的部位在右上腹部，呈阵发性。以突发性右上腹剧痛，持续性绞痛、阵发性加剧为主要症状。疼痛部位拒按、压痛或叩击痛，可向右肩胛部和背部放散。

忧思恼怒、过食油腻、饥饿及寒温不适均可诱发本病。

胆管结石患者通常可无症状，但当结石阻塞胆管并继发感染时可出现典型的腹痛，多在剑突下及右上腹部，呈绞痛，可阵发性或持续性向右肩背部放散，伴恶心呕吐、寒战高热，体温高达39～40℃，黄疸。

实验室检查：血细胞计数及中性粒细胞升高，血清胆红素升高，尿中胆红素升高。腹部X线、B超等检查可见胆管内结石及胆管扩张影像，可提示胆囊及胆道的急性炎症或蛔虫等病变。

1. **肝胆气滞** 右胁及剑突下胀痛或绞痛，绞痛常因情志波动而发作或加重。伴见胸闷，嗳气，口苦，恶心，呕吐，纳差，心烦易怒，脉弦紧。

2. **肝胆湿热** 胁肋刺痛，呈持续性加剧。伴见寒战发热，口苦，咽干，心烦，或厌食油腻食物，恶心呕吐。甚者目黄，身黄，小便黄，大便秘结，冷汗淋漓，舌质红、舌苔黄腻，脉弦数或滑数。

3. **肝肾阴虚** 胁肋隐痛，绵绵不已，遇劳加重，口干咽燥，头晕目眩，神疲乏力，舌红、少苔，脉细。

4. **蛔虫妄动** 右上腹及剑突下钻顶样剧痛，拒按，辗转不安。常伴有寒战发热，恶心呕吐，吐蛔，纳差，舌苔薄白，脉弦紧。

【治疗方法】

1. **治则** 肝胆气滞、肝胆湿热者疏肝理气，清热利湿；肝肾阴虚者补益肝肾，利胆排石。

2. **刺法** 端坐或仰卧、侧卧（患侧在上），针刺点严格消毒。基本刺法同"胆囊炎"，疼痛向右肩胛部和背部放散者，从肩胛骨周围向痛点浮刺（图11-10）；胆石症间歇期巩固治疗从下背部胆俞向上透刺肝俞（图11-11）。摇针配合动刺3～5分钟，摇针过程中，医者用押手在疼痛部位轻中度按摩，同时嘱咐患者不停地按腹式呼吸方式做深呼吸动作，留针1~2天。

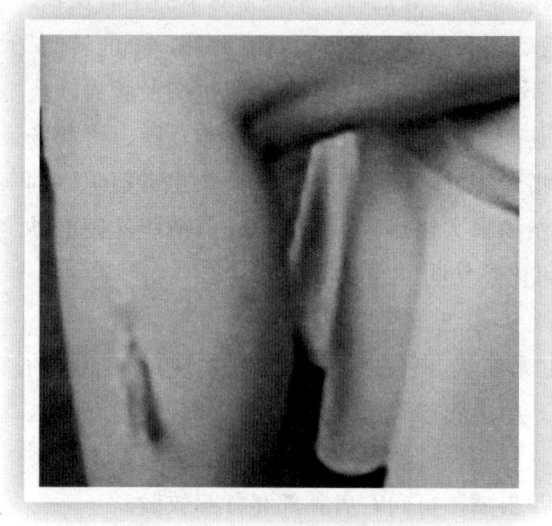

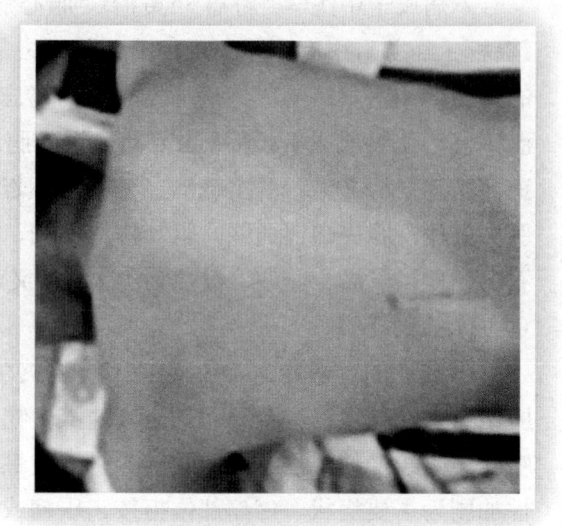

图11-10　从肩胛骨周围向痛点浮刺　　　　图11-11　从胆俞向上透刺肝俞

3. 腕踝针疗法　下3、下5区，从下往上针。

4. 其他简易疗法　毫针针刺胆囊（阳陵泉下1寸），中强刺激或电针连续波、快频率，每日2次。

【病例分享】

例1　陈某，女，52岁，农民。晚饭后突发右上腹剧烈疼痛，彩超发现胆囊结石。浮刺在痛点外下方7cm处进针，针对痛点，斜向内上方推进，摇针2分钟，疼痛减轻；留针2天，连续治疗3次，疼痛完全消失。

例2　北京中推2016年合肥浮刺疗法培训班西安学员李某2016年7月6日微信分享：一位胆结石患者，疼痛向同侧肩胛区放射，按浮刺法常规在背部施针，当即疼痛明显减轻，患者自诉1次好了95%。

【附注】

1. 浮刺对胆石症效果较好，对急性发作、病程短、无严重并发症的胆绞痛疗效更佳，常可使绞痛立止。但在治疗中应查明原因，结合病因治疗才能进一步提高疗效。

2. 患者应注意饮食清淡，少食肥甘厚味。急性发作期患者只宜进食少量流食（低脂），炎症消退期可逐渐恢复低脂肪、高蛋白食物，如瘦肉、鱼、奶、豆制品、水果、新鲜蔬菜等，忌食蛋类及煎炸等油腻食物和酒类。平时注意饮食卫生，忌食生鱼，防止胆道寄生虫病的发生。

3. 注意调适寒温，劳逸结合，保持乐观情绪。保持大便通畅，睡眠时应尽量保持左侧卧位，以利于胆汁的排泄。

第12章 腹部病证

一、胃痛

胃痛,又称"胃脘痛",常见于西医学的急、慢性胃炎、消化性溃疡、胃痉挛、胃扭转、胃下垂、胃黏膜脱垂症、胃神经官能症等疾病中。

古代文献中的"心气痛""心下痛"多指胃痛而言,而"真心痛"才是指现代的心绞痛。本病的病位在胃,无论是胃腑本身的原因还是其他脏腑的病变影响到胃腑,均可使胃络不通或胃失濡养而导致胃痛。本病多由寒邪客胃、饮食伤胃、肝气犯胃、脾胃虚弱等各种病因引发。其中,实证常因于肝,虚证多涉及脾。但无论何种胃痛,胃气失和、胃络不通、胃失濡养是其基本病机,常因饮食不节、情志不畅、劳累、受寒等因素而诱发或加重。

【临床表现】

以上腹胃脘部疼痛为主症,常伴有胃脘部痞闷或胀满、恶心呕吐、食欲不振、吞酸嘈杂等症状。

上消化道 X 线钡餐透视或纤维胃镜等检查可见胃、十二指肠黏膜炎症、溃疡等病变。

1. **食积伤胃** 因暴饮暴食而胃脘疼痛,胀满拒按,嗳腐吞酸,或呕吐不消化食物,吐后痛减,苔厚腻,脉滑。

2. **寒邪犯胃** 胃痛因感受寒邪而暴作,畏寒喜暖,苔薄白,脉弦紧。

3. **肝气犯胃** 胃脘胀满而痛,连及两胁,嗳气反酸,喜叹息,情绪不佳则痛作或痛甚,脉弦。

4. **瘀血停滞** 胃脘部刺痛,痛有定处,按之痛甚,舌质紫暗或有瘀点、瘀斑,脉涩不利。

5. **脾胃虚寒** 胃痛发作较缓,隐隐作痛,喜暖喜按,空腹加重,食后痛减,劳累、受凉、饮食生冷后发作或加重,舌淡、苔白,脉虚弱。

6. **胃阴不足** 胃脘灼痛,饥不欲食,咽干口燥,大便干结,舌红少津,脉弦细或细数。

【治疗方法】

1. **治则** 脾胃虚寒、寒邪犯胃者温经,散寒,止痛;胃阴不足者养阴清热,益胃止痛;肝气犯胃者疏肝理气,和胃止痛;食积伤胃者消食化滞,行气止痛;瘀血停滞者行气活血,

167

化瘀止痛。

2. 刺法 由于胃在上腹部，其上方是肋骨，不便进针，浮刺针刺点多选取在痛点下方，向上正对痛点。如果无效，也可横刺。

仰卧位，双膝弯曲，针刺点严格消毒。①食积伤胃和寒邪犯胃型从脐下4寸处的中脘进针，针尖朝下刺向下脘（图12-1），消食化积；②肝气犯胃和气滞血瘀型从两乳之间的膻中进针，针尖朝下刺向中脘（图12-2），或者从期门外顺着肋间隙向内侧胸骨剑突下透刺（图12-3），顺气、降气、疏肝理气；③脾胃虚寒和胃阴不足型从背部第11胸椎棘突下旁开1.5寸的脾俞向下透刺胃俞，背俞穴重在补虚止痛；④外膝眼下3寸的足三里下1寸左右进针，针尖向上透刺足三里（图12-4）。

大凡胃脘疼痛的患者，还会在左侧前臂内侧中央（相当于心包经的郄门上1寸），或偏向桡侧可有明显压痛或条索状、硬结。这时可从掌面腕横纹中点上2寸的内关向上浮刺，直对痛点（图12-5）。

上述浮刺法，均远离部位各摇针2分钟左右，局部医者用手掌作轻中度按摩。留针1～2天。急性胃痛每日治疗1次，慢性胃痛每2日治疗1次。

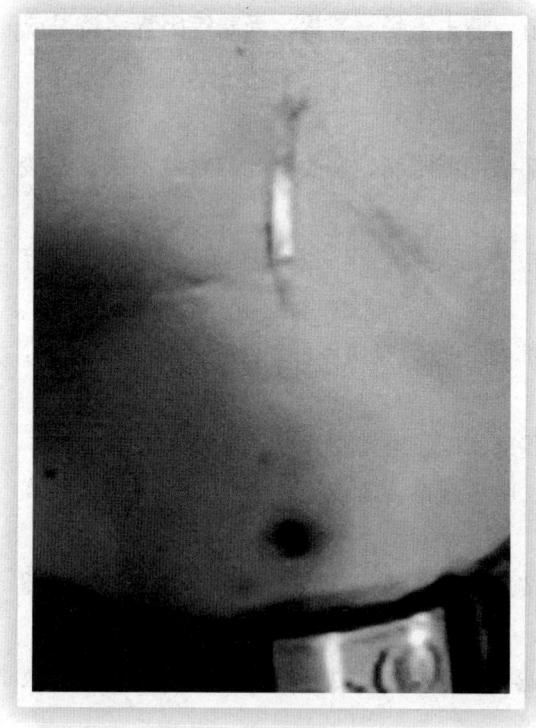

图12-1 中脘刺向下脘

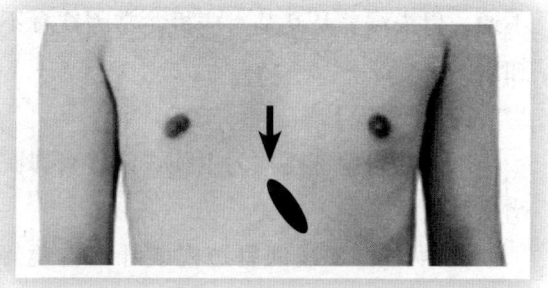

图12-2 膻中刺向中脘

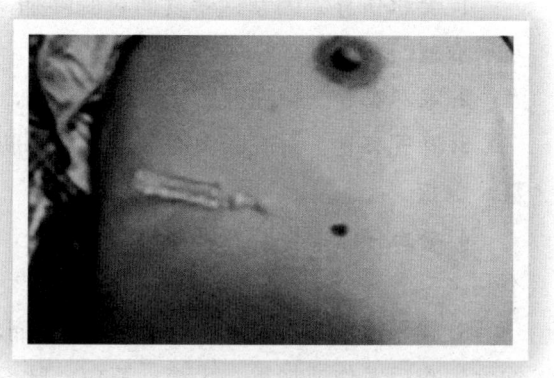

图12-3 顺着肋间隙向内侧胸骨剑突下透刺

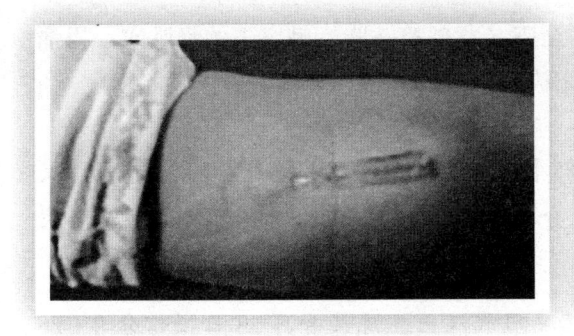

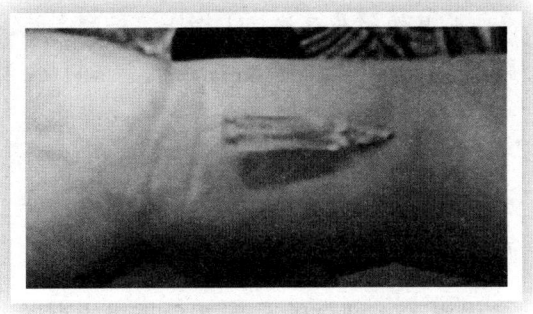

图12-4　足三里下1寸向上透刺足三里　　　　图12-5　内关向上浮刺，直对痛点

3. **腕踝针疗法**　上2、上5区，下2、下3、下4区，每次选用2个部位，从下往上针（图12-6和图12-7）。

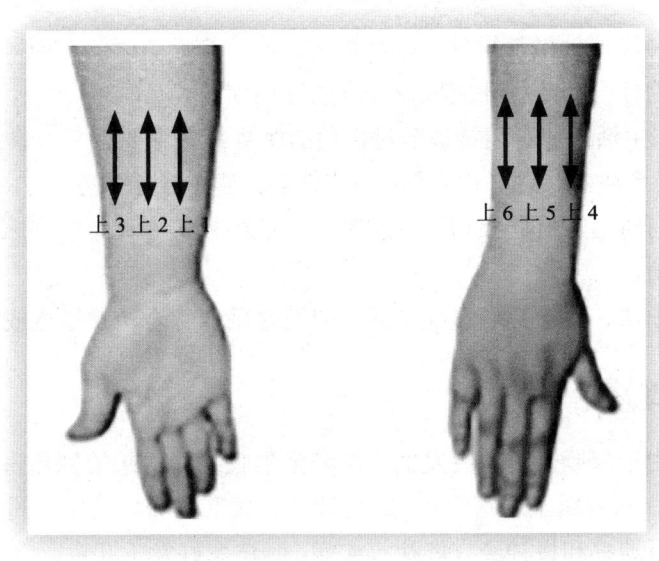

图12-6　上1~6区

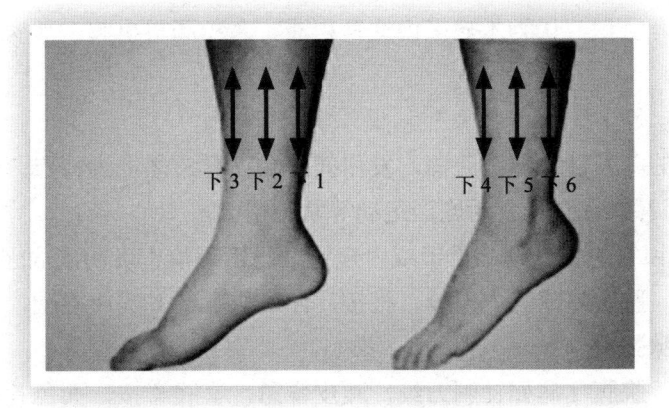

图12-7　下1~6区

4. 其他简易疗法 ①指压、按摩中脘、至阳（背部第 7 胸椎棘突下的督脉穴，胃痛患者多在此处有压痛）、足三里、三阴交。②拔罐中脘、脾俞、胃俞。

【病例分享】

例 1 陈某，女，35 岁，工人。胃脘部胀满不适，疼痛，食欲差半年，时而口苦、反酸。浮刺从两乳间的膻中向下刺，摇针 2 分钟，疼痛明显减轻。留针 1 天，共治 3 次而愈。3 个月后随访未发。

例 2 湖南张家界 2015 年 8 月针灸镇痛班武汉医生陈某 8 月 28 日微信分享：25 日回武汉给一位中年女性做浮刺治疗，患者胃痛、腹胀 2 个多月，经中西药治疗效果不佳，从上脘进针沿皮透刺中脘，摇针 2~3 分钟，针到痛止，1 次而愈。患者感激万分，直说：浮刺疗法看来真的很神！

【附注】

1. 浮刺对各种胃痛效果都很好，而且快捷，往往治疗当时即有明显止痛效果。但慢性胃痛需要坚持治疗几个疗程才能取得较好的远期疗效。

2. 饮食调理、生活规律和精神调节对胃痛的康复具有重要意义。饮食宜定时、定量，勿过饥、过饱；忌食生冷、刺激性食物；力戒烟酒；保持心情舒畅。

3. 胃痛证候有时可与肝胆疾病、胰腺炎、心肌梗死等有相似的临床表现，须注意鉴别，以免延误病情。

4. 对溃疡病出血、胃穿孔等重症胃痛，应及时采取综合治疗措施或转外科治疗。

二、急性胃痉挛

胃肠痉挛是由于胃肠平滑肌突发的一阵阵强烈收缩而引起的剧烈胃痛、腹痛，是临床常见的急腹症。本病属于中医学"胃脘痛""腹痛"范畴。其中，胃痉挛常见于西医学的急性胃炎、胃溃疡和胃神经官能症等疾病；肠痉挛好发于儿童，有反复发作史。

《素问·举痛论》曰："寒气客于肠胃之间，膜原之下，血不得散，小络急引，故痛。"中医学对本病早有认识，认为本病多由饮食积滞、寒积肠胃引起。其病在肠、胃，病性属实或虚实夹杂。

【临床表现】

以突然发作的阵发性胃痛、腹痛，发作间隙缺乏异常体征为特点。局部受凉、饮食不节（或不洁）、暴饮暴食、食后剧烈运动等常为诱因。

消化道 X 线钡餐透视、纤维胃镜或内窥纤维肠镜等检查可明确病因诊断。

1. 饮食积滞 脘腹疼痛势如刀绞，拒按，伴恶心呕吐，嗳腐吞酸，面色苍白，汗出肢冷，苔白腻，脉弦紧。

2. 寒客胃肠 脘腹疼痛如针刺刀绞，腹皮挛急，喜暖喜按，面色苍白，汗出肢冷苔白，脉紧。

【治疗方法】

1. **治则** 饮食积滞者消食化滞，通调腑气；寒客胃肠者温中散寒，理气镇痛。

2. **刺法** 仰卧位，双膝弯曲，针刺点严格消毒。局部从脐上5寸处的上脘进针，针尖朝下刺向中脘；远端从膝关节髌骨外上方进针，针尖朝上刺向梁丘。摇针结合动刺2分钟左右，医者用手掌在胃脘部中度按揉。留针1～2天。

3. **腕踝针疗法** 下2、下3、下4区，每次选用2个部位，从下往上针。

4. **其他简易疗法** ①指压、按摩，拇指指腹重力点压、弹拨或毫针针刺中脘、至阳，胃痛患者多在此处有压痛，筋缩、梁丘、足三里、三阴交各3～5分钟，间歇5分钟，再重复操作1次。②小儿用热熨法，将食盐和吴茱萸各适量，混合炒热，装入布袋中，热熨脘腹部，至脘腹疼痛消失为止；吴茱萸、丁香、干姜、艾叶、白胡椒各等份，研为细末，然后取药粉2g装入2cm×3cm的细纱布袋内，置于肚脐，用胶布或宽布腰带固定，至脘腹疼痛消失为止。

【附注】

1. 浮刺对本病有良好的镇痛作用。若经治疗疼痛不能缓解者，应查明原因，给予相应处理。

2. 养成良好的饮食习惯，进食要有规律，避免暴饮暴食；多吃含纤维丰富的食物，少食易产气的食物；适当节制冷饮；饱食后不宜立即剧烈运动。

三、胃炎

胃炎系指各种原因所致的胃黏膜炎性病变，有急性胃炎（单纯性胃炎和感染性胃炎）、慢性胃炎（浅表性胃炎和萎缩性胃炎）之分。本病以胃脘部饱胀、疼痛，嗳气，食欲减退等为特征，属"胃脘痛"的范畴。

中医学认为，本病的发生与饮食失调、脾胃虚弱、外邪侵袭、情志刺激等因素有关。暴饮暴食，过食生冷，食积于胃，通降不利；嗜食肥甘、辛辣，损伤脾胃，湿热内生，阻于中焦；素体虚弱，复感寒邪，胃阳不振，虚寒内生；恼怒忧思，肝失疏泄，气机阻滞，横逆犯胃；胃病日久，耗伤阴液，胃失濡养或久病入络，气机不利，伤及胃络等，均可使胃气阻滞，失其和降而发病。

【临床表现】

以胃脘部饱胀、疼痛，嗳气，食欲减退为主症。胃镜检查可明确诊断，并有助于确定病位、病性。

1. **饮食积滞** 胃脘胀满，疼痛拒按，食后更甚，嗳腐吞酸，恶心呕吐，吐后痛减，不思饮食，大便不爽，舌红、苔厚腻，脉弦滑。

2. **风寒犯胃** 胃脘突发剧痛，得热则减，发热恶寒，恶心呕吐，身体酸痛，腹痛泄泻，舌淡、苔白，脉浮紧。

3. **湿热中阻** 胃痛较重，拒按，嘈杂不安，口黏纳呆，渴而思饮，头身沉重，大便黏滞，舌红、苔黄腻，脉滑数或濡数。

4. **肝气犯胃** 发病与情绪有关，胃脘胀痛，连及两胁，嗳气频作，泛吐酸水，喜叹息，胸腹痞闷，矢气则减，舌红、苔薄黄，脉弦。

5. **脾胃虚寒** 胃脘隐痛，喜暖喜按，食后腹胀，呕吐清涎，面色无华，四肢不温，神疲乏力，大便稀溏，舌淡、苔白腻，脉沉细而缓。

6. **胃阴不足** 胃脘灼痛，嘈杂不安，饥不欲食，口干咽燥，手足心热，大便偏干，舌红少津或有裂纹，脉象细数。

【治疗方法】

1. **治则** 饮食积滞、湿热中阻、肝气犯胃者消食化滞，疏肝理气；风寒犯胃、脾胃虚寒者温中散寒（配合灸法）；胃阴不足者养阴清热。

2. **刺法** 仰卧位，双膝弯曲，针刺点严格消毒。胃炎的压痛反应点主要在左上腹部，大约在中脘左侧2cm×2cm的区域，我们可以取中脘为中心，在半径2.5寸左右划一个圆，在这个区域内寻找压痛点。①腹部从脐上5寸的上脘进针，向下透刺中脘；②双侧梁门互相透刺；③背部从脾俞向下透刺胃俞；④下肢从外膝眼下3寸的足三里下进针，向上透刺足三里。每次选用2～3穴，各摇针2分钟左右，留针1～2天。

3. **腕踝针疗法** 下2、下3、下4区，每次选用2个部位，从下往上针。

【病例分享】

例 北京中推2016年10月河南开封浮刺疗法培训班安徽宿州学员张某12月26日微信分享：患者，男，54岁，罹患慢性浅表性胃炎35年，常年胃胀、隐痛，口服中西药物疗效不显。经浮刺法治疗2次，配合口服腐植酸钠颗粒，症状基本消失，效果非常好。

【附注】

1. 浮刺治疗急、慢性胃炎均可取得较好的效果。对于上腹部饱胀不适、疼痛、食欲减退、恶心呕吐等主要症状具有明显的作用，且见效快。但慢性胃炎病程较长，病情多虚实夹杂，治疗难度相对较大，故应坚持长期治疗。

2. 注意饮食调理，勿饥饱无常或暴饮暴食，避免生冷、辛辣刺激性食物和烟酒。

3. 平时应注意保持心情舒畅、愉快、乐观，避免精神过度紧张，劳逸结合，进行体育锻炼，如打太极拳、练气功等。

四、胃及十二指肠溃疡

胃、十二指肠溃疡简称"溃疡病"，以规律的、周期性发作的上腹部疼痛和饱胀、恶心呕吐、食欲不振、上消化道出血为特点。本病也属于"胃脘痛"的范畴。

中医学认为，本病与饮食不节、脾胃虚弱、情志失调有关。病变部位在胃，与肝、脾关系密切。如素体阳虚，饮食失节或偏嗜生冷、辛辣，又复感寒邪，寒凝气滞，湿热蕴结，损伤脾胃；或情志不舒，肝郁气滞，疏泄失常，横逆犯胃；如若久痛入络，脉络受损，而致吐血或便血。

【临床表现】

以规律的、周期性发作的上腹部疼痛和饱胀、恶心呕吐、食欲不振、吐血或便血为主症。

胃、十二指肠溃疡出血期间大便隐血试验阳性。胃镜或钡餐检查可明确诊断。

1. **胃肠积热** 胃脘胀满，疼痛拒按，嗳气泛酸，嘈杂呕恶，吐出为舒，大便干，小便黄，舌红、苔厚腻，脉象滑数。

2. **肝胃不和** 胃脘胀痛，胸胁痞满，嗳气泛酸，遇怒加重，食少纳呆，喜叹息，烦躁易怒，大便不调，苔薄白或薄黄，脉弦。

3. **气滞血瘀** 胃脘疼痛有定处，如针刺或刀割，痛而拒按，食后痛甚，或见吐血、黑便，舌紫暗或见瘀点瘀斑，脉涩或沉弦。

4. **脾胃虚寒** 胃脘冷痛，喜温喜按，饥饿加重，得食痛减，泛吐清水，四肢不温，纳食减少，大便溏薄，舌胖而淡、苔薄白，脉沉迟。

5. **胃阴不足** 胃脘隐痛或灼痛，午后尤甚，嘈杂心烦，口燥咽干，纳呆食少，大便干结，舌红、少苔、干而少津，脉细数。

【治疗方法】

1. **治则** 胃肠积热者清泻胃肠，通调腑气；肝胃不和者疏肝和胃；气滞血瘀者活血化瘀；脾胃虚寒者补中益气，温中散寒；胃阴不足者滋养胃阴，生津止痛。急性发作期每日治疗1次，间歇期隔日或每周治疗2次。

2. **刺法** 仰卧位，双膝弯曲，针刺点严格消毒。胃溃疡的压痛点一般多在左侧承满附近，十二指肠溃疡的痛点多在右侧梁门。浮刺可以从两侧梁门（左侧为主）透中脘；背部胸椎第6~12椎之间夹脊浮刺；外膝眼下6寸的上巨虚向上透刺足三里、足三里再往上接力刺（图12-8）。

3. **腕踝针疗法** 上2、下2、下3、下4区，每次选用2个部位，从下往上针。

【附注】

1. 浮刺对本病有较好的疗效，能有效地抑制胃酸的分泌，缓解、改善症状。

2. 本病应流质或半流质饮食，平时也应避免暴饮暴食或饥饱无常，避免生冷、坚硬、刺激性食物和烟酒，限制肥甘厚味的摄入。

3. 本病活动期要注意休息，少活动；间歇期适当活动及体育锻炼，但应注意劳逸结合。

4. 消化系溃疡的病情同情绪有关，必须保持心情舒畅，避免精神紧张。

5. 慎用某些对胃有刺激的药物，如阿司匹林、利血平、咖啡因和各种激素类药物等。

6. 若出现上消化道出血或胃穿孔等并发症，应当采取中西医综合治疗措施。

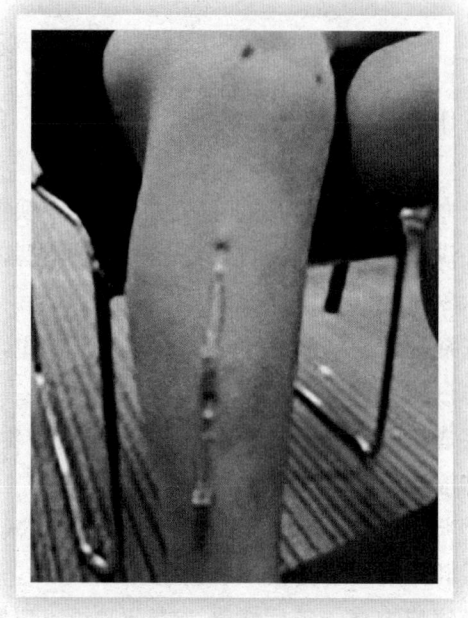

图12-8 上巨虚向上透刺足三里

五、胃下垂

胃下垂是指胃的位置低于正常以下。主要由于胃膈韧带和胃肝韧带无力或腹壁肌肉松弛所致。本病多发生于身体瘦高的女性。

胃下垂属于中医学"胃痛""胃缓""痞满""腹胀"等范畴。主要因素体脾胃虚弱，或长期饮食失节、劳倦过度等损伤脾胃，脾虚气陷，肌肉不坚，无力托举胃体所致。若兼见嗳气、喜叹息则为肝郁气滞，克伐脾胃。

【临床表现】

患者形体瘦弱，轻者可无明显症状，重者常见上腹部坠胀、疼痛不适，多在食后、久立及劳累后加重，平卧后减轻或消失。站立时腹主动脉搏动明显，平卧或双手由下腹部向上托起则上腹坠胀减轻。常伴有胃脘饱胀、厌食、恶心、嗳气、腹泻或便秘等症状。甚者还可出现站立性昏厥、低血压、心悸、乏力、眩晕等"循环无力症"的表现。也可同时伴有肝、肾、结肠等脏器的下垂。

X线钡餐透视可以确诊，可见胃角隅部（胃小弯切迹）或幽门管低于髂嵴连线，胃呈长钩型或无力型，上窄下宽，或几乎整个胃都位于腹腔左侧。根据胃下垂的程度分可为Ⅰ度、Ⅱ度、Ⅲ度。

1. **脾虚气陷** 症见形体消瘦，面色无华，心悸眩晕，食少乏力，脘腹隐痛，坠胀不适，久立、劳累、饮食后加重，平卧后减轻，舌淡、苔薄，脉细弱。

2. **脾气不升，胃失和降** 上证兼见脘腹满闷、恶心或腹泻等。

3. **肝郁气滞，克伐脾胃** 上证兼见胁肋胀而痛、嗳气、喜叹息等。

【治疗方法】

1. **治则** 健脾益气,升阳举陷。浮刺疗法治疗内脏下垂一类的病证,针尖全部要求从下向上刺,不宜反其道而行之。

2. **刺法** 胃下垂的压痛点,一般在中脘下 3~4cm 处查找。仰卧位,双膝弯曲,针刺点严格消毒。①升胃(下脘旁开 4 寸)向上透刺提胃(中脘旁开 4 寸,图 12-9);②脐上 2 寸的下脘向上透刺中脘;③脐下 3 寸的关元向上透刺气海;④双侧背部胃俞向上透刺脾俞;⑤下肢从外膝眼下 6 寸的上巨虚向上透刺足三里。每次选用 2~3 个部位,各摇针 2 分钟左右,同时按照腹式呼吸的方式做深呼吸以及上提肛门动作,配合留针 1~2 天。

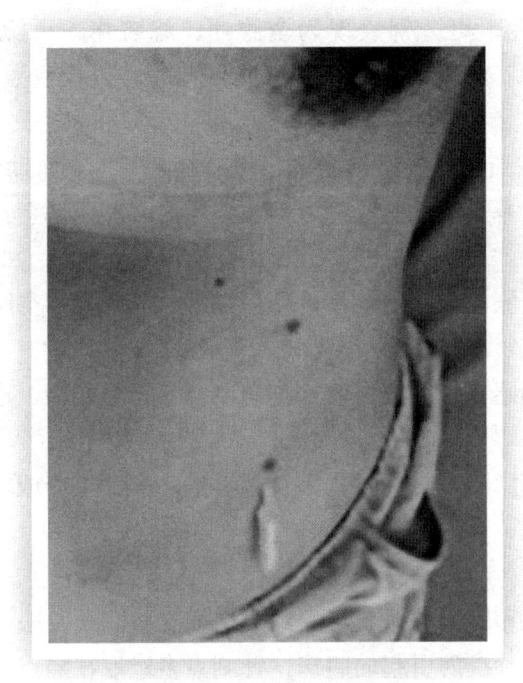

图 12-9 升胃向上透刺提胃

3. **腕踝针疗法** 下 2、下 3、下 4 区,每次选用 2 个部位,从下往上针。

4. **其他简易疗法** 经常灸头顶百会。

【附注】

1. 浮刺治疗本病有一定疗效,但病程较长,须按疗程坚持治疗。

2. 平时应注意饮食有节,少吃多餐,餐后立即卧床休息半个小时以上,以减轻胃的负担。起居有时,调畅情志,对本病的治疗有重要作用。

3. 平时要积极参加体育锻炼,尤其是腹肌锻炼。运动量可由小到大,不宜久站和剧烈跳动。气功锻炼对本病也有较好效果。

六、腹痛

腹痛是指胃脘以下、耻骨联合以上部位发生的以疼痛为主要表现的病证。腹内有许多脏腑，且为诸多经脉所过之处，不论何种病因，如外邪、饮食、情志等，凡导致有关脏腑气机不利或经脉气血不通时，均可引起腹痛。

腹痛是临床上的常见症状，可见于内科、外科、妇科等多种疾病中，适合浮刺法治疗的腹痛以肠道疾病和妇科病引起的腹痛为主。西医学的急、慢性肠炎、胃肠痉挛、肠易激综合征等疾病引起的腹痛，可参照本节进行治疗。

【临床表现】

以腹部疼痛为主症，可分别表现为全腹痛、绕脐痛、小腹痛、少腹痛等。其发作或加重多与饮食、情志、受凉、劳累等诱因有关。可反复发作，常伴有饮食、大便异常。

下消化道 X 线钡餐透视、纤维结肠镜、腹部 B 超等检查有助于明确诊断。

1. **饮食停滞** 暴饮暴食后脘腹胀痛，拒按，嗳腐吞酸，恶食，得吐泻后痛减，舌苔厚腻，脉滑。

2. **肝郁气滞** 侧腹胀痛，痛则欲便，便后痛缓，喜叹息，得嗳气或矢气则减，遇恼怒则剧，苔薄白，脉弦紧。

3. **寒邪内阻** 多因感寒饮冷突发腹部拘急剧痛，得温痛减，遇寒更甚，舌苔白，脉沉紧。

4. **脾阳不振** 腹痛隐隐，时作时止，喜温喜按，每食生冷或饥饿、劳累后加重，进食及休息后痛减，舌淡、苔薄，脉沉细。

【治疗方法】

1. **治则** 寒邪内阻和脾阳不振者可配用灸法或肚脐隔盐灸法。

2. **刺法** 下腹部各种疾病引起的腹痛，针刺点多选取在痛点上方（因下面是耻骨联合，不便进针），方向朝下直对痛点，一般不用横刺；也可以配合在下肢内侧（足三阴经）选择针刺点，方向朝上。

仰卧位，双膝弯曲，针刺点严格消毒。①上腹部从脐上 4 寸的中脘进针，针尖向下透刺下脘（图 12-10）；②绕脐痛从双侧大横向内透刺（图 12-11）；③下腹部从脐下 3 寸的关元向上透刺肚脐（图 12-12）；④脐旁 5 寸左右向内下方前正中线（任脉）浮刺（图 12-13）。每次可选用 2~3 组，摇针加动刺 2~3 分钟，留针 1~2 天。

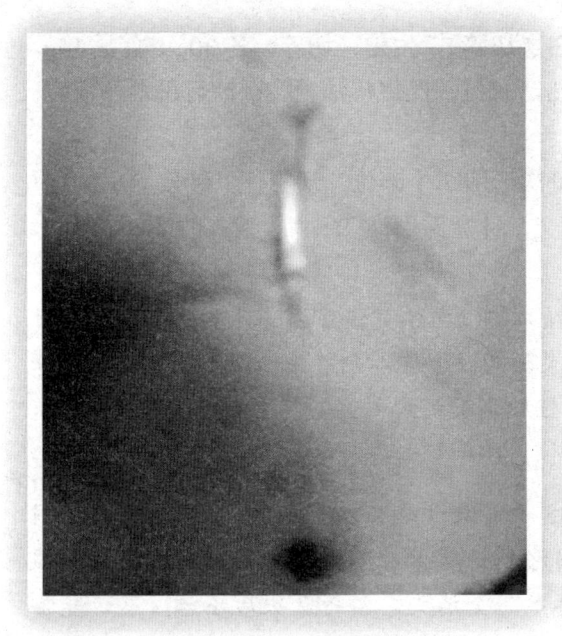

图 12-10　中脘向下透刺下脘

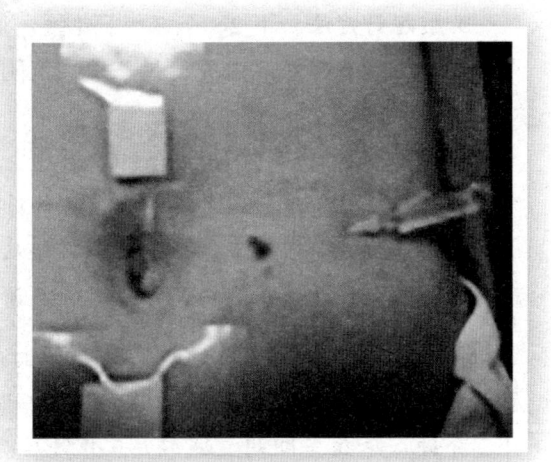

图 12-11　绕脐痛从双侧大横向内透刺

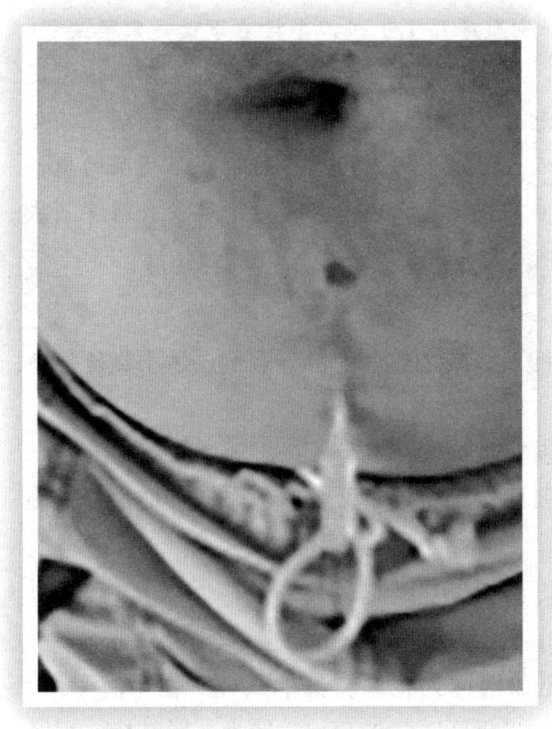

图 12-12　关元向上透刺肚脐

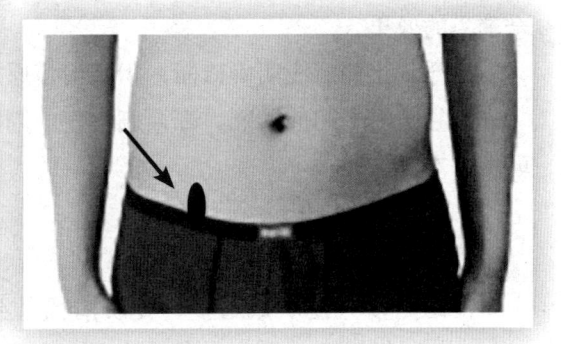

图 12-13　脐旁刺前正中线

为了加强和提高浮刺疗效，腹痛还可加用内关、公孙这一组八脉交会；由泌尿生殖系统引起的小腹痛，可加用关元或中极、三阴交或阴陵泉。

另外，可配合药熨法：取麦麸50g，葱白（切碎）、生姜（切碎）各30g，食盐15g，白酒30ml，食醋15ml。混匀，放铁锅内炒热，布包，热熨疼痛处。药凉后再炒热再熨。适用于虚寒腹痛。

3. 腕踝针疗法 下2、下3、下4区，每次选用2个部位，从下往上针。

4. 其他简易疗法 内关、足三里、三阴交，针灸并用。

【病例分享】

例1 北京中推2016年合肥浮刺疗法培训班缅甸学员汪某（一针飞度）6月22日微信分享：本人腹部受寒则痛，以往施行针灸治疗。今学浮刺疗法，有意将室内冷气开得很低，使腹部受寒致痛。遂用浮刺疗法从任脉下脘刺向中脘。因手笨，摇不好针，随意乱摇针2分钟，痛止。特此报告老师及诸位同学学习心得。

例2 史某，男，38岁，货车司机。5年前做过结肠切除术，1周前右下腹不明原因疼痛，疼痛部位离伤口10cm左右。用浮刺针从上往下皮肤浅刺，对准痛点，摇针2分钟，疼痛当即明显减轻，5分钟后疼痛完全消失。治疗2次后痊愈，患者非常高兴！

例3 成都岐黄轩医学培训中心2016年7月太原浮刺疗法培训班新疆学员杨某8月8日微信分享：患者，女，38岁，右下腹部剧烈疼痛1小时，手按右下腹，弯腰曲背，呈现痛苦面容。非经期，大小便正常。查体，腹肌不紧张，右下腹麦氏点压痛，但无反跳痛。初步考虑阑尾炎，准备输液。考虑到患者正值哺乳期，改用浮刺治疗。从压痛点外上方进针，摇针3分钟后，右下腹的压痛点已经消失。最近，多位诊断不明确的急性腹痛患者，用浮刺疗法治疗，止痛的效果都非常快捷，大多一针见效，这使我对浮刺法有了更新的认识。

【附注】

1. 浮刺法治疗腹痛有较好的疗效，常有针入痛减之效。但部分病例还达不到疼痛完全消失的效果。

2. 浮刺止痛后应明确诊断，积极治疗原发病。

3. 急腹症引起的腹痛，在浮刺治疗的同时应严密观察，必要时应采取其他治疗措施或转手术治疗。

七、泄泻

泄泻是以大便次数增多、便质清稀甚至如水样为主要特征的病证。在中医学中，"泄"是慢性腹泻，"泻"是急性腹泻。本病常见于西医学的急慢性肠炎、肠结核、胃肠功能紊乱、肠道激惹综合征、慢性非特异性溃疡性结肠炎等病。

泄泻的病位在肠，但关键病变脏腑在脾胃，此外尚与肝、肾有密切关系。不论是肠腑本身的原因还是由于其他脏腑的病变影响到肠腑，均可导致大肠的传导功能和小肠的泌别清浊功能失常而发生泄泻。"大肠、小肠皆属于胃"(《灵枢·本输》),泄泻的病机主要在于脾胃的功能障碍,脾虚湿盛是其关键。正如《素问·阴阳应象大论》所说:"湿盛则濡泄。"本病常因外邪、饮食、情志等因素而诱发,多反复发作。

【临床表现】

以大便次数增多、便质清稀甚至如水样或完谷不化为主症,多伴有腹痛、肠鸣等症状。

大便常规、大便细菌培养可见红白细胞、致病菌等。纤维结肠镜及钡剂灌肠可见结肠充血、水肿、糜烂、溃疡、癌变、息肉等病变。

1. **寒湿困脾** 腹泻因感受寒湿而发,大便清稀或如水样,腹痛肠鸣,泻后痛减,得热则舒,恶寒食少,苔白滑,脉濡缓。

2. **肠腑湿热** 腹痛即泻,泻下急迫,大便黄褐臭秽,肛门灼热,发热,腹痛拒按,泻后痛减,舌红、苔黄腻,脉濡数。

3. **食滞胃肠** 暴饮暴食后腹满胀痛、拒按,泻后痛减,大便臭如败卵,纳呆,嗳腐吞酸,苔垢厚腻,脉滑。

4. **肝郁气滞** 泄泻、腹痛、肠鸣每因情志不畅而发,舌红、苔薄白,脉弦。

5. **脾气虚弱** 大便溏薄,夹有不消化食物,稍进油腻饮食则便次增多,腹部隐痛喜按,神疲乏力,舌淡、苔薄白,脉细。若病久不愈,脾虚下陷,可导致脱肛。

6. **肾阳亏虚(五更泄泻)** 凌晨腹部隐痛,肠鸣,泄泻,夹有不消化食物,脐腹冷痛,喜暖喜按,泄后即舒,形寒肢冷,面色淡白,舌胖而淡、苔白,脉沉细。

【治疗方法】

1. **治则** 寒湿困脾、脾气虚弱、肾阳亏虚者健脾益肾,温化寒湿;肝郁气滞、食滞胃肠、肠腑湿热者行气化滞,通调腑气。浮刺疗法治疗脏腑组织功能低下引起的泄泻、遗尿之类的病证,针尖全部要求从下向上刺,不宜反其道而行之。

2. **刺法** 先仰卧位,针刺点严格消毒。①腹部从脐上2寸的下脘进针,针尖朝上浮刺中脘(图12-14);②从肚脐旁开2.5寸进针,朝内透过天枢刺向肚脐(图12-15);再俯卧位,③脾俞横向刺到脊柱水平段,或者向上透刺胆俞、肝俞;④小腿从外膝眼下6寸的上巨虚向上透刺足三里;⑤三阴交向上浮刺,并继续"接力"向上透刺阴陵泉(膝关节内下方胫骨内侧髁凹陷中)。每次选择2~4个部位,每个部位分别摇针3分钟左右。急性泄泻每日1次,慢性泄泻隔日1次。

中医学认为,"湿多成五泻",本病病位在肠,病因为脾不运化水湿。故在标取胃经募穴和六腑的会穴中脘、大肠经募穴天枢、大肠经下合穴上巨虚,调理肠腑而止泻;在本取脾俞、足三里、三阴交健脾利湿兼调理肝肾,各种泄泻皆可用之。

3. **腕踝针疗法** 上5、下2、下4区,从下往上针。

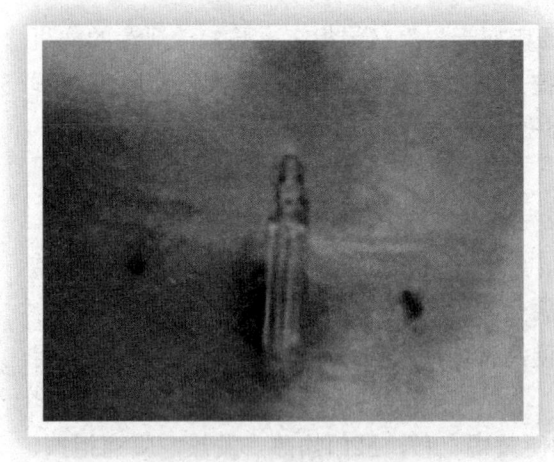

图12-14 下脘朝上浮刺中脘 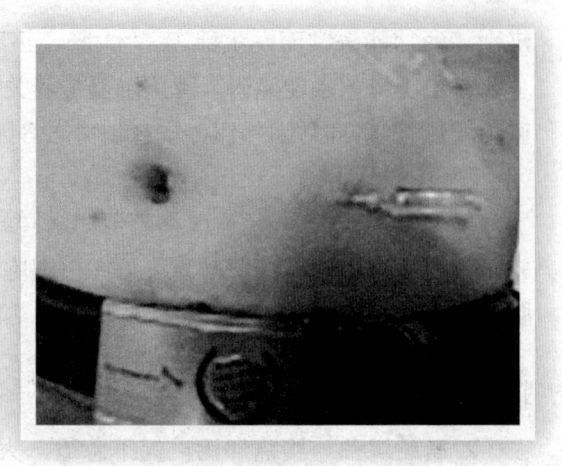　　　　　图12-15 肚脐旁透过天枢刺向肚脐

4.其他简易疗法　①毫针针刺止泻（脐下2.5寸）。②艾灸神阙（肚脐）、中脘、天枢、足三里、三阴交等穴。③神阙、中脘、天枢三穴拔罐，每穴火罐10分钟，气罐20～30分钟。④脐疗，隔盐灸肚脐，先用食盐填满神阙，后将艾条点燃（或利用温灸器）对准神阙施灸约40分钟，每日2次；取五倍子适量，研末，用食醋调成膏状敷脐，以伤湿止痛膏固定，2～3日一换，适用于久泻。

【病例分享】

例　北京中推2016年8月浮刺疗法培训班内蒙古学员赵某10月4日微信分享：吴某，男，67岁，腹泻（1天5次），大便为米汤样，有少量鲜血，有痔疮，伴腹痛、口干，就诊时腹痛难忍，直不起腰。查体，腹软，无腹膜刺激征。考虑胃肠痉挛性肠炎、脱水。针刺上腹部中脘（2寸毫针进针1.5寸），行捻转手法，出现针感后留针20分钟，每5分钟行针1次，疼痛缓解。

【附注】

1.浮刺治疗泄泻有显著疗效。若急性胃肠炎或溃疡性结肠炎等因腹泻频繁而出现脱水现象者，应适当配合输液治疗。

2.治疗期间应注意饮食卫生，清淡饮食，忌食生冷、辛辣、油腻之品。

八、肠易激综合征

肠易激综合征是一种胃肠功能紊乱性疾病，其病因病机尚不完全清楚，可能与遗传因素、精神因素（严重的焦虑、抑郁、紧张、激动和恐惧等，影响自主神经功能调解，导致结肠运动与分泌功能障碍）、饮食因素（过食生冷、油腻、辛辣、香燥食品以及高蛋白、纤维含量过多的食物）、肠道感染（微生物或寄生虫感染、患痢疾后）、肠道动力学改变等有关。其他因素如甲状腺功能亢进或减退、类癌、糖尿病、肝胆疾病、消化性溃疡、慢性胃炎、常服泻药、灌肠、妇女月经期等常诱发本征。

【临床表现】

类似中医学的"五更泄泻",症见每天凌晨 4—5 点局限性或弥漫性腹痛最为突出,最多见于下腹部,便前加剧,便后立轻,冷食后加重,遇热减轻;清晨起床后或早餐后间歇性腹泻,1 小时内可连续排便 3~4 次,有急迫感,或与便秘交替出现,便秘多见于女性,也可间或与短期腹泻交替,排便有不尽感,粪便可带较多黏液,后期可为持续性,甚至长期依赖泻药,大便多呈糊状或稀水状,可带一些黏液,但不含血液,排便后腹痛随之减轻或消失。部分患者伴有胃肠道或肠道外多种功能紊乱的症状,心理精神异常表现,如抑郁、多疑、紧张、焦虑、敌意等。

【治疗方法】

1. **治则** 温补肾阳、脾阳,调理心神、肠道。

2. **刺法** 仰卧位,针刺点严格消毒。①下腹部从脐下 3 寸的关元进针,针尖向上透刺气海、神阙(肚脐);②腰部从第 2 腰椎棘突下的命门稍下方进针,针尖向上透刺第 1 腰椎棘突下的悬枢;③从肾俞进针,向上透刺脾俞(图 12-16);④下肢从脐下 6 寸的上巨虚进针,针尖向上透刺足三里。摇针 2 分钟左右,摇针的同时医者用手掌(搓热)轻度摩揉患者下腹部。留针 1~2 天。

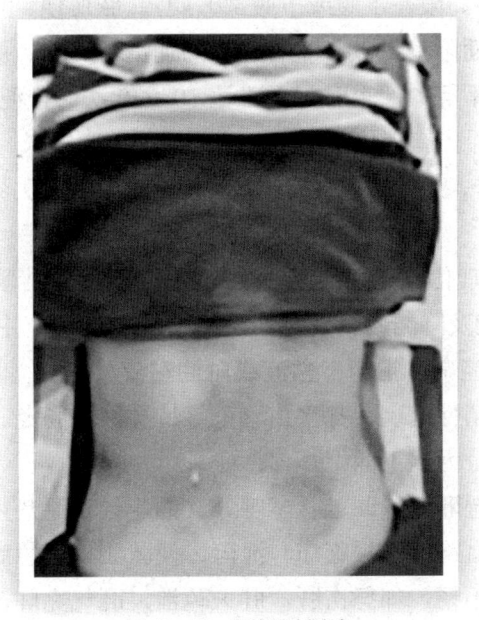

图 12-16 肾俞透刺脾俞

3. **腕踝针疗法** 上 5、下 1、下 2、下 3、下 4 区,每次选用 2 个部位,从下往上针。

【附注】

1.浮刺法对本病有一定疗效,治疗中最好能配合在上述各组穴位上实施艾灸和拔火罐。

2. 饮食要以清淡、少油腻、易消化的低脂饮食为基本原则。有规律，一日三餐做到定时定量，不过于饥饿，不暴饮暴食。这样有利于肠道消化吸收平衡，避免因无节制饮食而致肠道功能紊乱。有腹胀和胃肠胀气者应避免进食豆类、白菜以及其他难以消化的食物如奶制品等；避免辛辣刺激性食物、甜食和口香糖。

3. 主要症状是便秘者，可通过进食较多的纤维素来改善症状。每天进食1茶匙未精制麦麸和大量的水以及其他汤或饮料。

4. 放松心情，畅达情志；多做深呼吸，多外出走走。

九、慢性非特异性结肠炎

慢性非特异性结肠炎，又称"溃疡性结肠炎"，全称为"慢性非特异性溃疡性结肠炎"。因其病变主要局限于结肠和直肠黏膜，又称"特发性直肠结肠炎"。确切病因还不明确，基本认定与肠道感染、营养不良、遗传基因和自身免疫因素有关。一是由于肠道感染细菌、霉菌等病毒，使肠道长期处于炎症状态；二是由于人的身体长期处于营养不良状态以及情绪容易激动等，容易诱发本病的发生。

【临床表现】

主要症状为腹痛（多局限左下腹或下腹部）、腹泻、脓血便、里急后重。起病初期腹痛、腹泻不太明显，粪便表面附有黏液，随着病情的加重，腹痛、腹泻也加重，大便次数明显增多，每日3～10次不等，严重时每天可达10～30次（排便后腹痛可缓解），大便中混有鲜血、黏液和脓液。伴有消化不良、食欲不振、上腹饱胀、嗳气、恶心呕吐等症状。全身症状可有发热、心悸、衰弱、消瘦、贫血、水及电解质大量丢失等。病程超过10年者，癌变率较高。

确诊主要依靠各种理化检查以及X线钡剂灌肠造影和结肠镜检查，并可取肠黏膜做活组织检查；体征可扪及降结肠特别是乙状结肠呈硬管状，并有压痛，有时腹肌紧张；肛诊可发现肛门括约肌痉挛，指套有黏液或血性黏液分泌物，直肠有触痛；大便常规检查和细菌培养可排除细菌性痢疾、寄生虫感染等特异性结肠炎。

中医学将本病大致分为以下四型。

1. 大肠湿热 感受湿邪化热或过食辛辣、饮酒，导致湿热内生，蕴结于大肠，影响其传导功能并损伤肠道血络，产生腹痛、泄泻、便脓血、里急后重、肛门灼热等症。

2. 肝脾失调 情志不畅，郁怒伤肝，肝失疏泄，肝气克脾，肝脾失调，导致升降失调，抑郁恼怒时即腹痛腹泻，伴有胸胁胀闷、食少嗳气。

3. 脾胃虚弱 素体脾虚，或过度劳累、饮食不节而致脾胃虚弱，运化失常，泄泻、疲乏、腹胀、食欲不振。

4. 脾肾阳虚 素体脾肾阳虚，或年老、久病之后，阳气不足，脾失温煦，运化失常。鸡鸣五更腹痛、泄泻，伴怕冷、腰膝酸软等。

【治疗方法】

1. **治则** 大肠湿热型清热利湿；肝脾失调型疏肝理脾；脾胃虚弱、脾肾阳虚型温补脾肾。

2. **刺法** 先仰卧位，针刺点严格消毒。①脐上从 2 寸的下脘上透中脘；②脐下从 1.5 寸的气海下透关元、中极；③大肠湿热型从脐旁 2 寸的天枢向下透刺水道（图 12-17）；④从膝关节内下方的阴陵泉下 3 寸进针，针尖向上透刺阴陵泉（图 12-18）；⑤肝脾失调型从期门向内下方斜透中脘；⑥脾胃虚弱、脾肾阳虚型从脐下气海透关元（图 12-19）；⑦背部第 2 腰椎棘突下旁开 1.5 寸的肾俞向上透刺脾俞透刺；⑧小腿内侧下方的三阴交下进针，向上浮刺（图 12-20）。虚证最好能配合艾灸法。

3. **腕踝针疗法** 上 5、下 2、下 3、下 4 区，每次选用 2 个部位，从下往上针。

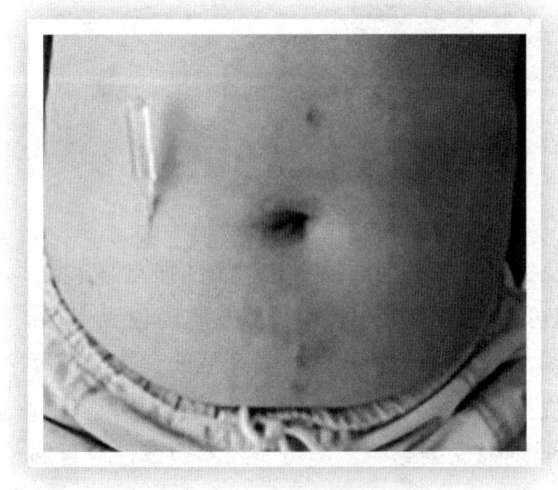

图 12-17 天枢向下透刺水道

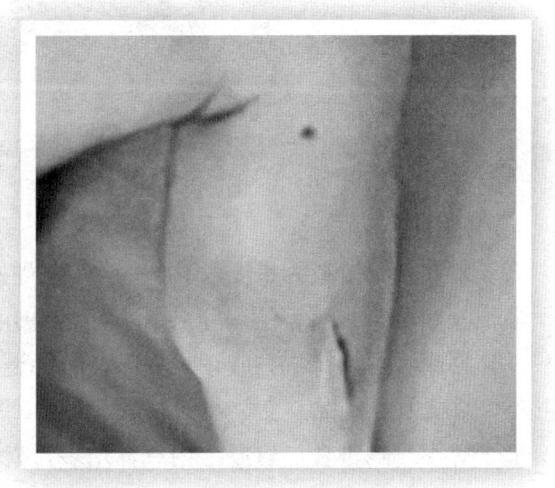

图 12-18 从膝关节内下方向上透刺阴陵泉

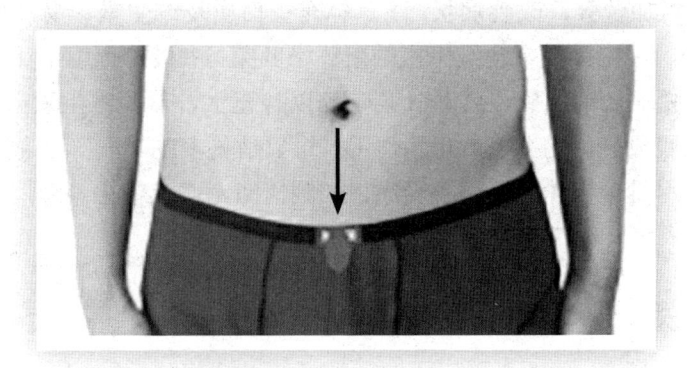

图 12-19 从脐下气海透关元

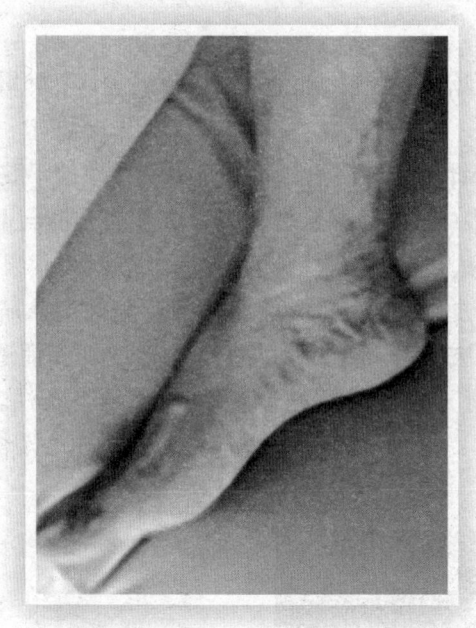

图12-20　三阴交下进针，向上浮刺

【附注】
1. 饮食管控最为重要，不吃生冷、坚硬及变质食物，禁酒及辛辣刺激性强的调味品；多油及脂肪类食物，不易消化，其滑肠作用可使腹泻加重，故炸、煎及肥肉也应少吃；发作期或缓解期排气、腹泻过多时，不能进食含糖量高的食物和容易产气的食物，如薯类、豆类及豆制品、麦类及面制品、牛奶、皮蛋、大蒜、韭菜、洋山芋、卷心菜、花生、瓜子等。一旦进食，胃肠道内气体增多，胃肠动力受到影响，即可诱发本病或使原有病情加重。

2. 发作期以流质饮食为主，严重时禁食几日，并于静脉输入营养素，使肠道暂时休息；少吃多餐，增加营养，改善症状；注意补充蛋白质及维生素，易消化的优质蛋白质食品，如鱼、蛋、豆制品及富含维生素的新鲜嫩叶菜等；最好食用菜汁，以减少纤维的摄入；患者如有脱水低钠现象，可多食菜叶汤以补充水、盐和维生素；柿子、石榴、苹果都含鞣酸及果胶成分，均有收敛止泻作用，可以适量多吃。

3. 发作期间尽量卧床休息，避免受凉，控制情绪，避免精神刺激，减少精神负担和精神创伤。

十、阑尾炎

阑尾炎是外科常见病，属于中医学"肠痈"的范畴。急性阑尾炎多由于阑尾管腔阻塞，细菌入侵所致；慢性阑尾炎大多由急性阑尾炎转变而来。

中医学认为，本病多因饮食失节，寒温失调，饱食后剧烈运动，导致肠腑传导功能失常所致。其基本病机为气机壅塞，久则肠腑化热，热瘀互结，致血败肉腐而成痈脓。

【临床表现】

急性阑尾炎以转移性右下腹痛为主要症状。典型的腹痛发作始于上腹，逐渐移向脐部，6～8小时后移向并局限在右下腹。伴纳差、恶心、呕吐、便秘或腹泻、乏力。体温随着症状加重而升高，右下腹"麦氏点"（阑尾压痛点）明显压痛及反跳痛。

结肠充气试验、腰大肌试验、闭孔内肌试验、肛门直肠指检均有助于诊断。实验室检查可见白细胞计数和中性粒细胞比例增高。

慢性阑尾炎症状不典型，既往常有急性阑尾炎发作病史，经常有右下腹疼痛、不适感，剧烈活动或饮食不节可诱发。

1. **气滞血瘀** 腹痛开始在上腹部或脐周，逐渐转移至右下腹，疼痛程度也逐渐加剧，部位固定且拒按。伴轻度发热恶寒、恶心、呕吐。苔白腻，脉弦紧。

2. **瘀滞化热** 右下腹疼痛固定不移，呈跳痛或刺痛性质，可触及包块，有明显压痛和反跳痛，发热，口干，脘腹胀满，便秘溲赤，舌红、苔黄腻，脉弦滑数。

3. **热盛酿脓** 疼痛剧烈，部位固定，压痛及反跳痛明显，可触及包块，壮热，恶心，呕吐，便秘或腹泻，小便短赤，舌红绛而干，脉洪数。

【治疗方法】

1. **治则** 气滞血瘀者行气活血；瘀滞化热者化瘀清热；热盛酿脓者泻火托脓。

2. **刺法** 仰卧位，双膝弯曲，针刺点严格消毒。①从右下腹部的"麦氏点"（阑尾压痛点）外上方5～6cm处向痛点针刺（图12-21）；②脐旁2寸的天枢向下浮刺对准痛点，或者从脐旁6寸进针，沿皮刺向压痛点；③下肢从外膝眼下6寸的上巨虚进针，向上经过阑尾，透刺足三里。摇针并结合动刺5分钟左右。留针1～2天。

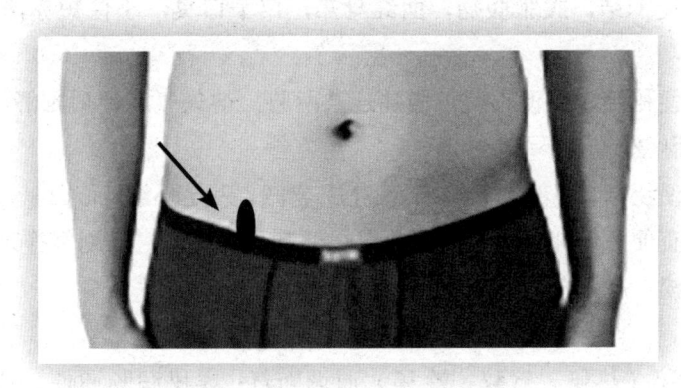

图12-21 麦氏点外上方向痛点针刺

3. **腕踝针疗法** 上4、下4区，从下往上针。

4. **其他简易疗法** 毫针针刺外膝眼下5寸的阑尾、下6寸的上巨虚，电针连续波强刺激20～30分钟，每日2次。

【病例分享】

例 陈某，女，52岁，农民。餐后突发右下腹剧痛难忍，腹肌紧张，麦氏点压痛及反跳痛明显。在压痛点外上方6cm处进针,摇针2分钟,腹部疼痛消失。留针2天未发。

【附注】

1. 浮刺对急性阑尾炎未化脓者疗效较好,如已化脓、穿孔,须转外科手术治疗。
2. 慢性阑尾炎局部可配合艾条温和灸或隔姜灸。
3. 针灸治疗期间应以清淡流质饮食为主。

十一、便秘

便秘是指大便秘结、排便周期或时间延长,或虽有便意但排便困难的病证,可见于多种急、慢性疾病中。本病相当于西医学中的功能性便秘、肠道易激综合征、直肠及肛门疾病所致便秘、药物性便秘、内分泌及代谢性疾病的便秘,以及肌力减退所致的便秘等。

本病病位在肠,但与脾、胃、肺、肝、肾等功能失调均有关联。外感寒热之邪、内伤饮食情志、阴阳气血不足等均可使肠腑壅塞或肠失温润,大肠传导不利而产生便秘。

【临床表现】

以排便困难为主症,临床上有各种不同的表现,2日以上或1周左右大便1次,粪质干硬,排出困难;或虽然每日大便1次,但粪质干燥坚硬,排出困难;或粪质并不干硬,也有便意,但排出困难等。常伴有腹胀、腹痛、头晕、便血等症状。

X线钡剂透视、纤维结肠镜等有关检查有助于本病的诊断。

1. **热秘** 大便干结,腹胀腹痛,面红身热,口干口臭,小便短赤,舌红、苔黄燥,脉洪大而数。

2. **气秘** 大便秘结,欲便不得,腹痛连及两胁,得矢气或便后则舒,嗳气频作或喜叹息,苔薄腻,脉弦。

3. **冷秘** 大便秘结,腹部拘急冷痛,拒按,喜暖,手足不温,苔白腻,脉弦紧或沉迟。

4. **虚秘** 虽有便意但排便不畅,或数日无便却腹无所苦,临厕努挣乏力,心悸气短,面色无华,舌质淡,脉细弱。

【治疗方法】

1. **治则** 实秘(热秘、气秘、冷秘)通调腑气;虚秘润肠通便。浮刺疗法治疗脏腑组织功能低下引起的便秘、尿潴留之类的病证,针尖要求从上向下刺,不宜反其道而行之。

2. **刺法** 仰卧位,针刺点严格消毒。①从中脘下针,向下透刺;②从脐旁4寸(足太阴脾经大横)进针,针尖向内透刺神阙(图12-22);③从脐旁6~8寸处进针,针尖向内下方透刺(图12-23);④从脐下进针,向下透刺气海、关元;⑤腰骶部从脾俞进针,针尖朝下透刺肾俞、大肠俞;⑥下肢从足三里进针,向下透刺上巨虚,再接力向下透刺下巨虚；⑦从小腿外侧的丰隆稍上进针，针尖朝下透刺。每次选用2~3个部位，轮流使用。各摇针2分钟左右，同时配合动刺，医者用手掌在患者腹部顺时针摩腹。留针1~2天。

图12-22 从脐旁向内透刺神阙

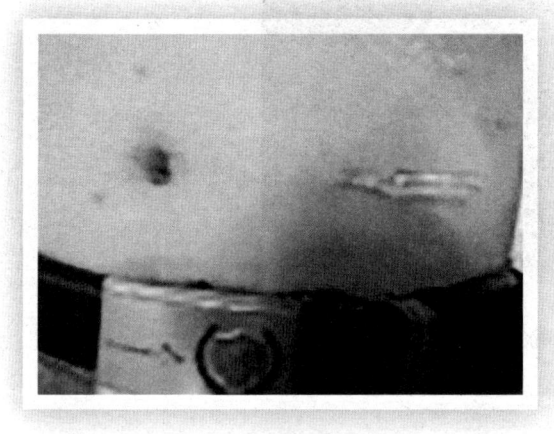

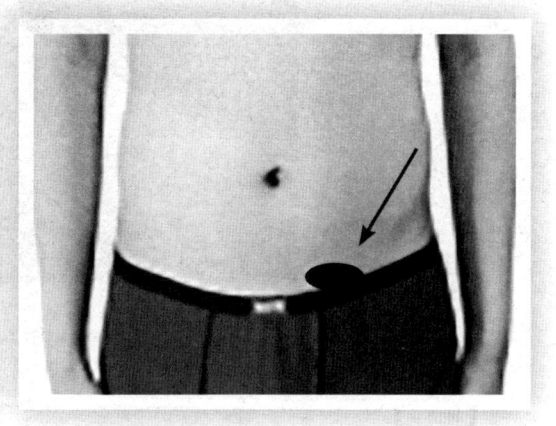

图12-23 从脐旁6~8寸向内下方透刺

3. **腕踝针疗法** 下1、下2、下4区，针尖向上针。

4. **其他简易疗法** 每日早晚坚持顺时针摩腹；双手掌搓热，置于腰骶部，从上往下搓擦，直达尾骶，反复进行；顺着外膝眼直线往下推足阳明胃经至足踝，反复进行；再转到小腿外侧，从腓骨小头顺着足少阳胆经往下推到外踝，反复进行。

【病例分享】

例 北京中推2016年9月浮刺疗法培训班河北廊坊学员孙某10月9日微信分享：张某，83岁，男性，身体健壮，大便秘结七八年，经常3~5天大便1次，严重时七八天1次。腹胀满，偏硬，大便干结，舌苔黄燥，常年服用麻仁丸、芦荟胶囊，才能有所缓解。5年前有饮酒嗜好，后因便秘戒了。几天前，第一次浮刺治疗，在双下肢外侧外踝高点上约20cm处下针，针尖向下透刺（图12-24），摇针2分钟。针后10分钟肠鸣音亢进，15分钟即如厕大便。患者反映效果特别好，特别快。我以前是在给患者刮痧时，当刮完小腿外侧，患者就会反映腹部肠鸣音明显，且排气顺畅。之后两天内每天大便1次。这几天，我连续浮刺治疗3次，患者腹部柔软，且每天都有大便。今日再次就诊，表示未治疗，则大便秘结，予浮刺治疗。10月9日随访，十多天过去了，患者每2天能有正常大便1次，不干结，仅舌头还有一点偏红、干燥。

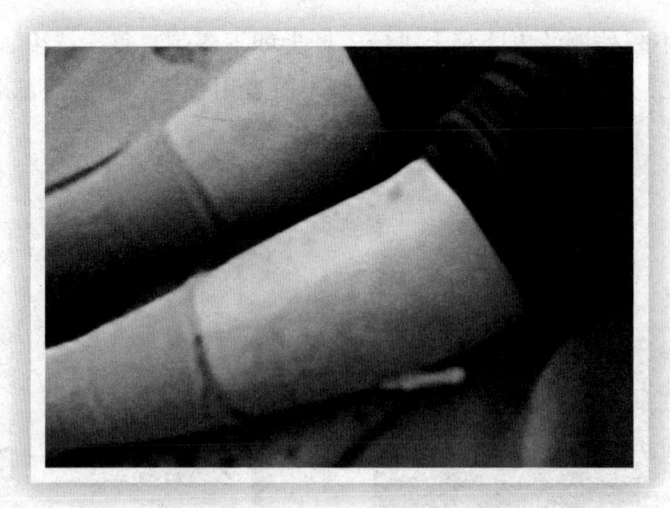

图 12-24　外踝高点处向下透刺

【附注】
1. 浮刺治疗便秘有较好效果，如经多次治疗无效者，应查明病因。
2. 平时要适量多吃新鲜蔬菜、瓜果和蜂蜜，多饮水，不吃或少吃油炸、烧烤、干燥食物。
3. 适当多活动、劳动、运动，并养成定时排便的规律和习惯。

十二、经前期紧张综合征

经前期紧张综合征是妇女在经期前出现的一系列精神和躯体症状，随着月经来潮而消失。发病率可达行经者的 50% 左右，表现症状各异，病情轻重有别，轻者可以忍受，重者影响工作和生活。根据其临床症状，中医学有"经行头痛""经行眩晕""经行乳房胀痛""经行情志异常""经行泄泻"等病名。

中医学认为，本病的形成与经血注入冲任血海，全身阴血相对不足，阴阳失调，脏腑功能紊乱有关。涉及的脏腑以肝、脾、肾为主，常表现为两脏或三脏同时发病或气血同病。

【临床表现】
以月经来潮前精神紧张、神经过敏、烦躁易怒、乳房胀痛并随月经周期性发作为主症。伴见头痛、眩晕，甚者不能站立；部分患者可见腹泻、发热、吐衄等。

1. **痰浊上扰**　头晕头重，胸闷呕恶，纳呆腹胀，甚则神志不清。平素带下量多，色白质黏，月经量少、色淡，舌胖、质淡、苔厚腻，脉濡滑。

2. **气滞血瘀**　乳房胀痛连及两胁，疼痛拒按，经色紫暗或有块，舌质暗或有瘀点，脉沉弦有力。

3. **气血不足**　心悸气短，少寐多梦，神疲体倦，月经量少、色淡、质稀，舌淡、苔薄，脉细弱。

4. **肝肾阴虚**　两乳作胀，腰膝酸软，两目干涩，咽干口燥，五心烦热，舌红少津，脉细数。

【治疗方法】

1. **治则** 痰浊上扰者化痰通络；气滞血瘀者行气活血；气血不足、肝肾阴虚者益气养血，调补肝肾。

2. **刺法** 月经来潮前3～5天开始治疗。仰卧位，针刺点严格消毒。①头顶的前后神聪（百会前后各1寸）或左右神聪（百会左右各1寸）进针，互相透刺（图12-25）；②腹部从肚脐下进针，向下透刺关元；③后背从第2腰椎棘突下旁开1.5寸的肾俞向上经脾俞透刺肝俞；④下肢从内踝高点上3寸的三阴交向上浮刺。每次选取2个部位，摇针2～3分钟。留针1～2天。

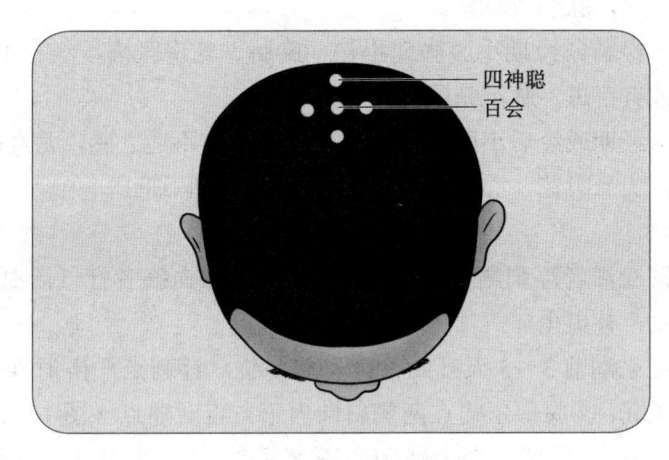

图12-25 四神聪

3. **腕踝针疗法** 上1、上2、下1、下3区，每次选用2组，从下向上针刺。

4. **其他简易疗法** 毫针针刺百会、内关、三阴交。

【附注】

1. 浮刺治疗本病有较好疗效，可以从整体上调节神经内分泌平衡。一般于月经来潮前3～5日症状尚未出现时开始治疗，效果更明显。

2. 本病受心理因素影响较大，必须对患者做好解释工作，消除紧张情绪。注意生活起居的调适，保持心情舒畅。

十三、痛经

痛经又称"经行腹痛"，是指经期或行经前后出现的周期性小腹疼痛，以青年女性较为多见。现代医学将其分为原发性和继发性两种。原发性系指生殖器官无明显异常者；后者多继发于生殖器官的某些器质性病变，如子宫内膜异位症、子宫腺肌病、慢性盆腔炎、子宫肌瘤等。

痛经的发生与冲、任二脉以及胞宫的周期生理变化密切相关，与肝、肾二脏也有关联。如若经期前后冲、任二脉气血不和，脉络受阻，导致胞宫的气血运行不畅，"不通则痛"；

或胞宫失于濡养,"不荣则痛"。此外,情志不调、肝气郁结、血行受阻;寒湿之邪客于胞宫,气血运行不畅;气血虚弱、肝肾不足均可使胞脉不通、胞宫失养而引起痛经。

【临床表现】

经期或行经前后小腹疼痛,随着月经周期而发作。疼痛可放射到胁肋、乳房、腰骶部、股内侧、阴道或肛门等处。一般于经期来潮前数小时即已感到疼痛,成为月经来潮之先兆。重者疼痛难忍,面青肢冷,呕吐汗出,周身无力甚至晕厥。

妇科检查、盆腔B超检查和腹腔镜检查有助于诊断。

1. 寒湿凝滞　经前或经期小腹冷痛,得热则舒,经血量少,色紫暗有块。伴形寒肢冷、小便清长。苔白,脉细或沉紧。

2. 气滞血瘀　经前或经期小腹胀痛拒按,胸胁、乳房胀痛,经行不畅,经色紫暗、有血块,舌紫暗或有瘀斑,脉沉弦或涩。

3. 气血不足　经期或经后小腹隐痛喜按,且有空坠不适之感,月经量少、色淡、质清稀,神疲乏力,头晕眼花,心悸气短,舌淡、苔薄,脉细弦。

【治疗方法】

1. 治则　寒湿凝滞者浮刺结合艾灸温通经络;气滞血瘀者行气活血,化瘀止痛;气血不足者益气养血,补虚止痛。

2. 刺法　月经来潮前3~5天开始治疗。仰卧位,针刺点严格消毒。①腹部从脐下进针,向下透刺关元;②腹部压痛点两侧斜向内下方直对痛点(图12-26);③后背从第2腰椎棘突下旁开1.5寸的肾俞向上经脾俞透刺肝俞;④下肢从大腿内侧偏中后缘选点刺向前阴;⑤阴陵泉下3寸的地机向上浮刺(图12-27);⑥内踝高点上3寸的三阴交向上浮刺。每次选取2个部位,做1~2针。摇针配合动刺2~3分钟,留针1~2天。

3. 腕踝针疗法　下1、下2、下3区,从下往上针。

4. 其他简易疗法　患者俯卧,医者用拇指指腹重力按压腰骶部第5腰椎棘突下2~3分钟。

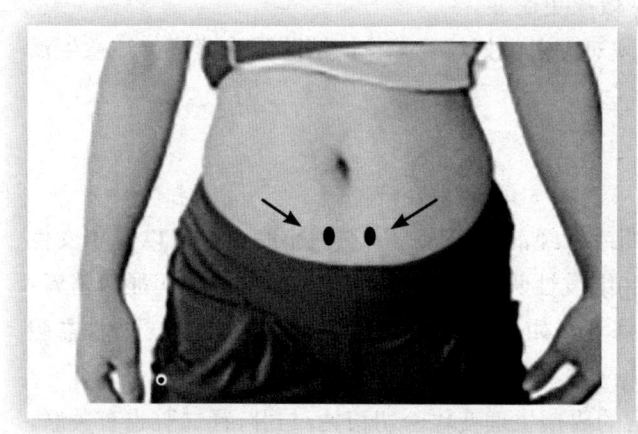

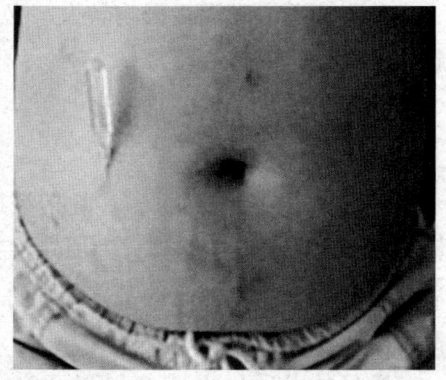

图12-26　压痛点两侧斜向内下方直对痛点针刺

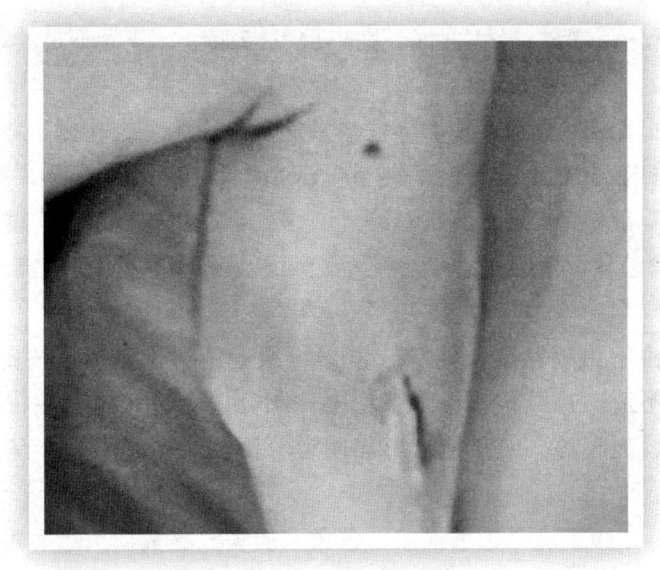

图12-27　从地机向上浮刺

【病例分享】

例　关某,女,30岁,公务员。从月经初潮即有痛经史,经前开始痛,经将绝时即止,长期依赖镇痛药缓解。浮刺从痛点外上方6～7cm处进针,摇针2分钟左右疼痛即止。

【附注】

1. 浮刺对原发性痛经有显著疗效,约有20%痛经患者经浮刺治疗可1次而愈。大部分需要在下个月经周期续治3～5次。治疗时机最好能在经前3～5天开始,直到月经结束。连续治疗2～3个月经周期。一般连续治疗2～4个周期能基本痊愈。

2. 对继发性痛经,运用针灸疗法减轻症状后,应及时确诊原发病变,施以相应治疗。

3. 经期应避免精神刺激和过度劳累,注意防止受凉或过食生冷。

十四、盆腔炎

盆腔炎是指女性内生殖器官包括子宫、输卵管、卵巢及其周围结缔组织、盆腔腹膜等部位所发生的炎症。炎症可在一处或多处同时发生,按部位不同分别有"子宫内膜炎""子宫肌炎""附件炎"等。根据病势缓急、病程长短又可分为急性和慢性两种。本病多见于中年妇女,常由于分娩、流产、宫腔内手术消毒不严,或经期、产后不注意卫生,或者附近其他部位的感染,使病原体侵入所致。致病菌有葡萄球菌、链球菌、大肠埃希菌等,每多杂合感染。

本病属中医学"带下""瘕聚"等范畴。急性盆腔炎多发于行经期或分娩中产道损伤、出血等情况。由于胞络空虚,湿热乘虚侵入,蓄积盆腔,客于胞中,与气血相搏,气血运行不畅,使冲、任二脉受损而成。慢性盆腔炎多由急性盆腔炎迁延而成。病变部位主要在肝、脾、肾三脏,涉及冲、任二脉。病变初期以实证为主,多见湿热壅盛、瘀热内结。病久邪气滞留，损伤正气，则出现气滞血瘀、脾肾不足的虚实夹杂证。

【临床表现】

急性盆腔炎发病时下腹部疼痛，伴发热。病情严重时可有高热、寒战、头痛、食欲不振、尿频、排尿困难、大便坠胀感、阴道分泌物增多且呈脓性腥臭。患者呈急性病容，下腹有肌紧张、压痛及反跳痛，肠鸣音减弱或消失。妇科检查阴道可能充血，并有大量脓性分泌物，子宫较软、稍增大、有压痛，宫旁组织增厚，有明显触痛。输卵管可增粗，有时可扪及包块。

慢性盆腔炎由于瘢痕粘连及盆腔充血，可引起下腹部坠胀、疼痛，腰骶部酸痛。有时伴肛门坠胀不适、月经不调、带下增多。部分患者可有全身症状，如低热、易于疲劳、周身不适、失眠等。妇科检查可见阴道分泌物增多，子宫多呈后位，活动受限或粘连固定。

1. 湿热下注　小腹胀痛，带下量多、色黄、质稠、腥臭，头眩而重，身重困倦，胸闷腹胀，口渴不欲饮，痰多，或有发热恶寒，腰酸胀痛，尿道灼痛，大便秘结，小便赤热，舌红，苔黄腻或白腻，脉濡数或弦滑。

2. 气滞血瘀　小腹胀痛而硬，按之更甚，带下量多、色白，质稀薄，腰骶酸痛，月经失调，色深黑有瘀血块。严重者面色青紫，皮肤干燥，大便燥结，舌质暗红或有瘀斑，脉沉涩。

【治疗方法】

1. 治则　湿热下注者清利湿热；气滞血瘀者活血化瘀。

2. 刺法　仰卧位，针刺点严格消毒。①脐下3寸关元向下透刺中极、曲骨；②脐旁2寸的天枢向下浮刺；③从下腹部外侧进针，水平刺向腹中线的任脉；④侧腹部从带脉向前下方的腹部沿皮透刺；⑤从大腿内侧中后缘进针，针尖对准下腹部浮刺。各摇针2分钟左右，留针1～2天。

3. 腕踝针疗法　下1、下2区，从下往上针。

4. 其他简易疗法　毫针针刺下腹部中极或曲骨，下肢三阴交或阴陵泉。急性期每日1～2次，慢性期每日或2日1次。

【病例分享】

例　殷某，47岁，教师。患盆腔炎多年，白带量多，色黄质稠，有臭气。用浮刺法从大腿内侧前缘刺入，摇针2分钟，留针1天，每天治疗1次。治疗2次后白带减少，臭气减小，3次后症状消失。3个月后随访，没有复发。

【附注】

1. 浮刺治疗慢性盆腔炎效果较好。急性盆腔炎病情较急，较少单独用针灸治疗，可针药并治，以提高疗效，缩短疗程，防止转为慢性。

2. 恪守浮刺疗法沿皮刺的原则，避免直接刺在炎症部位或包块上。

3. 注意个人卫生，保持外阴清洁，尤其是经期、孕期和产褥期卫生。

十五、更年期综合征

更年期综合征属内分泌-神经功能失调导致的功能性疾病。以情绪不稳定、潮热汗出、失眠、心悸、头晕、性功能减退、女子月经紊乱或绝经等为特征。本病男女均可出现，只不过，男性出现较女性晚，且表现症状也比女性轻，这是以往一直将此病列为妇科病的主要原因。

更年期是睾丸、卵巢功能逐渐衰退到最后消失的一个过渡时期，上述症状出现的多少和轻重程度不一，其中以女性绝经的表现最为突出，绝经的年龄因先天禀赋和后天生活、工作条件及环境而有差异，女性一般在45—55岁。约35%的女性在绝经期前后伴发各种不适症状，多数症状较轻，通过自行调节可逐渐消失。约25%症状较重，影响生活和工作。其病程长短不一，短者1~2年，长者数年至十余年，需要系统治疗。就临床症状而言，男性一般比女性晚出现5~8年。

中医学很早就对本病有了明确认识。《素问·上古天真论》曰：女子"七七，任脉虚，太冲脉衰少，天癸竭，地道不通。"男子"七八，肝气衰，筋不能动，天癸竭，精少，肾脏衰……"任脉虚，太冲脉衰少，天癸竭是男女自然衰老的生理现象，在此期间，肾气渐衰、精血不足、冲任亏虚为其本，而心肾不交、心火内扰、肝肾阴虚、肝阳亢盛、脾虚不运、脾肾阳虚等则为发病的主要病理机制。

【临床表现】

更年期综合征的临床表现多种多样、错综复杂，主要体现在性功能、月经及生殖器变化、精神及神经症状和自主神经、心血管症状等方面。

在性功能、月经及生殖器变化方面可有性功能明显衰减，性冷淡，性无能，男子阳痿、早泄、精量减少；女子月经紊乱，月经周期延长或缩短，经量增加，甚至来潮如血崩，继之以月经不规则，经量逐渐减少而停止（少数女性月经骤然停止）。外阴、睾丸、阴道、子宫、输卵管、卵巢、乳腺等组织逐渐萎缩，骨盆底及阴道周围组织逐渐松弛。

精神、神经症状为情绪不稳定，易激动、紧张，忧郁，烦躁，易怒，好哭，常有失眠、疲劳、记忆力减退、思想不集中等。有时感觉过敏或感觉减退，出现头痛、关节痛或皮肤麻木、刺痒、蚁行感等。

自主神经、心血管症状为阵发性潮热，汗出，时冷时热，伴有胸闷、气短、心悸、眩晕或短暂的血压升高或降低等。

1. 心肾不交　心悸怔忡，失眠多梦，潮热汗出，五心烦热，情绪不稳，易喜易忧，腰膝酸软，头晕耳鸣，舌红、少苔，脉沉细而数。

2. 肝肾阴虚　头晕目眩，耳鸣，心烦易怒，潮热盗汗，心烦不眠，腰膝酸软，口干舌燥，尿少，便秘，舌红、少苔，脉弦细。

3. 脾肾阳虚　头昏脑涨，忧郁善忘，脘腹满闷，嗳气吞酸，呕恶食少，神疲倦怠，腰酸肢冷，肢体浮肿，大便稀溏，舌胖大、苔白滑，脉沉细弱。

【治疗方法】

1. **治则** 心肾不交者滋阴降火，交通心肾；肝肾阴虚者补益肝肾，育阴潜阳；脾肾阳虚者温补脾肾，调节心身。

2. **刺法** 仰卧位，针刺点严格消毒。①从头顶的前、后神聪（百会前后各1寸）进针互相透刺，或从头顶的左右神聪（百会左右各1寸）进针互相透刺；②胸部从两乳之间的膻中进针，向下透刺；③腹部从脐下1.5寸的气海向下透刺关元；④后背从第2腰椎棘突下旁开1.5寸的肾俞向上经脾俞透刺肝俞；⑤小指侧手少阴心经线上5～6寸处进针，向下透刺腕横纹处的神门；⑥从掌面腕横纹中点上2寸的内关向上浮刺；⑦下肢从内踝高点上3寸三阴交进针向上浮刺。每次酌情选用2～3处，各摇针1～2分钟，留针1～2天。

3. **腕踝针疗法** 上1、上2、上3、上5、下1、下2、下3区（图12-6和图12-7），每次选用2组，从下往上针。

4. **其他简易疗法** 毫针针刺头顶百会，上肢内关，下腹部关元，下肢三阴交。每日或2日1次。

【附注】

1. 浮刺对本病效果良好，但治疗中应对患者加以精神安慰，畅达其情志，使患者乐观、开朗，避免忧郁、焦虑、急躁情绪。

2. 劳逸结合，保证充足的睡眠，注意锻炼身体，多做室外活动，如散步、打太极拳、观花鸟鱼虫等。

3. 以食疗辅助能提高疗效，如伴有高血压、阴虚火旺者，宜多食芹菜、海带、银耳等。

第13章 腰背痛

一、背痛

背痛可见于脊柱炎、跌打损伤等，压痛点如果在脊柱正中时，既可以从左右两侧向压痛点针刺（图13-1），也可以顺着脊柱在痛点上下针刺（图13-2）。如果压痛点在脊柱一侧时，针刺点应尽量与痛点在同一侧，不要隔着脊柱（图13-3）。否则，会影响治疗效果。

【治疗方法】

1. **治则** 通络止痛。

2. **刺法** 端坐或俯卧位，针刺点严格消毒。按照上述浮刺方法，正对痛点，沿皮进针，摇针结合动刺2分钟左右，留针1~2天。

3. **腕踝针疗法** 上5、上6、下5、下6区，每次选用2组，从下往上针。

4. **其他简易疗法** 艾灸盒灸局部，每日或2日1次。背部病证可配用大椎、身柱、至阳等穴，浮刺、针灸均可。

【病例分享】

例 湖南张家界2015年8月针灸镇痛班武汉医生陈某微信分享：8月25日，患者打架斗殴导致背疼痛，用浮刺针具对两处痛点远距离针刺，当即疼痛明显减轻。2天后再针1次，痊愈。

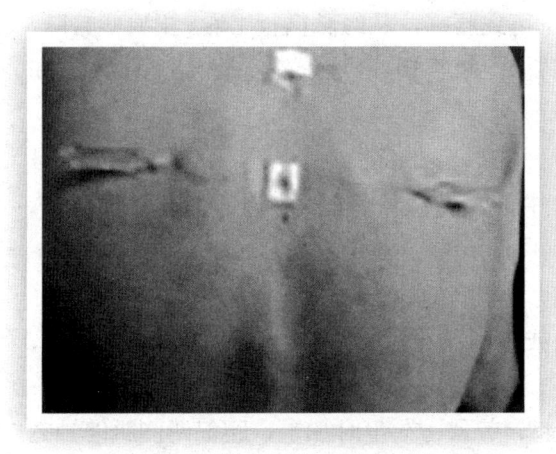

图13-1 从左右两侧向压痛点针刺

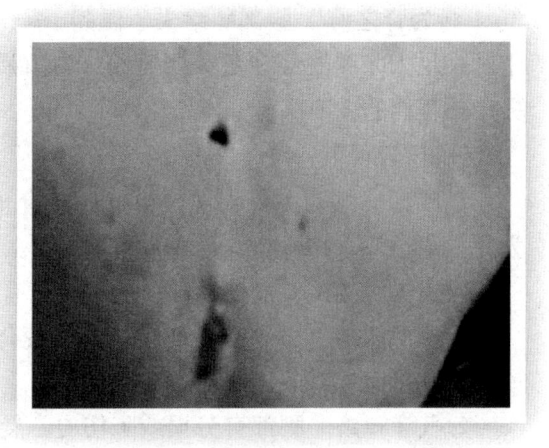

图13-2 顺着脊柱在痛点上下针刺

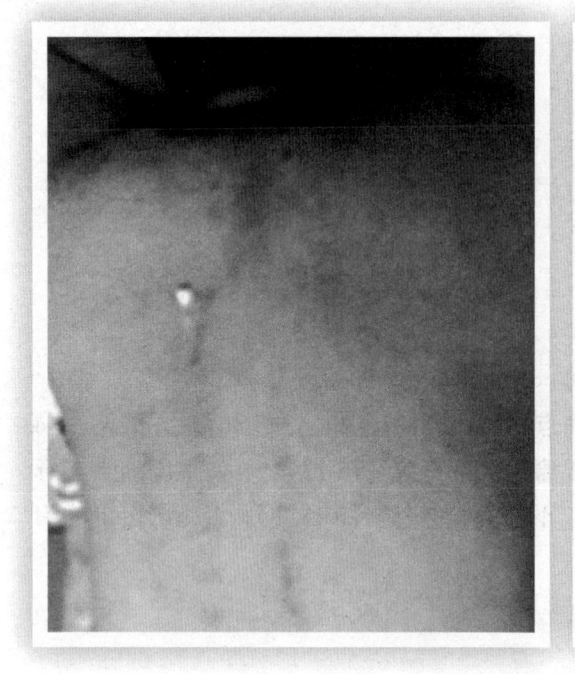

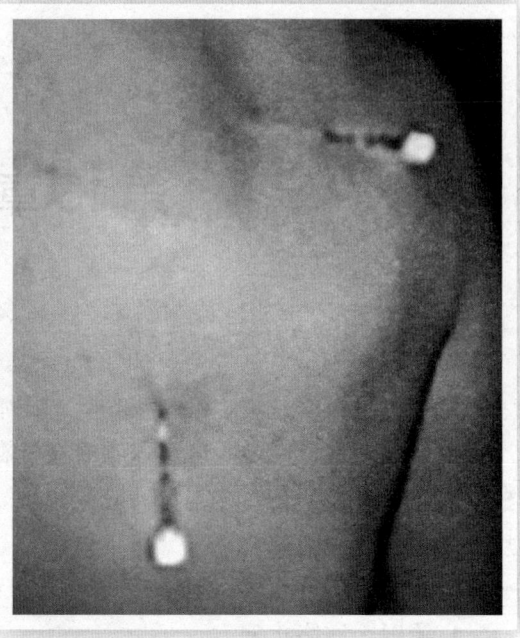

图 13-3　针刺点与痛点在同一侧

二、腰痛

腰痛又称"腰脊痛",以自觉腰部疼痛为主症。"腰者,一身之要也。"腰椎是人体负重和活动度最大的椎体,腰骶部疾病常见的有单纯性腰痛、风湿性腰痛、肾虚性腰痛、急性腰扭伤、慢性腰肌劳损以及各种腰椎间盘病变。

中医学认为,腰痛主要与感受外邪、跌仆损伤和劳欲太过等因素有关。感受风寒,或坐卧湿地,或长期从事较重的体力劳动,或腰部闪挫撞击伤未完全恢复,均可导致腰部经络气血阻滞,不通则痛。素体禀赋不足,或年老精血亏衰,或房劳过度,损伤肾气,"腰为肾之府",腰部脉络失于温煦、濡养,可致腰痛。从经脉循行上看,主要归督脉、带脉、足太阳膀胱经和足少阴肾经(贯脊属肾)。故腰脊部经脉、经筋、络脉的不通和失荣是腰痛的主要病机。

【临床表现】

以腰部疼痛为主要表现。疼痛在腰脊正中部,为督脉病证;疼痛部位在腰脊两侧,为足太阳经症。

腰椎 X 线及 CT 检查、妇科相关检查有助于本病的诊断。

1. **寒湿闭阻**　腰部有受寒史,天气变化或阴雨风冷时加重,腰部冷痛重着、酸麻,或拘挛不可俯仰,或疼痛连及下肢。

2. **气滞血瘀**　腰部有劳损或陈伤史,晨起、劳累、久坐时加重,腰部两侧肌肉触之有僵硬感,痛处固定不移。

3. 肾虚 起病缓慢，腰部隐隐作痛（以酸痛为主），劳作后尤甚，喜捶、喜按、喜暖，男性可伴有遗精、阳痿，女子可伴有月经不调，脉细弱无力。

【治疗方法】

1. 治则 风寒湿腰痛温经通络；气滞血瘀腰痛活血化瘀；肾虚腰痛益肾壮腰。治疗可配合灸疗和拔火罐。

2. 刺法 俯卧位，针刺点严格消毒。压痛点在脊柱正中时，既可以从左右两侧向压痛点针刺（图 13-4），也可以顺着脊柱在痛点上下针刺（图 13-5）。压痛点在脊柱旁边时，针刺点应与痛点在同一侧，横向、纵向均可。摇针配合动刺（在腰部拿捏、按揉）2 分钟左右，留针 1～2 天。

临床上有的腰痛，只有在弯腰或扭动时才能表现出来，在坐位和伏卧体位下压痛不显。可以让患者站立弯腰，使疼痛的部位及程度明显一些，在保持该体位的情况下再做浮刺疗法，则疗效较佳。

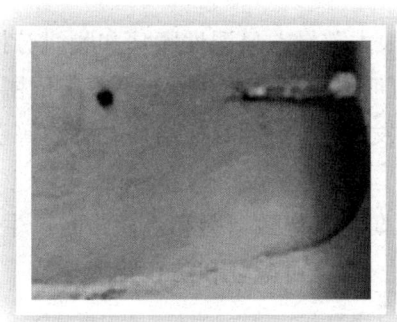

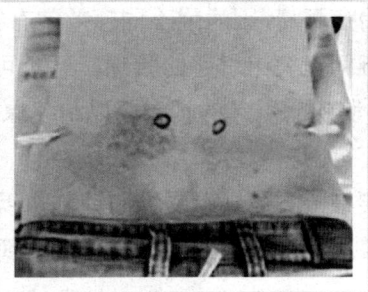

图 13-4　左右两侧向压痛点针刺

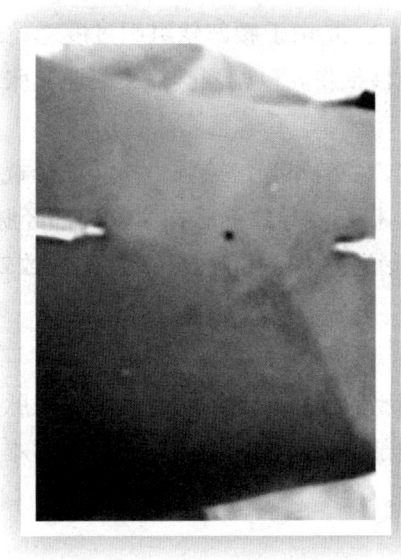

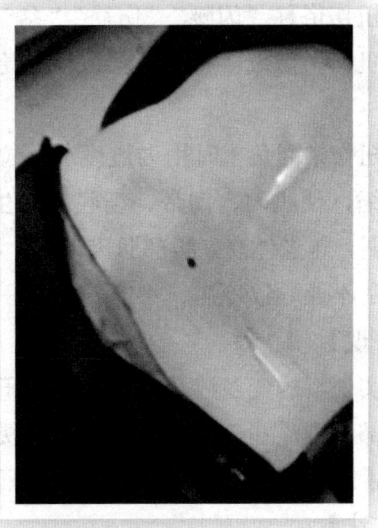

图 13-5　顺着脊柱在痛点上下针刺

在腰部针刺时，可在腹部垫枕头等物，以抬高腰部，使进针局部皮肤平坦，以利操作。

3. **腕踝针疗法**　上5、上6、下5、下6，每次选用2组，从下往上针。

4. **其他简易疗法**　或针或灸下肢腘窝委中；艾灸盒灸腰部，每日或2日1次。

【病例分享】

例1　北京中推2016年1月北京浮刺疗法培训班学员牛某1月22日微信分享：一位腰痛患者，用浮刺法从承山对准委中1针，大腿后侧正中对准梨状肌1针，摇针后疼痛消失，效果明显（均未留针）。

例2　北京中推2016年6月合肥浮刺疗法培训班学员陶某7月10日微信分享：老师，今天我特别高兴，我用您教的浮刺技术治好了一位腰痛伴常年下肢发冷多年的患者。患者第一次就诊时虽然已经7月，但还穿着棉毛裤，很怕冷。浮刺治疗后，腰腿部有发热的感觉了，复诊时居然是穿着裙子来的。患者高兴，我内心比她还高兴！

【附注】

1. 浮刺治疗腰痛，因病因不同疗效常有很大差异。风湿性腰痛和腰肌劳损疗效最好；腰椎病变和椎间盘突出引起的腰痛，针灸可明显缓解症状；腰部小关节周围的韧带撕裂疗效较差；内脏疾病引起的腰痛要以治疗原发病为主；因脊柱结核、肿瘤等引起的腰痛，不属针灸治疗范围。

2. 第2腰椎上下最好不要纵向针刺，以防留针导致弯腰和系皮带时产生不适感。

3. 平时常用两手掌根部揉按腰部，早晚一次，可减轻和防止腰痛。

三、急性腰扭伤

腰椎是人体负重和活动度最大的椎体，活动范围大，损伤的机会也就多。

急性腰扭伤俗称"闪腰""伤筋""岔气"，是由于腰部软组织过度牵拉或卒然扭闪所致的腰部肌肉、韧带、筋膜等软组织的急性损伤。以剧烈腰痛、腰肌紧张、活动受限为特征。

急性腰扭伤常因负重时用力过度或体位、姿势不当，或强力扭转、牵拉，引起腰部肌肉强烈收缩，使肌肉、韧带、筋膜等发生损伤，导致筋脉拘挛，局部经脉气血闭阻；或因素体虚弱，年老体衰，腰部肌肉薄弱，稍遇外力或用力不当，即可导致软组织损伤，腰部经气逆乱不通导致疼痛、不能俯仰。

【临床表现】

本病属实证，病变多涉及督脉、足太阳膀胱经或足少阳胆经。多由经脉闭阻、气滞血瘀而至腰部剧烈疼痛，局部肌肉痉挛，腰部活动受限，俯仰屈伸转侧困难，咳嗽、喷嚏时加重，舌暗红或有瘀点，苔薄，脉弦紧。

【治疗方法】

1. **治则**　通经活络，行气止痛（参照腰痛）。

2. 刺法 先查找腰部压痛点，如果压痛点在脊柱正中，属于督脉损伤，既可以从左右两侧刺向督脉压痛点，也可以顺着脊柱在痛点上下针刺。如果压痛点在脊柱旁边时，就是足太阳膀胱经损伤，针刺点应与痛点在同一侧，横向、纵向均可。摇针配合动刺2分钟以上，并在扭伤局部拿捏、按揉，每日1次。

3. 腕踝针疗法 上5、上6、下5、下6区，每次选用2组，从下往上针。

4. 其他简易疗法 ①重力掐按人中、后溪（握拳，第5指掌关节形成的掌纹最突出的地方）和腰痛点（手背，腕关节与指掌关节正中央，第2、3掌骨之间和第4、5掌骨之间两处凹陷中）。边掐按患者配合活动腰部的活动。②在站立的情况下，双下肢腘窝正中（委中）严格消毒后，对准向上或向下浮刺，或者刺血拔罐（图13-6）。

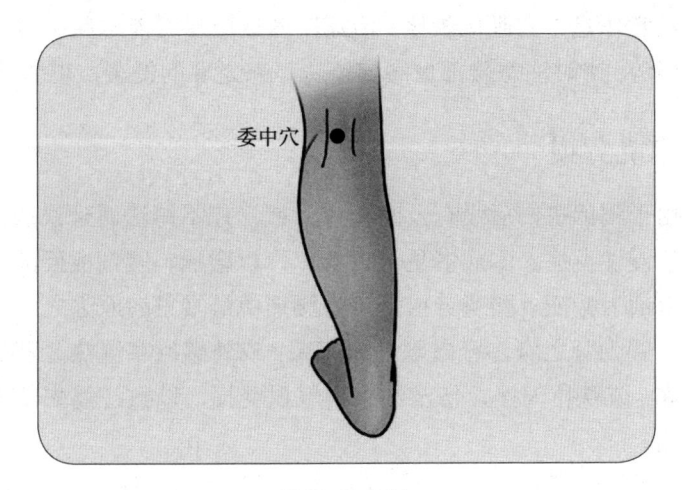

图 13-6 委中

【病例分享】

例 1 好医生药业2015年8月湖南衡阳浮刺疗法培训班学员向某微信分享：今天看了一个急性腰扭伤的小伙子，他本来是陪他老爸治疗坐骨神经痛的，在路上不小心腰扭了，不能伸直。当即予浮刺治疗一针，腰部轻松多了，直腰也麻利了。浮刺疗法用对了，立竿见影。

例 2 北京世界针联中医浮针研究院2015年11月河北廊坊浮刺疗法培训班学员策马奔腾微信分享：一位急性腰扭伤的患者，不敢弯腰和咳嗽。浮刺一针见效，活动自如。浮刺疗法的效果是应该肯定的！

例 3 北京中推2016年4月武汉浮刺疗法培训班湖北黄冈学员徐某8月12日微信分享：一位80岁老太太，1周前在家里搬石头腰扭了，自诉腰部"咯嘣"一声就动不了了，感觉像是骨头断了，剧痛难忍，呻吟不止。今晨由老伴搀扶前来求治，说到医院X线检查骨头没事。但弯腰曲背，痛苦面容。经过浮刺法速治，当即好了八九成，并能端坐，举步回家。嘱咐静养，连续治疗3次，以巩固疗效。

例4 北京中推2016年10月浮刺疗法培训班山西学员张某10月30日微信分享：胡某，男，47岁，工人。腰扭伤2天，腰痛，活动受限。我在腰部痛点两边对刺进针，摇针5分钟左右；同时在踝关节上取腕踝针下6，针毕腰痛立马上缓解，恢复活动。患者非常满意，我心里也非常高兴。

【附注】

1. 浮刺治疗急性腰扭伤具有独特的疗效，病情较轻或初次发作且治疗及时者，一般1~2次即可痊愈；病情较重或反复发作者，5次左右也可收到明显的效果。

2. 强调动刺，在针刺远端留针过程中间歇行针，强刺激，要使患者有强烈的针感，令患者缓慢地向前后左右活动腰部，常能很快缓解疼痛。

3. 急性期应注意休息，宜睡硬板床；治疗获效后应尽可能地减少腰部负重，搬持重物时采取正确的姿势；平时注意腰部保暖，避免风寒之邪的侵袭，以防腰痛复发。

四、慢性腰肌劳损

腰肌劳损是由于腰部扭伤后没有及时治疗，或治疗不得法而延误病情，以致腰背肌纤维和筋膜产生的慢性炎症。本病多见于青壮年，以腰痛、腰部板硬活动欠利，或疼痛牵及臀部及大腿上部为特征。腰肌劳损是慢性腰痛中最常见的原因之一。

中医学认为，腰为肾之府，肾虚则外府不荣；或外感风寒湿热之邪，湿热内蕴，邪滞经络，气血失和；或跌仆闪挫，伤及经络，气血受损，以致经筋失于濡养，气血运行障碍而致慢性腰痛。

【临床表现】

以腰痛、腰部板硬活动欠利，或疼痛牵及臀部及大腿上部为主症，压痛点不明显；慢性腰肌劳损急性发作者有较重的压痛，活动更甚，并有固定的压痛点。

1. **风寒湿阻** 腰部冷痛重着，怕风、怕冷、怕潮湿，遇阴雨天加重，苔白腻，脉濡缓。

2. **气滞血瘀** 腰如刺痛，日轻夜重，活动困难，痛点固定，舌暗紫或见瘀点瘀斑，脉弦或涩。

3. **肝肾不足** 腰部酸软空痛，绵绵不已，喜按喜揉，四肢不温且膝软无力，劳后更甚，卧则减轻；男性可伴有遗精、阳痿；女子可伴有月经不调；阳虚者面色淡白，舌淡、苔白，脉沉细；阴虚者面色潮红，心烦不眠，咽干口燥，舌红，脉细数。

【治疗方法】

1. **治则** 风寒湿阻、气滞血瘀者祛风散寒，化湿通络，行气活血，消瘀止痛；肝肾不足引起者补益肝肾，强壮腰膝。

2. **刺法** 俯卧位，针刺点严格消毒。慢性腰肌劳损急性发作先查找压痛点，然后按浮刺疗法常规施术。间歇期以阿是部位为主，一般首选从上往下单一的纵向浮刺（图13-7），范围大的可上下对刺（图13-8），双侧受累的，沿着脊柱两侧从上往下针（图13-9），病情偏重的上下对刺。各摇针2~3分钟，配合局部动刺法，留针1~2天。

3. **腕踝针疗法** 下1、下2，从下向上针。

4. **其他简易疗法** 艾灸或艾灸盒灸腰部，每日或2日1次。

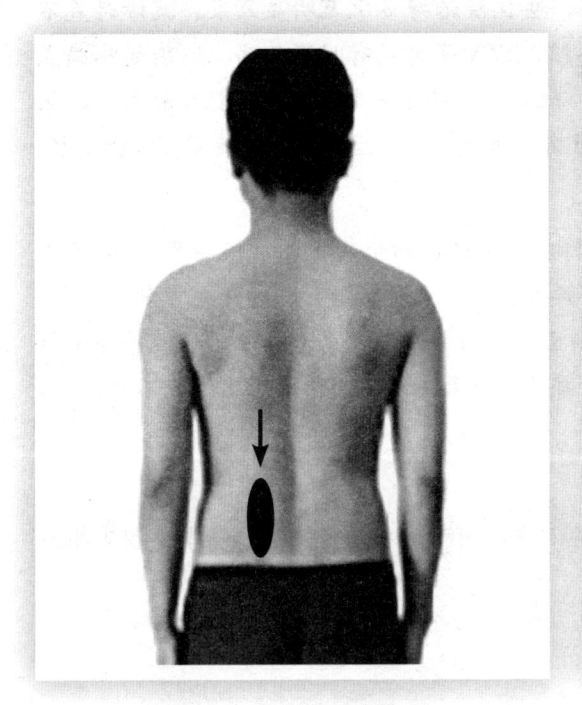

图13-7 从上往下的纵向浮刺

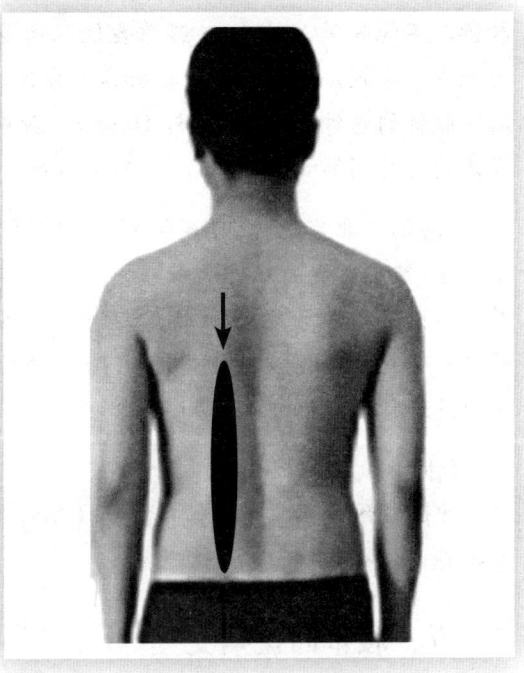

图13-8 上下对刺

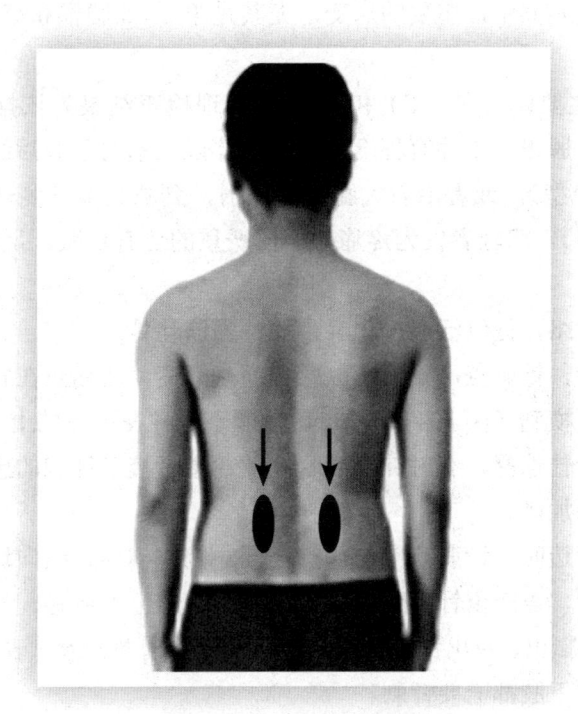

图13-9 脊柱两侧从上往下刺

【病例分享】

例1 北京中推2016年8月北京浮刺疗法培训班内蒙古学员赵某8月22日微信分享：耿某，女，81岁，腰部外伤10年多，去医院治疗多次无明显效果。就诊时直不起腰，不能睡觉，第4、5腰椎左侧肌肉萎缩，右侧隆起且有明显压痛。以隆起疼痛点为靶点，浮刺法并排多针，摇针各5分钟，靶点疼痛当即消失，但尚有轻度放射痛，又从下肢针刺悬钟和承山，留针10分钟，放射痛也消失。治疗后可以直着走路，趴着睡觉。考虑明天对刺第4、5腰椎，以期巩固疗效。

例2 北京中推2016年8月北京浮刺疗法培训班四川阆中学员侯某8月24日微信分享：邹某，男，36岁，腰痛，十几年前腰部摔伤，未及时治疗，后开大货车近十年，其间常感腰痛（第4、5腰椎），严重时就到医院去打针，昨天来我处求治。经用浮刺针具在第4、5腰椎左右对刺，摇针10分钟后痛止，今天继续巩固治疗时已经找不到痛点。患者连连称赞！

【附注】

平时常用两手掌根部揉按腰部，早晚各1次，可减轻和防止腰痛。冬季需要先将双手搓热，再行搓擦。

五、腰椎间盘病变

腰椎是人体负重和活动度最大的椎体，活动范围大，也就很容易受到磨损和各种伤害。腰椎间盘病变就是其中最主要的病变，尤其是第2～5腰椎和第1骶椎最为多发。

【临床表现】

腰椎间盘病变主要以X线、CT和MRI等物理检查结果为依据，有骨质增生、腰椎间盘突出或膨出、脱出。主症有程度不一的腰痛以及沿着下肢后缘从腰至足的放射性疼痛（足太阳膀胱经型），或者沿着大腿后缘放射，到膝关节外侧转向小腿外侧放射性疼痛（足少阳胆经型）。病轻者仅为疼痛，病情严重的还有足跟、足趾麻木现象。

【治疗方法】

1. **治则** 舒筋通络，行气活血，化瘀止痛，强筋壮骨。
2. **刺法** 俯卧位，针刺点严格消毒。腰椎间盘病变，压痛点在脊柱正中时，既可以从左右两侧向压痛点横刺（图13-10），也可以顺着脊柱在痛点的上下对刺（图13-11），当然，前者应该是最佳选择，有时针一侧就有效，患者接受针刺的感受也好一些。若效果不明显，再由纵向加刺。

压痛点在脊柱旁边时，针刺点应与痛点在同一侧，横向、纵向均可。但第2腰椎上下最好不要纵向针刺，以防留针导致系皮带和弯腰时产生不适感。

腰椎间盘突出、膨出、脱出都会不同程度地引起坐骨神经痛，表现出下肢放射疼痛，这种状态下，腰部和下肢都需要针刺。

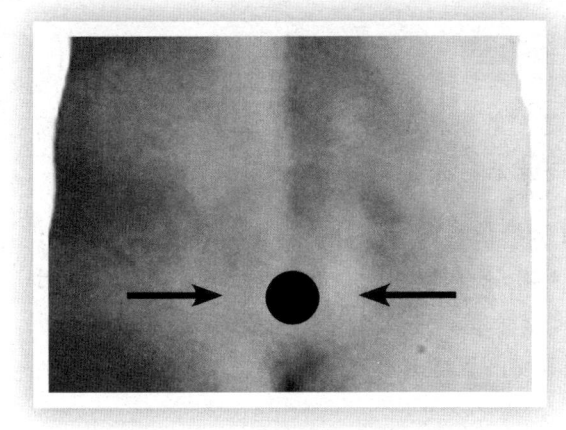

图 13-10　左右两侧向压痛点横刺 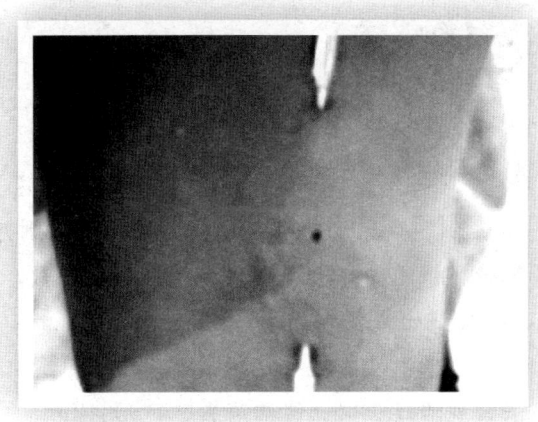　　　　　　　图 13-11　顺着脊柱在痛点的上下对刺

腰椎的病，根源自然在腰，腰为本，腿则为标。中医学强调，急则治标，缓则治本。急则治标先治腿，缓则治本先治腰。腰椎间盘病变向下肢放射疼痛的病例，在标本同治的情况下，考虑远端腿部肌肉少而皮肤紧，对针刺敏感一些，就主张先针腰部，后针腿部。

若腰部疼痛消失而下肢放射痛仍存在时，一般外侧从足少阳胆经的绝骨（悬钟）向上浮刺（图 13-12），后面从足太阳膀胱经的承山往上浮刺（图 13-13）。如果有足背、足趾疼痛麻木的，就要调转针头，向远心端的足部方向进针。

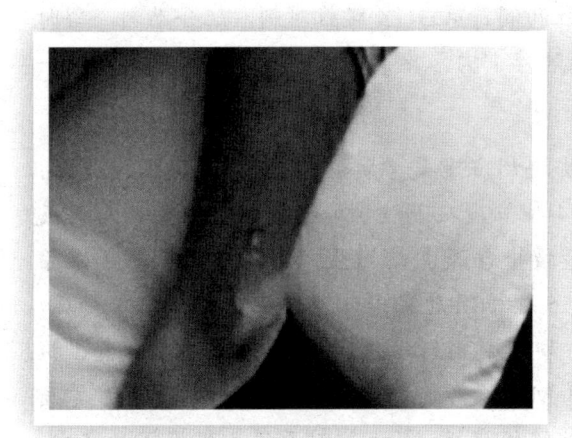

图 13-12　绝骨（悬钟）向上浮刺 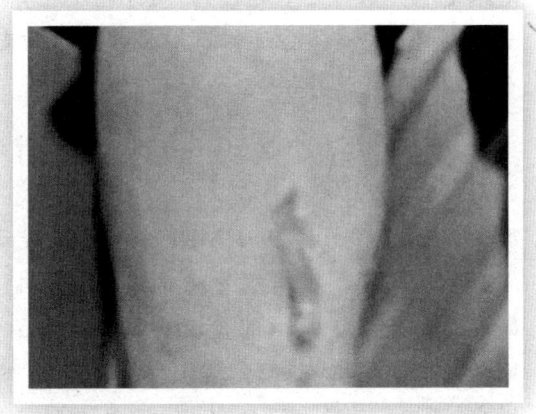　　　　　　　图 13-13　承山往上浮刺

以上所有治法，均需要摇针并配合动刺 3～5 分钟，留针 1～2 天。对于腰椎间盘突出引起的腰痛可配合推拿、牵引等疗法。

腰骶部病证可配合腰痛点、腰椎点、腰背部督脉的命门、肾俞、腰阳关和足太阳膀胱经的委中等穴。

【病例分享】

例1　北京中推2016年6月浮刺疗法培训班天津学员韩某6月27日微信分享：患者第5腰椎和第1骶椎疼痛多年，已影响走路。沿着脊柱从上向下施以浮刺疗法，边摇针边按揉患处5分钟，疼痛当即大为减轻，下床后行走说完全不痛了。

例2　北京中推2016年6月合肥浮刺疗法培训班西安学员李某6月29日微信分享：患者腰椎间盘突出压迫坐骨神经疼痛数月，对其臀部压诊，臀中肌向大腿外侧牵拉放射痛；X线检查提示第1~4腰椎体侧弯，椎间隙变窄。站立十几分钟就腰痛，上厕所蹲下去就很难站立起来，经常疼痛难受，站立不安。医院建议手术，患者不接受。经浮刺法常规治疗2次，诸症消失，行动自如。

例3　北京中推2016年7月浮刺疗法培训班河南学员秦某7月23日微信分享：患者，男，50岁，第4、5腰椎骨质增生合并椎间盘向后突出，双下肢疼痛、麻木（左重右轻），骨科医院诊断为中央型腰椎间盘病变，建议手术，患者不同意。经手法复位结合浮刺20分钟，疼痛当即缓解，浮刺法按疗程每2天1次，局部针刺第4、5腰椎左右各一，下肢承山（浮刺）、委中（毫针）各一。治疗5次后，各种症状全部消失，临床痊愈。

例4　北京中推2016年8月浮刺疗法培训班内蒙古学员赵某（西学中）8月18日微信分享：闫某，男，内蒙古人，司机。第3、4腰椎骨质增生伴腰椎间盘突出2年，走路受限（来时直不起腰）。用浮刺法在脊柱两侧行第3、4腰椎对刺，配合动刺，当时就能直起腰行走，但还略有微痛。第2天又治疗1次，疼痛基本消失。嘱咐患者5次一个疗程，坚持治疗1~2个疗程。

例5　北京中推2016年5月浮刺疗法培训班宁夏学员赵某7月18日微信分享：郭某，女，57岁，小学教师。腰骶部疼痛4年多，双下肢功能活动轻度受累，与天气有关。2013年6月9日MRI检查结果提示腰椎普遍骨质增生，第4腰椎至第1骶椎间盘相对狭窄，腰椎椎管相对狭窄，第4、5腰椎间盘突出，硬膜囊前缘较广发受压，第5腰椎至第1骶椎间盘脱出（中央型），硬膜囊前缘明显受压。曾经做过针灸、拔罐治疗，病情略有好转。2015年3月21日MRI复查结果提示腰椎退行性改变、骨质增生，第2~5腰椎间盘膨出，第2、3腰椎体终板变性，第5腰椎至第1骶椎间盘突出。骶椎病情似有好转，但是患者的疼痛感觉却是以骶部为甚，而腰部病变范围有所扩大、加重，医生建议手术，患者不予接受。2016年8月7日开始接受浮刺疗法，经过1周的腰骶部正中顺着脊椎从上往下的浮刺法，腰骶部左右电浮刺法（图13-14），原来的腰腿痛明显减轻。嘱今后加强防寒保暖，平时活动注意姿势，起床遵循"一侧卧，二起坐，三下床"的慢程序行事。坚持保守治疗，争取保持现状，尽最大可能避免手术。

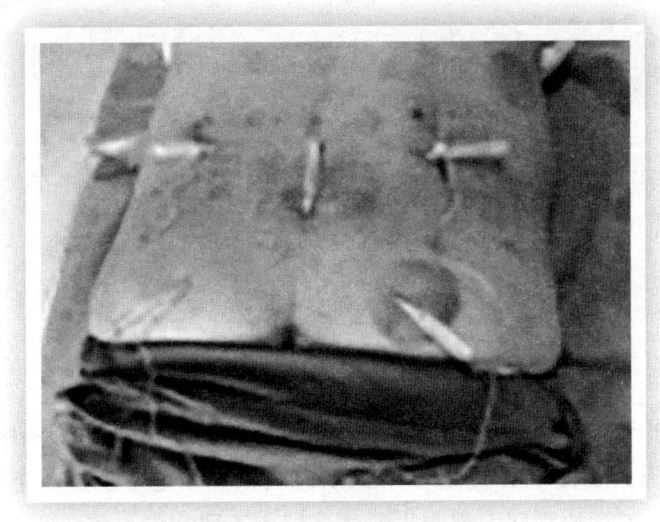

图 13-14　腰骶部左右电浮刺法

例 6　北京中推 2016 年 5 月浮刺疗法培训班江苏邳州学员杨某 2017 年 2 月 16 日微信分享：蒋某，女，75 岁，因"腰痛 6 年，加重 1 周，翻身困难，不能起床"住院输液治疗，效果不明显。患者家属经人介绍联系到我，于 2017 年 2 月 15 日下午请我出诊。当时我诊所患者较多，无法离开。等我诊所没有患者时已是夜里 10 点多，老人还是在等待我去给她治疗。查体，第 3～5 腰椎右侧压痛明显，右臀部压痛向下肢放射痛。CT 检查结果提示第 3～5 腰椎间盘膨出、硬膜囊及神经受压。嘱患者俯卧位，常规消毒，在第 3～5 腰椎两侧水平横刺各一针，双手同时摇针 5 分钟左右，压痛点消失。紧接着又在右侧臀部压痛点附近扎了一针，摇针 2 分钟，痛消，患者当时就能翻身并下床活动。老人感动得不得了，我的成就感也油然而生。留套针软管 2 天，第 3 天，患者自行前来复诊，按上述方法继续治疗 2 次，痊愈。

第14章　前后二阴病证

一、遗尿

遗尿又称"尿床""夜尿症",是指3岁以上的小儿或成人睡眠中小便自遗、醒后方知的一种病证,因大脑皮层、皮层下中枢功能失调而引起。3岁以下的幼儿由于脑髓未充,智力未健,正常的排尿习惯尚未养成,尿床不属病态。年长小儿因贪玩少睡、过度疲劳、睡前多饮等偶然尿床者也不作病论。

中医学认为,本病多因肾气不足、下元亏虚,或脾肺两虚、下焦湿热等导致膀胱约束无权而发生。

【临床表现】

睡中尿床,数夜或每夜一次,甚至一夜数次。

1. 肾气不足　面色淡白,精神不振,反应迟钝,白天小便也多,形寒肢冷,腰腿乏力,舌淡,脉沉细无力。

2. 肺脾气虚　疲劳后尿床,面色无华,神疲乏力,少气懒言,大便溏薄,舌淡,脉细无力。

3. 下焦湿热　尿频量少,色黄腥臭,外阴瘙痒,夜梦纷纭(梦境多与解小便有关),龂齿,急躁易怒,面赤唇红,口干,舌红,苔黄腻,脉多弦数。

【治疗方法】

1. 治则　肾气不足、肺脾气虚者温补肾阳,补益肺脾;下焦湿热者清热利湿,调理膀胱。浮刺疗法治疗脏腑组织功能低下引起的遗尿、泄泻之类的病证,针尖全部要求从下向上刺,不宜反其道而行之。

2. 刺法　先端坐,后仰卧,再俯卧,针刺点严格消毒。①胸部从两乳间膻中进针,针尖向上浮刺(图14-1);②下腹部从脐下进针,针尖朝上,贯通关元、气海,刺向肚脐;③背部从第3胸椎棘突下旁开1.5寸的肺俞进针,针尖向上浮刺;④腰部从第2腰椎棘突下旁开1.5寸的肾俞进针,针尖向上浮刺;⑤下肢膝关节外下方约20cm处进针,针尖朝上往阳陵泉方向浮刺(图14-2);⑥小腿从内踝高点上2.5寸许进针,向上透刺三阴交(图14-3)。摇针2分钟,每选2个部位,轮流进行。

中医学认为,肺主气,为水之上源,通调水道,下输膀胱,膻中为"气之会",代肺实现对膀胱的调控作用;气海、中极、关元均属于任脉,专司泌尿系疾病,调理膀胱,以助对尿液的管控、约束能力；肺俞、肾俞分别从上下两端加强对尿液的约束；阳陵泉乃筋之会穴，对膀胱括约肌（足太阳经筋）有良好的调节效应；三阴交为足太阴脾经、足厥阴肝经、足少阴肾经三阴经的交会穴，疏调脾、肝、肾而止遗尿。

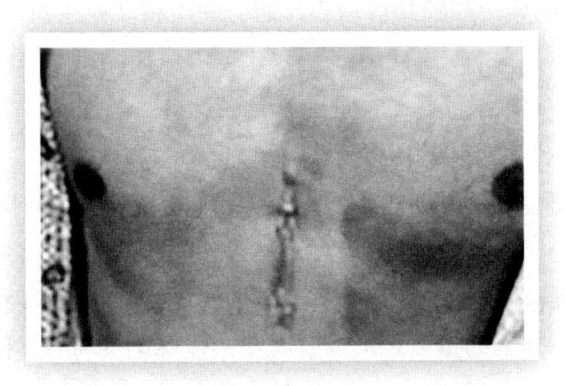

图14-1　膻中向上浮刺

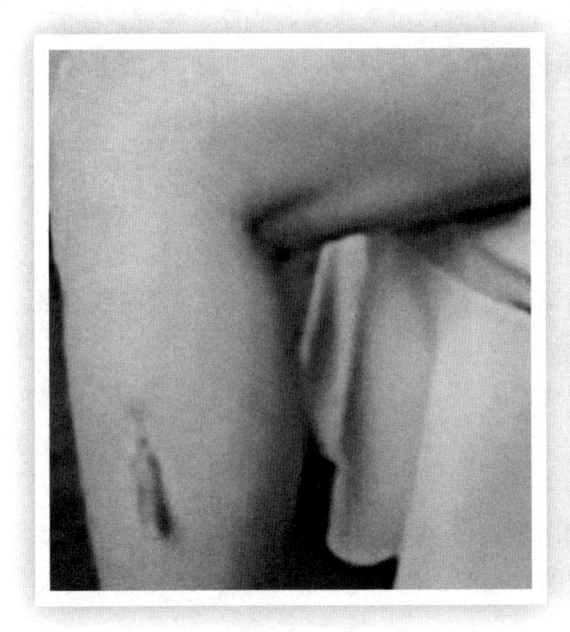

图14-2　膝关节外下方朝上浮刺

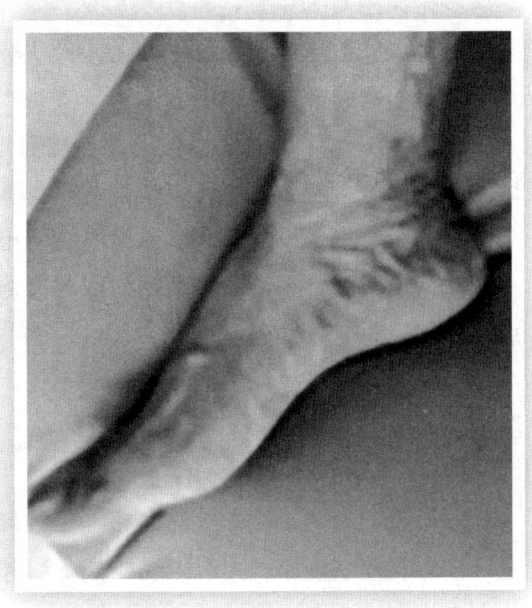

图14-3　内踝高点向上透刺三阴交

3. **腕踝针疗法**　上3、下1、下3区，从下往上针。

4. **其他简易疗法**　①取第4胸椎至第2腰椎夹脊、肾俞、关元、气海、曲骨、三阴交，用皮肤针叩刺，至皮肤发红为度。每日1次。②取关元或中极、列缺、三阴交，其中关元、中极、三阴交用图钉型揿针垂直按压埋针，列缺用麦粒型揿针沿皮刺入埋针。每3日1次。

【附注】

1. 浮刺治疗遗尿疗效确切，可作首选之法。

2. 治疗期间应培养患者按时排尿的习惯，家人夜间应定时叫醒患者起床排尿。

3. 平时勿使小儿过于疲劳，注意适当加强营养，晚上临睡前不宜过多饮水，可以吃蛋炒饭。

4. 对患者要耐心诱导，鼓励其自信心，切勿嘲笑和歧视他们，避免产生压抑感和自卑情绪。

二、尿潴留

尿潴留，中医学称之为"癃闭"，是指尿液排出困难。小便不利、点滴而出为"癃"；小便不通、欲解不得为"闭"，统称为"癃闭"。多见于老年男性、产后妇女及手术后患者。

本病的病位在膀胱，膀胱气化不利是导致本病的直接原因。而膀胱的气化又与三焦密切相关，其中尤以下焦最为重要。造成膀胱和三焦气化不利的具体原因多为湿热下注、肝郁气滞、尿路阻塞和肾气亏虚。

【临床表现】

以排尿困难为主症，常伴小腹胀满。病情严重时，可见头晕、心悸、喘促、浮肿、恶心呕吐、视物模糊，甚至昏迷抽搐等尿毒内攻症状。尿常规、X线、B超、CT等检查有助于本病的诊断。

1. **湿热下注** 小便量少难出，点滴而下，严重时点滴不出，小腹胀满，口苦口黏，口渴不欲饮，大便不畅，舌红、苔黄腻，脉沉数。

2. **气滞血瘀** 小便不通或通而不畅，小腹胀急，胁痛，口苦，苔薄黄，脉弦。

3. **瘀浊闭阻** 小便滴沥不畅，或时而通畅时而阻塞，小腹胀满疼痛，舌紫暗或有瘀点，脉涩。

4. **肾气亏虚** 小便不通，或滴沥不畅，排出无力，腰膝酸软，精神不振，舌淡，脉沉细弱。

【治疗方法】

1. **治则** 湿热下注、气滞血瘀、瘀浊闭阻者调理膀胱，行气通闭；肾气亏虚者补益肾气。浮刺疗法治疗脏腑组织功能低下引起的尿潴留、便秘之类的病证，针尖全部要求从上向下刺，不宜反其道而行之。

2. **刺法** 仰卧位，针刺点严格消毒。①中腹部用长针从脐上2寸的下脘进针，针尖向下透刺水分（图14-4）；②从脐旁2寸的天枢向下浮刺水道；③下腹部从脐下3寸的关元向下透刺中极；④从关元旁开2寸的水道进针，朝中极方向浮刺；⑤下肢从三阴交上方进针，针尖向下沿皮刺；⑥膝关节内下方胫骨内侧髁下3寸左右进针，向上透刺阴陵泉（图14-5）；⑦肾气亏虚加肾俞向上透刺三焦俞补肾利尿。每次可刺2～3针，各摇针2分钟左右，摇针过程中可以配合行为暗示疗法，如在患者身边打开自来水管，让患者不停听到哗哗的流水声。留针时间可长可短。

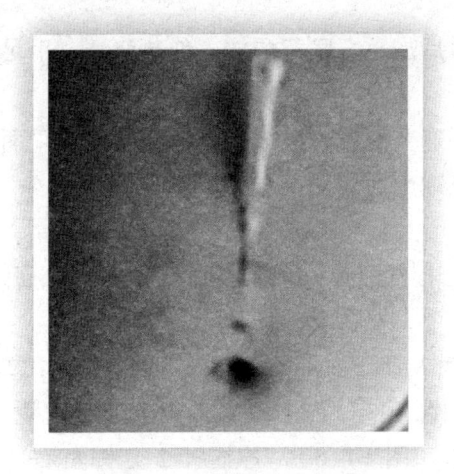

图 14-4　下脘朝水分方向浮刺 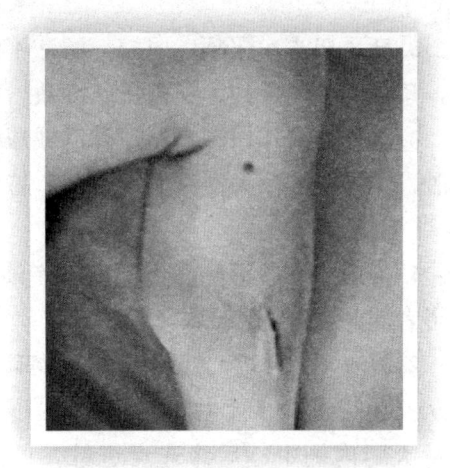　　　　图 14-5　胫骨内侧向上透刺阴陵泉

3. 腕踝针疗法　上 3，下 1、下 2、下 3、下 6 区，针尖均向上（图 12-7）。

4. 其他简易疗法　①毫针针刺百会、列缺、至阴，强刺激；②将食盐炒黄，待冷后放于肚脐填平，再用葱白 2 根捣烂做成 0.3cm 厚的小饼置于盐上，置艾炷于葱饼上施灸，至温热入腹内有尿意为止；还可以用大田螺 1 只，葱白 1 根，捣烂如泥，加冰片少许，敷于肚脐之上。一般 5～10 分钟即可见效。

【附注】

1. 浮刺治疗癃闭效果满意。若膀胱充盈过度，经浮刺治疗 1 小时后仍不能排尿者，应及时采取导尿措施。

2. 癃闭患者往往伴有精神紧张，在浮刺治疗的同时，应消除精神紧张，反复作腹肌收缩、松弛的交替锻炼，并经常让患者听流水声。

三、尿路感染

尿路感染又称"泌尿系感染"，是由病原菌侵犯泌尿系统而引起的炎症性病变。临床分为上尿路感染（肾盂肾炎及输尿管炎）和下尿路感染（膀胱炎或尿道炎）。本病属于中医学"淋证"的范畴。

中医学认为，外感湿热或多食辛热肥腻，酿湿生热，下注膀胱，气化失司，水道不利；房劳过度，肝肾阴亏，阴虚火旺，下迫膀胱；或久淋不愈，脾肾阳虚，脾虚则中气下陷，肾虚则下元不固，而致小便淋沥不已，遇劳即发。

【临床表现】

以尿频、尿急、尿痛、排尿异常、腰痛为主症。尿常规检查可见脓细胞增多。

1. 膀胱湿热　排尿困难，尿道口有灼热感，小便黄赤，腰部疼痛拒按，口干苦，苔黄腻，脉滑数。

2. 气滞血瘀　小便不畅，尿频、尿急、尿痛，尿色暗红或夹血，腰部胀痛或少腹刺痛，舌质紫暗或有瘀点、瘀斑，脉细涩。

3. 肝肾阴虚 尿频，尿痛，涩滞不畅，劳累后加重，腰背酸痛，低热盗汗，手足心热，口燥咽干，舌红、少苔，脉细数。

4. 脾肾阳虚 尿频，小便淋沥或尿有白浊，遇劳而发，肢体倦怠，腰腿酸软，面足浮肿，纳差腹胀，大便溏薄，舌淡、苔白，脉沉细无力。

【治疗方法】

1. 治则 膀胱湿热、气滞血瘀者清利湿热，行气活血；脾肾阳虚者温补脾肾；肝肾阴虚者养肝益肾。

2. 刺法 仰卧位，针刺点严格消毒。①下腹部从脐下3寸的关元向下透刺中极；②下肢从三阴交进针，针尖向上沿皮刺；③胫骨内侧髁下3寸左右进针，向上透刺阴陵泉；④从大腿内侧中、后缘选点进针，朝向前阴部（图14-6）。各摇针2分钟左右，留针1~2天。

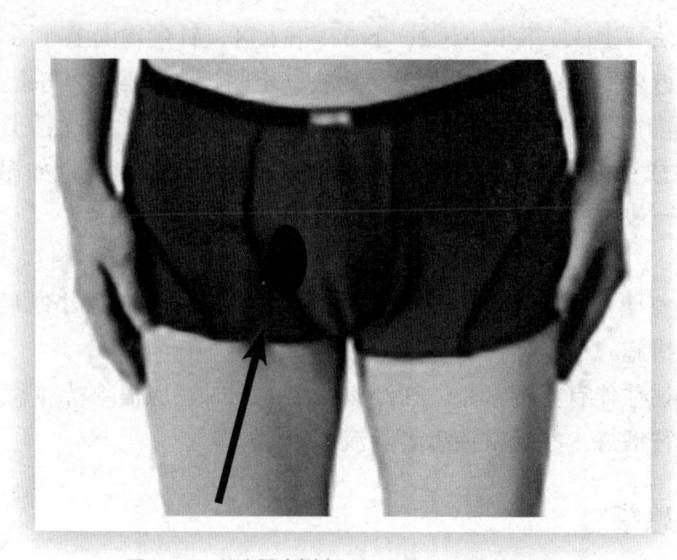

图14-6 从大腿内侧中、后缘选点向前阴部针刺

3. 腕踝针疗法 下1、下2区，从下往上针。

4. 其他简易疗法 ①毫针针刺中极、阴陵泉，强刺激泻法，每日1~2次。②莲子心、车前草各适量，水煎服。急性期每日2剂，间歇期每日1剂。

【病例分享】

例 马某，女，41岁，工人。尿频、尿急，排尿时尿道有烧灼疼痛感，诊为"尿道炎"（尿路感染）。浮刺从双侧大腿内侧选点进针，朝向前阴部。摇针2分钟左右，尿路疼痛以及膀胱刺激症状明显减轻。留针1天，连续治疗3次而愈。

【附注】

1. 浮刺治疗尿路感染有显著的疗效，对急性下尿路感染（膀胱炎、尿道炎）不仅能很快地控制炎症，缓解尿频、尿急、尿痛等尿路刺激症状，而且能较快使小便培养转阴。

但对肾盂肾炎则疗效欠佳,应配合中西医药物治疗。

2. 饮食宜清淡,每天应多饮水,多排尿。

3. 注意休息,节制房事;注意会阴部的清洁,特别是女性患者。

四、泌尿系绞痛

泌尿系绞痛是由泌尿系结石引发的剧痛症,以阵发性剧烈腰部或侧腹部绞痛,并沿输尿管向下或向上放射,伴程度不同的尿痛、尿血为主要特征。本病属于中医学"腰痛""石淋""砂淋""血淋"的范畴,男性的发病率高于女性。

中医学认为,饮食不节、下焦湿热、肾阳不足而致结石是本病的基础;机体排石过程中,结石刺激脏腑组织是发生绞痛的直接原因;而结石伤及脏腑组织黏膜、血络则是出现尿血的主要因素。其病位在肾和膀胱,与肝、脾密切相关。

【临床表现】

根据结石部位的不同,有肾结石、输尿管结石、膀胱结石、尿道结石之分,但均以突发性腰部剧烈绞痛,牵引小腹,并向前阴、会阴、大腿内侧放射;或小便时尿液突然中断,尿道剧烈刺痛、涩痛、有血尿,伴肾区叩击痛为主要临床症状。痛剧而久者,可见面色苍白,恶心呕吐,冷汗淋漓,甚则昏厥。腹部B超、X线、肾盂造影等检查可提示结石的部位、大小和形状。尿常规检查可见白细胞、红细胞。

1. **下焦湿热** 小便黄赤浑浊或尿血,或有砂石排出,淋沥不畅,舌红、苔黄或黄腻,脉弦紧或弦数。

2. **肾气不足** 排尿乏力,小便断续,甚则点滴而下,少气,神疲,舌质淡、苔薄白或薄黄,脉弦紧。

【治疗方法】

1. **治则** 下焦湿热者清热利湿,通淋止痛;肾气不足者补益肾气,利尿排石。

2. **刺法** 仰卧或侧卧位,双膝弯曲,针刺点严格消毒。①侧腹部从痛点外上方6~8寸处进针,斜向内下方直对痛点;②脐下进针透中极;③京门(侧背部第12肋端)透肾俞或痛点;④肾俞(或肾夹脊)透刺痛点或膀胱俞;⑤京门与肾俞左右对刺痛点;⑥下肢从小腿外侧正中的足少阳胆经循行线上进针,针尖对准阳陵泉(图14-7)。每次针2~3个部位,各摇针2分钟左右,留针1~2天。

3. **腕踝针疗法** 下1、下2、下3、下6区,每次选用2组,从下往上针,摇针3~5分钟,留针2~3天。

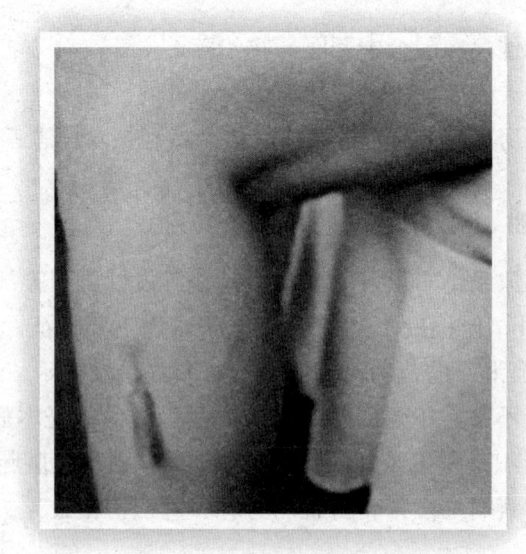

图14-7 小腿外侧对准阳陵泉针刺

【病例分享】

例1 好医生药业2015年8月湖南邵阳浮刺疗法培训班学员肖某微信分享：在医院夜班时，一肾结石绞痛患者，半夜两点开始疼痛，叫声不断，坐立不安。急用浮刺疗法针刺痛点，摇针后疼痛大减，自己都不敢相信。另一位膀胱结石2～4cm，浮刺后完全不痛了，浮刺疗法的前景不可估量。

例2 高某，男，38岁，农民。左侧急性剧烈腹痛1小时，B超提示左侧输尿管结石。浮刺法从痛点左腹部上方约10cm处进针，摇针2分钟后痛减。留针2天，经2次治疗而愈。

例3 马某，女，48岁，江苏盐城人。肾结石半年，时常下腰背部右侧胀痛不适，尿中有泡沫，无血尿。经浮刺右侧第2腰椎棘突下肾夹脊向外透刺痛点、腰部第12肋端京门向内透刺痛点，摇针2分钟左右，腰部发热，胀痛消失。

【附注】

1. 浮刺治疗泌尿系绞痛疗效肯定，通过镇痛和排石达到治疗目的。为增强治疗作用，治疗期间宜多饮水，多做跑跳运动。

2. 对于绞痛持续发作不能缓解者应明确病因，采取综合治疗。需要手术治疗者应及早手术。

五、前列腺炎

前列腺炎是中青年男性生殖系统感染而致前列腺长期充血，腺泡淤积，腺管水肿引起的炎症改变。临床有急、慢性之分，急性前列腺炎以脓尿及尿路刺激症状为特征；慢性前列腺炎症状不典型，脓尿较少，常伴中青年男性生殖系统感染而致前列腺长期充血，腺泡淤积，腺管水肿，有不同程度的性功能障碍。

本病属中医学"淋证""癃闭"范畴。多由于下焦湿热，膀胱泌别失职；肾阴亏虚，阴虚内热，热移膀胱，清浊不分；脾虚气陷，精微下渗；肾阳不足，失于固摄所致。病位在下焦，主要涉及肾、膀胱、脾等脏腑。

【临床表现】

排尿频繁，下腹部、会阴部或阴囊部疼痛，尿道口时有白色黏液溢出，有时可见血尿，严重者可有阳痿、早泄、血精及遗精，伴头痛、头晕、乏力等神经衰弱症状。急性期可出现尿频、尿急、尿痛、脓尿及终末血尿，或伴畏寒发热，腰骶部、会阴区、大腿内侧不适感觉。

前列腺液检查：每个高倍视野白细胞计数超过10个；尿三杯试验：第一杯、第三杯尿液可呈混浊状态；肛门指检：可扪及前列腺肿胀，腺体较硬，表面不光滑或有压痛。

1. 下焦湿热　小便黄赤浑浊或尿血或有砂石排出，淋沥不畅，舌红、苔黄或黄腻，脉弦紧或弦数。

2. 肾气不足　排尿乏力，小便断续，甚则点滴而下，少气，神疲，舌质淡、苔薄白或薄黄，脉弦紧。

【治疗方法】

1. 治则　急性期（下焦湿热）以清利下焦湿热、消炎止痛为主；慢性期（肾气不足）以健脾补肾、分清别浊为主。

2. 刺法　仰卧位，针刺点严格消毒。①腹部关元经过中极透刺曲骨；②侧腹部脐旁6~8寸处向内下方前阴部透刺；③从大腿内侧中后缘选点进针，向前阴部浮刺；④小腿内侧从三阴交进针，针尖向上浮刺，可接力向上直达胫骨内侧髁突起下的阴陵泉。各摇针2分钟左右。留针1~2天，2天1次。

3. 腕踝针疗法　下1、下2、下3区，针尖向上浮刺。

4. 其他简易疗法　①下腹部和腰骶部轮流艾灸、热敷、理疗，每天进行。②毫针针刺中极或曲骨、阴陵泉。一般每日1次，急性期每日2次。

【病例分享】

例1　王某，男，52岁，干部。小腹部不适，尿频、尿急、尿痛1天，伴前列腺增生、肥大，膀胱刺激征明显。浮刺从脐下进针，摇针2分钟后留针。1次症状减轻，5次症状完全消失。后续治前列腺增生、肥大。

例2　北京中推2016年4月长春浮刺疗法培训班哈尔滨学员邵某10月16日微信分享：张某，男，57岁，广西人。老年前列腺增生（肥大），由排尿不畅发展到小便不通，经常排不出尿，靠在医院插导尿管维持。检查发现任脉、足厥阴肝经、足太阳膀胱经循行线上有散在结节（阳性反应点）。浮刺治疗取脐下4寸的中极进针，针尖向下，对准阴茎；腰骶部两侧的八髎从上向下针，左右各一。针后排尿轻松，第2天去医院拔导尿管后，排尿依然正常。二诊继续巩固，但阴囊红肿，用套针轮流针刺中极、八髎、阴陵泉、三阴交、蠡沟等穴（不留针），配毫针针刺双侧太冲。针后阴囊红肿消退，临床治愈。

此病调理期宜加灸神阙、关元或中极、太溪等穴调补肾气，巩固疗效。

【附注】

1. 前列腺炎是一种较顽固的疾病，由于其病变部位较为特殊，故药物治疗效果不显著。浮刺有较好疗效，但需要按疗程坚持治疗。
2. 合理安排性生活，治疗期间节制房事。
3. 注意防寒保暖，不吃刺激性食物，禁酒。
4. 前列腺增生（肥大）可以按照本病治疗。

六、睾丸炎

睾丸炎是以睾丸肿胀、坠痛为主要症状的常见男科疾病。引起睾丸炎的原因很多，譬如淋病、慢性前列腺炎、腮腺炎、感染、外伤、肿瘤以及阴囊内的附睾丸炎、精索炎症都可以导致。患者多为青壮年，腮腺炎引起者则多见于少年儿童。

【临床表现】

急性睾丸炎起病较急，主要表现为一侧或双侧睾丸肿大疼痛，并向同侧腹股沟、下腹部放射，伴发热恶寒（寒战、高热），全身不适、胃肠道症状，如恶心、呕吐，重者还有腹痛。腮腺炎性睾丸炎除了睾丸肿胀疼痛，还可见面颊部红肿热痛、口干、进干食困难。

慢性睾丸炎通常为急性睾丸炎治疗不彻底所致，睾丸炎急性期通常为1周，睾丸呈慢性增大，质硬，轻触痛。1～2个月后出现不同程度的睾丸萎缩，仅能扪到相对增大的附睾，由附睾丸炎延及睾丸者，两者界限不清。

实验室检查：血常规检查可见白细胞增高，中性粒细胞增高；尿液检查，可见镜下血尿和白细胞，急性期尿内可查到致病菌；前列腺液显微镜检查可见大量白细胞。

【治疗方法】

1. **治则**　活血化瘀，消肿止痛。
2. **刺法**　仰卧位，双膝弯曲，针刺点严格消毒。脐下关元透中极；下腹部精室透中极、曲骨；大腿内侧向前阴部浮刺（图14-8）；患侧腹股沟从上向下对准前阴部透刺。各摇针2分钟左右，留针1～2天。
3. **腕踝针疗法**　下1、下3区，从下向上针刺。
4. **其他简易疗法**　大敦点刺出血。

【病例分享】

例　王某，男，12岁，小学生。腮腺炎导致右侧睾丸肿痛，阴囊以及腹股沟区域、大腿根部放射性疼痛。浮刺法从大腿内侧向睾丸部位透刺，摇针2分钟，留针1天，疼痛减轻。第二天续治1次，疼痛完全消失。

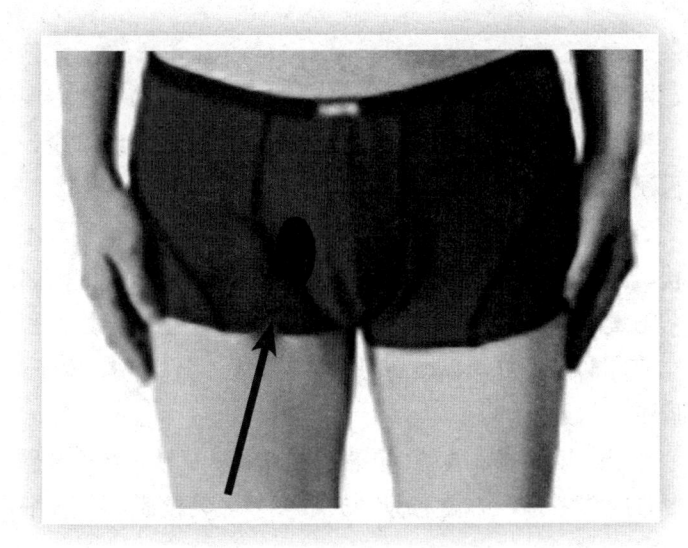

图14-8 大腿内侧向前阴部浮刺

【附注】

1. 浮刺疗法对睾丸炎引起的疼痛有一定的治疗作用，尤其对非特异性睾丸炎（非附睾结核导致的）疗效较好，有促进慢性炎症吸收的作用。

2. 急性睾丸炎早期应该卧床休息，需要用布托或者紧身内裤将患侧睾丸托起，并实施局部热敷或冷敷。使用头孢类抗菌药物1~2周，对细菌性睾丸炎尤为重要，但对腮腺炎性睾丸炎无效。

3. 如果睾丸已形成脓肿，则需行外科手术切开引流。睾丸萎缩或质地变硬，可作睾丸切除，并送病理检查。

4. 本病如果治疗不及时或不彻底，常转为慢性睾丸炎。若为双侧病变，可导致精细胞的严重受损，引起死精、无精，导致男子不育，或女性输卵管炎性粘连、不通而不孕。但不影响第二性征发育和性功能。

5. 多吃新鲜蔬菜、瓜果，增加维生素C等成分摄入，以提高身体抗炎能力。不吃或少吃猪蹄、鱼汤、羊肉等所谓的发物以及辛辣刺激性食物，不吸烟喝酒，以免因此而引起发炎部位分泌物增加，睾丸炎进一步浸润扩散和加重症状。

6. 不宜久站久坐，不要过度性生活或频繁手淫等。

七、性功能低下

性功能低下指男女性功能差或性无能、男子阴茎勃起障碍、女子性冷淡等，以至于不能正常进行性交过程的病证。

中医学认为，本病的病位在肾，与心、肝、脾密切有关。肾为先天之本，若先天禀赋不足、婚前手淫过多、婚后房劳过度，使肾阴、肾阳亏虚；或情志不遂，过于兴奋、激动、紧张，或思虑过度，劳倦伤心，气血不足等均可导致性功能低下。

【临床表现】

以性欲低下、性冷淡或无性欲、阳痿、早泄、不射精等为主要表现。

1. **心脾两虚** 男子遗精、阳痿、早泄，女子性欲淡漠、月经稀少、色淡。伴胃纳不佳，面色无华，舌淡、苔白，脉细弱无力。

2. **肾阳不足** 男子临房阴茎不举或早泄，平时有遗精，女子月经不调、稀少。伴头晕目眩，腰膝酸软，四肢不温，面色淡白，舌淡、舌苔白，脉沉细而弱。

3. **湿热下注** 阳痿，早泄，遗精，外阴潮湿、瘙痒，小便赤热，苔黄腻，脉沉滑。

4. **肝郁气滞** 情志抑郁不舒，心烦易怒，男子阳痿、不射精，女子经行不畅或闭经、乳房胀痛。舌质暗淡，脉象弦细。

5. **惊恐伤肾** 男子过于兴奋、激动、紧张以致阳痿、早泄，女子则恐惧异性接触（谓之"恐异症"）。平时胆怯多疑，心悸易惊，失眠多梦。苔薄腻，脉弦细。

【治疗方法】

1. **治则** 心脾两虚、肾阳不足者补益心脾，温肾壮阳，应配合灸法；湿热下注者清利湿热；肝郁气滞者疏肝行气；惊恐伤肾者温胆安神，补益心肾。

2. **刺法** 仰卧位，针刺点严格消毒。①从头顶的前、后神聪（百会前后各1寸）进针互相透刺；②胸部从两乳之间的膻中进针，向下透刺；③腹部从脐下1.5寸的气海向下透刺脐下5寸的曲骨；④从脐下4寸的中极旁开3寸进针，即女子的子宫、男性的精宫，刺向肚脐下的气海或关元；⑤后背从第5胸椎棘突下旁开1.5寸的心俞进针，针尖向下刺向肾俞，其间可采用肝俞、脾俞接力针法；⑥下肢从内踝高点上进针，向上透刺三阴交。每次酌情选用2~3处，各摇针2分钟左右，留针1~2天。2天1次，6次一个疗程。

3. **腕踝针疗法** 上1、上2、下1、下2、下3区，每次选用2组，从下往上针。

4. **其他简易疗法** 毫针针刺头顶百会，上肢内关，下腹部关元，下肢足三里、三阴交。每日或2日1次。

【附注】

1. 浮刺治疗性功能障碍有较满意的疗效，尤其对精神因素引起的性功能低下有显著的疗效，坚持针灸并配合心理治疗，往往可获痊愈。但对由器质性病变引起的男性性功能低下则疗效欠佳，需要同时治疗原发病。

2. 注意精神调养，消除紧张心理，避免过度的脑力劳动；因手淫而致者，要戒除手淫。

3. 改善性生活环境，避免意外干扰。治疗过程中，应暂时分居，治愈后也应当节制性生活。

4. 进行适当的体育锻炼，增强体质。

八、疝气

疝气是以少腹、睾丸、阴囊等部位肿大疼痛为特点的病证，中医学又有"小肠气""偏坠"等名称。本病多见于小儿和老人。西医学的腹股沟疝、股疝、肠套叠、肠嵌顿、精索扭转等可参照本节治疗。

中医学认为，本病病位在任脉和足厥阴肝经经脉所过部位，任脉为病，内结七疝；足厥阴肝经脉过阴器，抵少腹，其病则㿗疝、少腹肿。寒湿之邪凝滞二脉，蕴结化热；或肝脾二经湿热下注等，均可导致睾丸肿大、阴囊肿痛；劳累过度，气虚肌弱，筋脉弛缓，失于摄纳；年老体弱，小儿形体未充等，也可导致小肠脱入阴囊。

【临床表现】

以少腹肿胀疼痛、痛引睾丸，或睾丸、阴囊肿胀疼痛为主症。常因久立、劳累、咳嗽、忿怒等诱发或加重。

1. **寒疝** 少腹、睾丸及阴囊牵掣绞痛或肿胀冷痛，形寒肢冷，面色苍白，舌淡、苔白，脉弦紧或沉伏。

2. **湿热疝** 睾丸或阴囊肿大、疼痛、灼热、拒按。伴恶寒发热、肢体困重、便秘、溲赤。舌苔黄腻，脉濡数。

3. **狐疝** 少腹与阴囊部牵连坠胀疼痛，控引睾丸，阴囊时大时小，立时睾丸下坠、阴囊肿大，卧则睾丸入腹、阴囊肿胀自消。重症以手上托方能回复。伴纳差、气短、神疲乏力。舌淡、苔白，脉沉细。

【治疗方法】

1. **治则** 寒疝浮刺加灸温通经络；湿热疝清热利湿；狐疝调理肝脉。

2. **刺法** 仰卧位，双膝弯曲，针刺点严格消毒。①脐下关元透中极或曲骨；②下腹部精室透中极或曲骨；③患侧腹股沟从外上向内下对准前阴部透刺；④大腿内侧中后缘向前阴部浮刺；⑤下肢从外膝眼下9寸的下巨虚进针，针尖向上透刺足三里。各摇针2分钟左右，患者配合动刺收缩会阴部、上托阴囊及睾丸。留针1～2天。

3. **腕踝针疗法** 下1、下3、下4、上6区，每次选用2组，从下向上针刺。

4. **其他简易疗法** 足厥阴肝经大敦点刺出血（图14-9）。

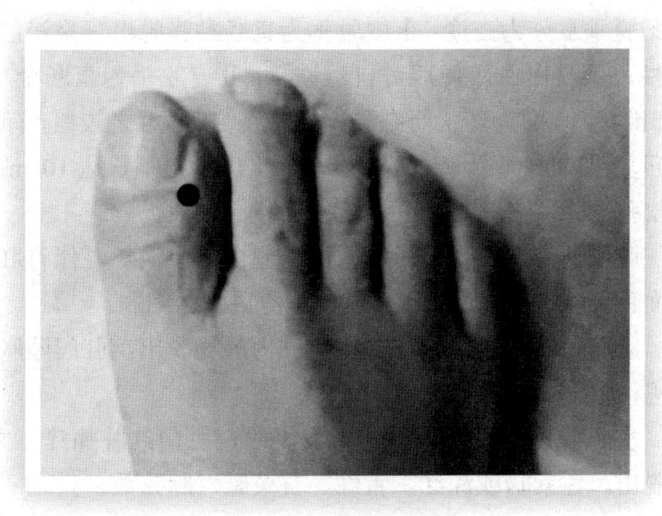

图14-9 大敦点刺出血

【病例分享】

例 成都岐黄轩医学培训中心2016年7月太原班新疆学员杨某7月23日微信分享：患者，男，左下腹部近腹股沟部间歇性疼痛，伴有便意。查体未见明显阳性体征，未明确诊断（疑是腹股沟疝）。试用浮刺法治疗，每日1次。第3天，患者过来很高兴地说，这几天都没有疼痛。患者称赞方法真好，不用吃药，效果也不错。患者诊断不明确，本来是抱着试试看的态度进行浮刺治疗，没想到效果这么好，一次就解决问题了。通过这个病例，我们要多学习、多实践、多总结。这样才能有进步。遇到疑难病症要敢尝试。浮刺操作在皮下，相对安全，大家应大胆实践。

【附注】

1. 浮刺治疗本病有一定疗效。但狐疝如小肠坠入阴囊发生嵌顿以及睾丸积水，久不能回收的病例，应采用手术治疗。

2. 治疗期间应避免劳累，调摄营养。

九、脱肛

脱肛是直肠黏膜部分或全层脱出肛门之外，相当于西医学的"直肠脱垂"。常见于小儿、老人和多产妇女，主要与解剖缺陷、组织软弱及腹压增高有关。

中医学认为，本病虚证多因小儿气血未充、肾气不足；老人气血衰弱、中气不足；多产妇女耗精伤血、肾气亏损；久泄、久痢或久咳致脾气亏虚、中气下陷。实证多因湿热蕴结，下注大肠，络脉瘀滞。因大肠与肺相表里，脾为肺之母，肾开窍于二阴，故其病位虽然在大肠，却与肺、脾、肾等脏腑密切相关。

【临床表现】

以肛门脱出为主症。轻者排便时肛门脱出，便后可自行回纳；重者稍劳、咳嗽也可脱出，便后需用手帮助回收，伴神疲乏力、食欲不振、排便不尽和坠胀感。

西医学将直肠脱垂常分为三度：Ⅰ度脱垂为直肠黏膜脱出，呈淡红色，长3～5cm，触之柔软，无弹性，不易出血，便后可自然恢复；Ⅱ度脱垂为直肠全层脱出，色淡红，长5～10cm，呈圆锥状，表面为环状而有层次的黏膜皱襞，触之较厚，有弹性，肛门松弛，便后有时需用手回复；Ⅲ度脱垂为直肠及部分乙状结肠脱出，长达10cm以上，呈圆柱形，触之甚厚，肛门松弛无力。

1. **脾虚气陷** 脱肛遇劳即发，便时肛内肿物脱出，色淡红。伴有肛门坠胀、神疲乏力、食欲不振、面色萎黄、头晕心悸。舌淡、苔薄白，脉细弱。

2. **肾气不固** 脱肛每遇劳累即发或加重，肛内肿物脱出，肛门坠胀，肛门松弛，腰膝酸软，头晕耳鸣，舌淡、苔白，脉沉细。

3. **湿热下注** 多见于痢疾急性期或痔疮发炎时，肛门红肿痛痒，大便时肛门灼热、坠痛，肛门肿物脱出，色紫暗或深红。舌红、苔黄腻，脉弦数。

【治疗方法】

1. **治则**　脾虚气陷、肾气不固者补中益气，培元固本，最好能加用灸法；湿热下注者清利湿热，提托止痛。浮刺疗法治疗内脏组织下垂之类的病证，针尖全部要求从下向上刺，不宜反其道而行之。

2. **刺法**　端坐，仰卧位或俯卧位，针刺点严格消毒。①头顶由后神聪（百会下1寸）向上透刺百会；②胸部从两乳间的膻中由下向上浮刺（图14-10）；③腹部从脐下3寸的关元向上透刺气海；④腰骶部从正中部位任意点进针，向上透刺；⑤下肢从外膝眼下6寸的上巨虚向上透刺足三里（图14-11）；⑥腓肠肌下的承山向上浮刺。每次轮流选用2~3个部位，各摇针2~3分钟，配合动刺，反复收缩上提肛门，留针1~2天。

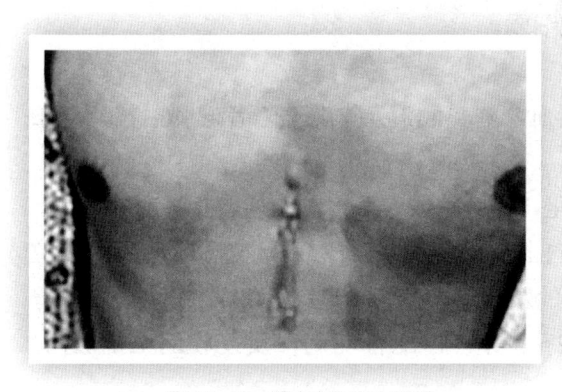

图14-10　膻中由下向上浮刺

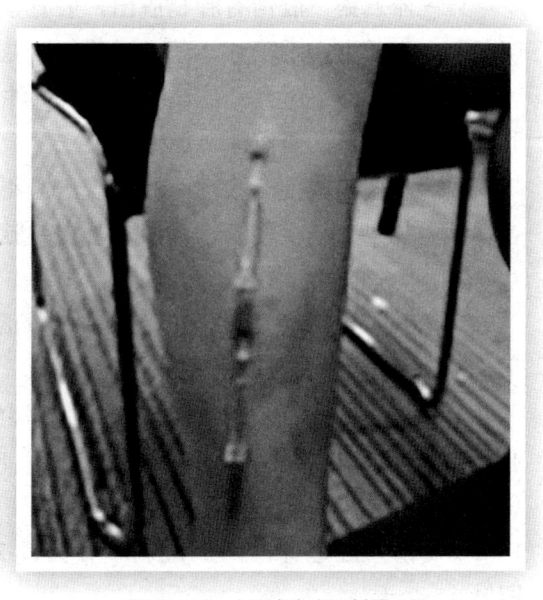

图14-11　上巨虚向上透刺足三里

3. **腕踝针疗法**　下1、下2、下3、下6区，每次选用二组，从下往上针刺。

4. **其他简易疗法**　常灸百会、膻中、气海等穴；或针或灸下肢腓肠肌下面的承山。每日或2日1次。

【附注】

1. 浮刺治疗对Ⅰ度直肠脱垂疗效显著，重度脱肛应采取综合治疗。

2. 积极治疗原发病如慢性腹泻、久咳、便秘等，以降低腹压。配合腹肌功能锻炼，经常作提肛练习。

3. 平时宜清淡饮食，避免烟、酒和辛辣食物的不良刺激。

十、痔疮

凡是直肠下段黏膜和肛管皮肤下的静脉丛瘀血、扩张和屈曲所形成的柔软静脉团都称为"痔"。本病是最常见的肛肠疾病，以久坐办公的成人多见。

中医学认为，本病多因脏腑本虚，兼久坐久立，负重远行；或饮食失调，嗜食辛辣肥甘；或长期便秘、腹泻；或劳倦、胎产等均可导致肛肠气血不调，络脉瘀滞，蕴生湿热而成痔疾。

【临床表现】

根据痔核的位置可分为内痔、外痔、混合痔三种。生于齿线以上者为内痔；生于齿线以下者为外痔；内、外痔兼有者为混合痔。临床以内痔为多。以便血、痔核脱出、疼痛、瘙痒为主症。

肛门、直肠检查能进一步确诊，并可排除直肠癌、直肠息肉等病。

1. 气滞血瘀　肛内有肿物脱出，肛管紧缩，坠胀疼痛，甚或嵌顿，肛缘水肿，触痛明显，大便带血，舌暗红、苔白或黄，脉弦细涩。

2. 湿热瘀滞　便血鲜红，便时肛内有肿物脱出，可自行还纳，肛门坠胀或灼热疼痛，腹胀纳呆，舌红、苔黄腻，脉滑数。

3. 脾虚气陷　便时肛内有肿物脱出，不能自行回收，便血色淡，肛门下坠，少气懒言，面色少华，纳少便溏，舌淡、苔白，脉细弱。

【治疗方法】

1. 治则　气滞血瘀、湿热瘀滞者行气活血，清热利湿；脾虚气陷者健脾益气，升阳举陷，最好能配用灸法。

2. 刺法　俯卧位，针刺点严格消毒。端坐，仰卧位或俯卧位，针刺点严格消毒。①上肢前臂从手太阴肺经循行线上孔最进针，向上浮刺（图14-12）；②腰骶部从正中部位任意点进针，向下透刺；③下肢从腓肠肌下的承山向上浮刺（图14-13）；④承山外下方1寸（飞扬）处进针，向上透刺。各摇针2～3分钟，配合动刺，反复收缩上提肛门，留针1～2天。

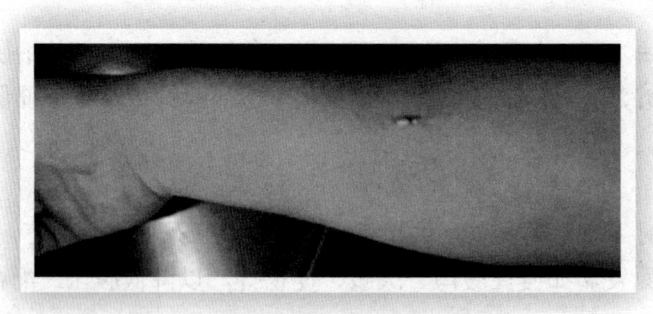

图14-12　孔最向上浮刺

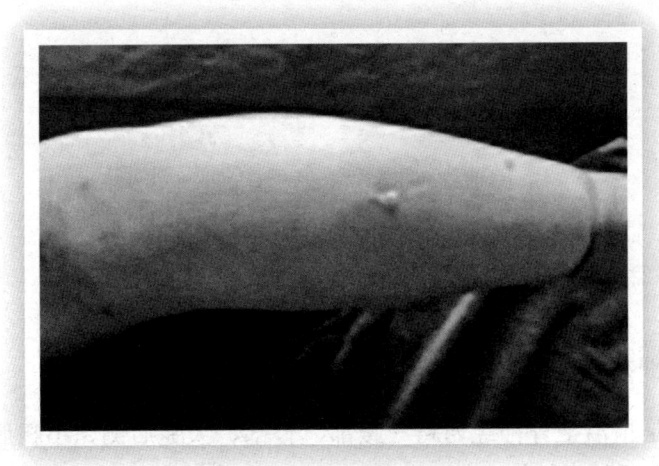

图 14-13　承山向上浮刺

3. 腕踝针疗法　下 1、下 2、下 3、下 6，每次选用 2 组，从下往上针刺。

4. 其他简易疗法　①或针或灸背部的膈俞和上肢的孔最、下肢的承山。每日 1 次。②用三棱针或采血针在督脉龈交点刺出血。③挑治：在第 7 胸椎至腰骶椎旁开 1~1.5 寸范围内寻找痔点（红色丘疹，1 个或数个不等），用粗针逐一挑破，并挤出血或黏液。每周 1 次。

【附注】

1. 浮刺对减轻痔疮疼痛和出血等症状有较好的疗效。
2. 养成定时排便习惯，保持大便通畅，以减少痔疮的发生。
3. 平时多饮开水，多食新鲜蔬菜、水果，忌食辛辣刺激性食物。

第15章 下肢病证

一、坐骨神经痛

坐骨神经痛是指沿坐骨神经通路（腰部、臀部、大腿后侧、小腿后外侧及足外侧）以放射性疼痛为主要特点的综合征。

中医学对本病早有认识，古代文献中称为"坐臀风""腿股风""腰腿痛"等。在《灵枢·经脉》记载足太阳膀胱经的病候中有"脊痛，腰似折，髀不可以曲，腘如结，腨如裂……"，形象地描述了本病的临床表现。中医学认为，腰部闪挫、劳损、外伤等原因，可损伤筋脉，导致气血瘀滞，不通则痛；久居湿地或冒雨、涉水、衣着单薄、汗出当风等原因，均可使风寒湿邪入侵腰腿部，导致气血瘀滞，不通则痛；或湿热邪气浸淫，或湿浊郁久化热，或机体内蕴湿热，流注足太阳、少阳经脉，均可导致腰腿痛。主要属足太阳膀胱经和足少阳胆经的经脉及经筋病证。

【临床表现】

本病以腰部或臀部、大腿后侧、小腿后外侧及足外侧出现放射性、电击样、烧灼样疼痛为主症。患肢不敢伸直，常呈保护性体位，身体向健侧倾斜，直腿抬高试验（医者一手按住患者患肢的膝关节，另一手托起患肢的足后跟，慢慢将患肢抬起）阳性，即患肢上抬不能超过60°，超过60°则疼痛是谓阳性。如果继续抬高，疼痛加重者属于坐骨神经痛；如果继续抬高，疼痛反而减轻，则为梨状肌损伤。

坐骨神经痛通常分为根性坐骨神经痛和干性坐骨神经痛两种，临床上以根性坐骨神经痛多见。

根性坐骨神经痛的病位在椎管内脊神经根处，常继发于腰椎管狭窄、腰椎间盘突出症、脊柱炎、脊柱裂（结核）等。主要表现为自腰部向一侧臀部、大腿后侧、小腿后外侧直至足背外侧放射，腰骶部、脊柱部有固定而明显的压痛、叩痛，小腿外侧、足背感觉减退，膝腱、跟腱反射减退或消失，咳嗽或打喷嚏等导致腹压增加时疼痛加重。

干性坐骨神经痛的病变部位在椎管外沿坐骨神经分布区，常见于髋关节炎、骶髂关节炎、臀部损伤、盆腔炎及肿物、梨状肌综合征等。腰痛不明显，臀部以下沿坐骨神经分布区疼痛，在坐骨孔上缘、坐骨结节与大转子之间、腘窝中央、腓骨小头下、外踝后等处有压痛，小腿外侧足背感觉减退，跟腱反射减退或消失，腹压增加时无影响。

腰椎X线、肌电图、CT、MRI等检查有助于本病的诊断。

针灸分型主要根据疼痛放射的路线，沿下肢大腿及小腿后缘疼痛一直放射到足踝、足背、足趾的为足太阳膀胱经型（临床体会：此型多属干性坐骨神经痛，针刺疗效较好，故疗程较短）；沿大腿后缘以及小腿外侧疼痛一直放射到足踝、足背、足趾的为足少阳胆经型（临床体会：此型多属根性坐骨神经痛，针刺疗效较差，故疗程相对偏长）。

【治疗方法】

1. **治则** 舒筋通络，行气活血，祛风除湿，消除疼痛。

2. **刺法** 侧卧位（患肢向上），针刺点严格消毒。从腰部、臀部直到下肢足踝有压痛的，先定下痛点，再按照浮刺常规予以针刺；没有压痛点的，则以臀部环跳（图15-1）为中心，上下对刺或围刺（图15-2）；膝关节外下方20cm处左右进针，针尖朝上浮刺阳陵泉（图15-3）。

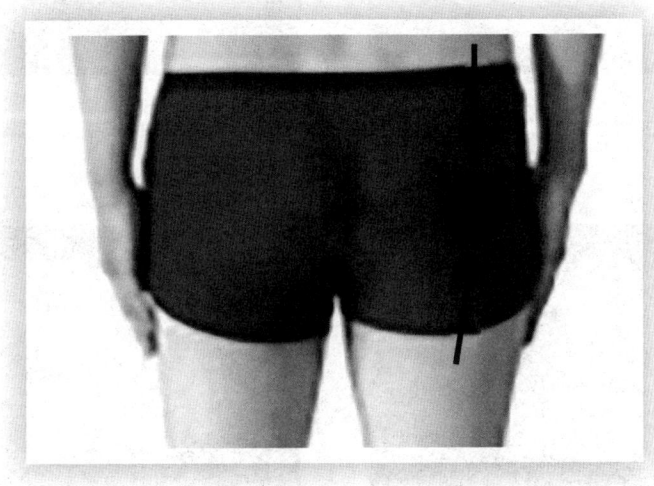

图15-1 环跳

对于始终沿着大腿后面、小腿后面的放射性疼痛，结合传统中医针灸学理论，我们将其定为"足太阳膀胱经型"坐骨神经痛，需要增加足太阳膀胱经的承扶刺向殷门，或殷门刺向承扶；承山根据有没有足背、足趾疼痛麻木的具体情况向上或朝下浮刺（图15-4和图15-5）。

对于始终沿着大腿后面到了小腿却从腓浅神经转到小腿外侧的放射性疼痛，结合传统中医针灸学理论，我们将其定为"足少阳胆经型"坐骨神经痛，需要增加足少阳胆经风市（图15-6）根据有没有足背、足趾疼痛麻木的具体情况或向上或朝下浮刺；阳辅或上或下浮刺；悬钟或上或下浮刺（图15-7）。

上述针法每次选择2～3组，各摇针2分钟左右，留针1～2天。

梨状肌损伤的症状表现十分类似坐骨神经痛，直腿抬高试验患肢上抬超过60°时，会产生疼痛，但是如果继续抬高，疼痛反而减轻，可参照本病治疗（图15-8）。

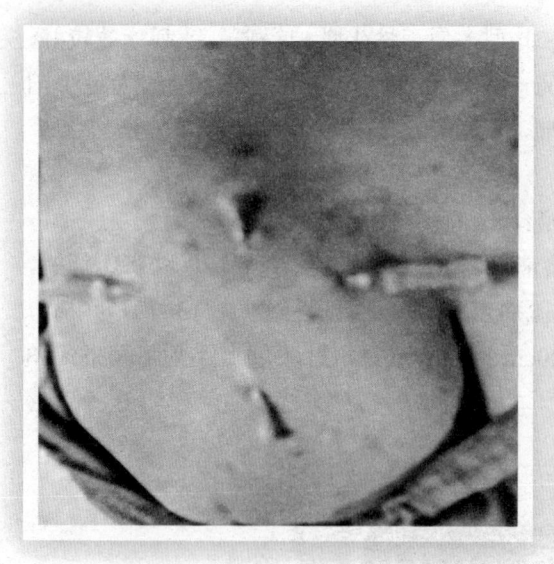

图 15-2　以环跳为中心上下对刺或围刺

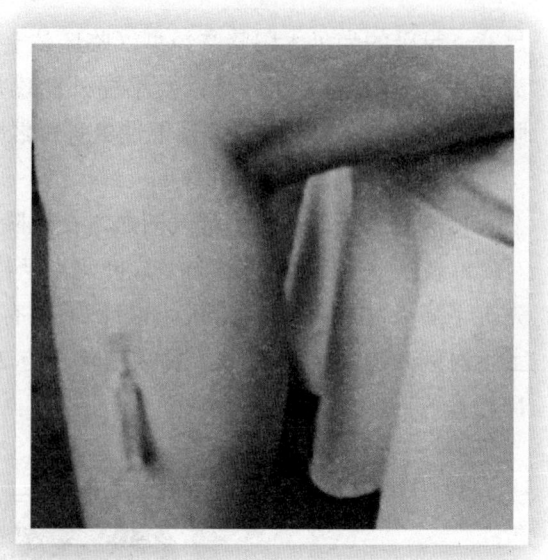

图 15-3　向上浮刺阳陵泉

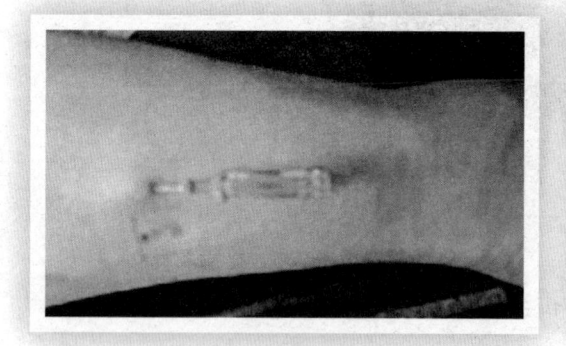

图 15-4　向上浮刺承山

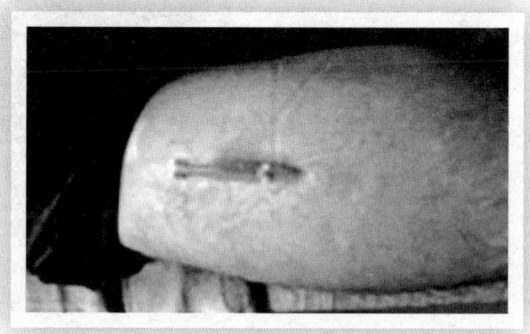

图 15-5　向下浮刺承山

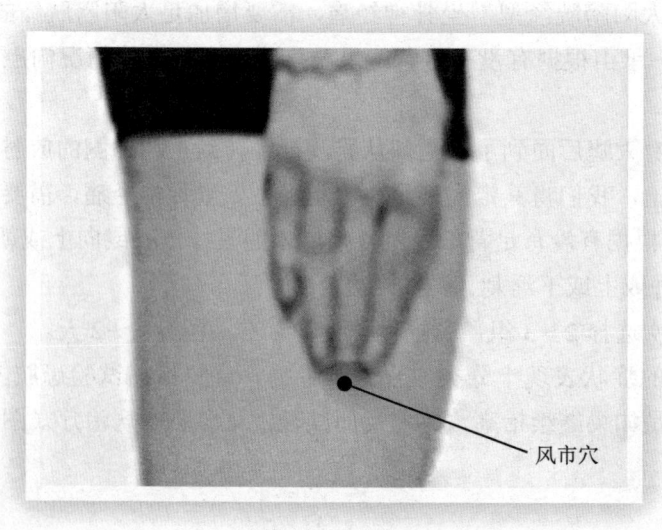

风市穴

图 15-6　风市

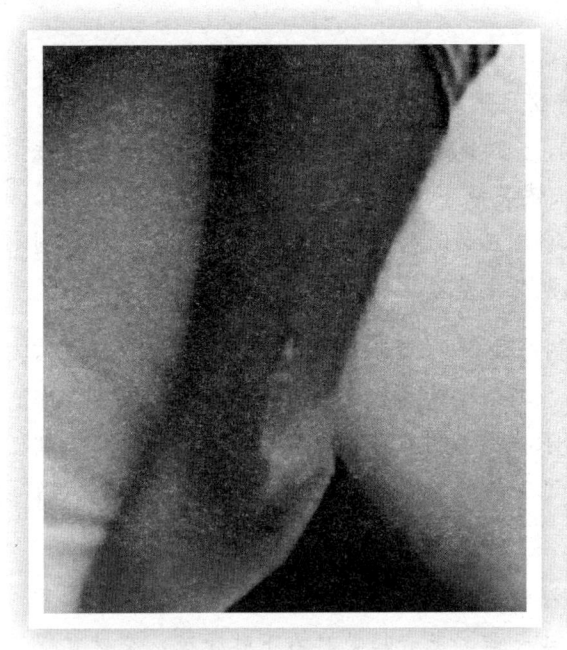

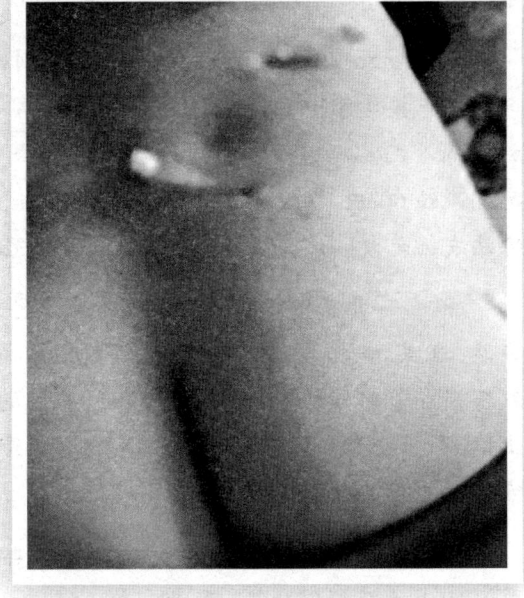

图15-7 悬钟浮刺

图15-8 梨状肌损伤治疗示意

3. **腕踝针疗法** 下1、下5、下6，从下向上针刺。

4. **其他简易疗法** 毫针针刺环跳、阳陵泉二穴，手法或电针连续波强刺激。

【病例分享】

例1 好医生药业2015年8月湖南衡阳浮刺疗法培训班学员向某微信分享：一位坐骨神经痛的老人，按压痛。在疼痛经脉的正中沿皮下进针，施行摇针后再按压疼痛处，立马就说腰感到轻松了。至今已经治疗了6例类似患者，都效果明显。

例2 北京中推2016年1月北京浮刺疗法培训班学员张某1月24日微信分享：一位坐骨神痛患者，疼痛多年，来时一瘸一拐的。在最痛点的周围对准痛点扎了2针，针到痛止，患者高兴地大步流星般地走了。可见对于疼痛病证，浮刺疗法见效快。

例3 北京中推2016年6月浮刺疗法培训班山东济宁学员张某8月29日微信分享：一位40多岁的男性患者，腰部不适，但没有明显痛点。右大腿后侧偏外麻木，小腿后腓肠肌胀痛，不能完全下蹲。用浮刺法大腿后侧从腘窝委中上方进针，针尖对准麻木区；外侧从风市进针，针尖对准麻木区；后面从委中下方进针，针尖往下对准腓肠肌。摇针1分钟后麻木感减轻，右腿可以完全下蹲。

例4 北京中推2016年6月合肥浮刺疗法培训班西安学员李某7月29日微信分享：我的一位亲戚，77岁，腰椎骨质增生伴左下肢后缘放射性疼痛直至足跟，小腿后侧压痛明显，行走受限。曾住院治疗10天，医生要求绝对卧床，每天静脉输液，腰部贴膏药加红外线灸疗，但无明显效果。亲戚回家后我用浮刺针具从小腿后侧腓肠肌下方的承山向上针刺，摇针数分钟后，腰部没有疼痛的感觉，左下肢疼痛也大为减轻，并且能下地活动了。

例5 北京中推2016年8月北京浮刺疗法培训班山东学员沈某8月20日微信分享：今天下午接诊了一位患者，女，43岁，第4、5腰椎间盘突出，局部压痛，伴有右下肢放射痛，尤其以膝关节疼痛为甚。浮刺法从膝关节下10cm处向上刺入，摇针2分钟，疼痛减轻60%，摇针5分钟疼痛完全消失。感谢王教授传授的浮刺技术，我决定将浮刺疗法发扬光大，让更多患者解除痛苦，自己也从中受益。

例6 北京中推2016年10月北京浮刺疗法培训班山西学员张某10月25日微信分享：王某，女，49岁。左下肢放射性疼痛，断断续续发作3年。查体，腰部没有疼痛及压痛，臀部与大腿交界处足太阳膀胱经的承扶压痛明显。我从承扶下方进针，针尖朝上，摇针5分钟，疼痛减轻80%；另给患者开了3剂中药。今天复诊，患者左腿疼痛消失，嘱继续治疗1个疗程，以期巩固疗效。

例7 北京中推2016年9月浙江金华浮刺疗法培训班江西鹰潭学员苏某（盲人学员）10月6日微信分享：患者，女，65岁。4天前，患者睡觉时右下肢受凉，突然觉得右腿疼痛不适，且一天比一天严重，沿着坐骨神经分布区多处疼痛，直到足底，以致不能走路，无法入眠。以膝关节上大腿外侧（足少阳胆经）与后侧（足太阳膀胱经）之间疼痛剧烈。昨天来我按摩所求治。查右侧腰骶部有压痛，沿坐骨神经通路有多处压痛。我针对她膝关节上大腿外侧与后侧之间的痛点（针尖向下对痛点）和小腿腓肠肌承山（针尖向上对痛点）浮刺了2针，摇针不到1分钟，疼痛消失。我学习回来后用浮刺疗法治疗过很多患者，效果都很好。非常感谢王老师为我们盲人医生传授了这么简易、方便且又安全的浮刺技术。

例8 北京中推2016年1月北京浮刺疗法培训班秦皇岛学员杨某1月22日微信分享：一患者梨状肌损伤疼痛，不能行走，需扶着臀部才能慢慢行走。浮刺治疗从小腿向上对着委中下针，臀部从环跳对准腰部一针，摇针结束后即见效果，可行走自如，感觉挺好。

【附注】

1. 浮刺治疗坐骨神经痛和梨状肌损伤效果显著。如因肿瘤、结核等引起者，应治疗其原发病；腰椎间盘突出引起的可配合牵引或推拿治疗。
2. 急性期应卧床休息，椎间盘突出者须卧硬板床，腰部宜束宽腰带。
3. 本病经过治疗取得疗效或痊愈后，必须注意善后调理，以防复发。

(1) 注意防寒保暖，防止腰部及下肢感受寒凉。

(2) 起床动作应按侧卧、起坐、下床3个步骤来完成。

(3) 体力劳动之前，应进行一定的肢体活动，重点进行腰、腿关节的活动；参加体力劳动和体育锻炼要适度，注意劳逸结合，防止过度疲劳；如果是长期从事腰部负重和弯腰工作的，应经常用阔腰带护腰；改正不良的劳动姿势，单独从事体力劳动时，用力要均匀，切勿过猛，二人以上的协同劳动，要配合默契，防止扭伤。

(4) 体力劳动刚结束时，不可用冷水洗身，防止出汗后体虚感受寒凉，要用温水洗浴或擦身；之后可进行腰腿部自我按摩，以减轻腰腿部肌肉的紧张和疲劳。

(5) 若发觉腰部和下肢有酸痛感出现，应及时到医院复诊，以防病情反复或加重。

二、股骨头坏死

股骨头和骨盆共同构成髋关节，髋关节是人体最大的关节，支撑着整个上半身的重量，是人体最重要的负重关节。随着我国改革开放的进程，交通、建筑事业迅猛发展，各种外伤造成的骨折、脱位等外伤患者不可避免地大大增加，股骨头坏死的患者也成倍增多。激素的泛滥使用及酗酒，尤其是经常、大量饮用烈性白酒，是导致股骨头坏死的重要因素。此外，髋关节先天发育不良、大骨节病、放射病、血液病、高血压病以及风寒、湿邪等，也可以引发股骨头的供血障碍，使股骨头骨组织失去血液的供养，形成缺血性股骨头坏死。

【临床表现】

股骨头坏死主要表现为髋关节功能受限，初期是髋骨根部前后疼痛，尤其是大腿根部内侧疼痛较重，腹股沟中点也有压痛，有的患者还会出现大腿内下方以及膝关节疼痛。疼痛开始呈间歇性疼痛，以后是持续性疼痛。疼痛与气候冷暖、潮湿、活动量大小密切相关，天阴下雨、活动增多时疼痛加重，休息后可以缓解。随之出现髋关节活动功能障碍，如屈伸、外展、内收、旋转等功能受限，不能下蹲、起立和翘"二郎腿"。股骨头坏死引发的功能受限主要是患髋内收肌痉挛，髋关节常出现屈曲内收畸形，不能伸直和外展，形成相对的一长一短，加之疼痛的影响而出现跛行（患侧足刚一踏地便快速抬起，而健足落地重而时间长），久而久之，长期缺血，容易出现股骨头塌陷，关节间隙变狭窄，导致患肢短缩，超过1cm，形成绝对的一长一短，会使跛行加重，同时大腿肌肉萎缩。

有部分患者经过一段时间的治疗后反而出现患肢比健侧长的假象，这是因为髋部长期疼痛，腰肌处于不协调状态，肌张力与收缩力不平衡，使得骨盆倾斜，呈现患肢长的假象，其实，双侧下肢实际长度仍是相等或患侧短一点。

【治疗方法】

1. **治则** 疏通血脉，活血化瘀，解痉止痛，壮骨生髓。

2. **刺法** 下肢前侧从大腿上段向髂前上棘方向浮刺（图15-9）；臀部外侧在环跳和股骨大转子上下对刺。

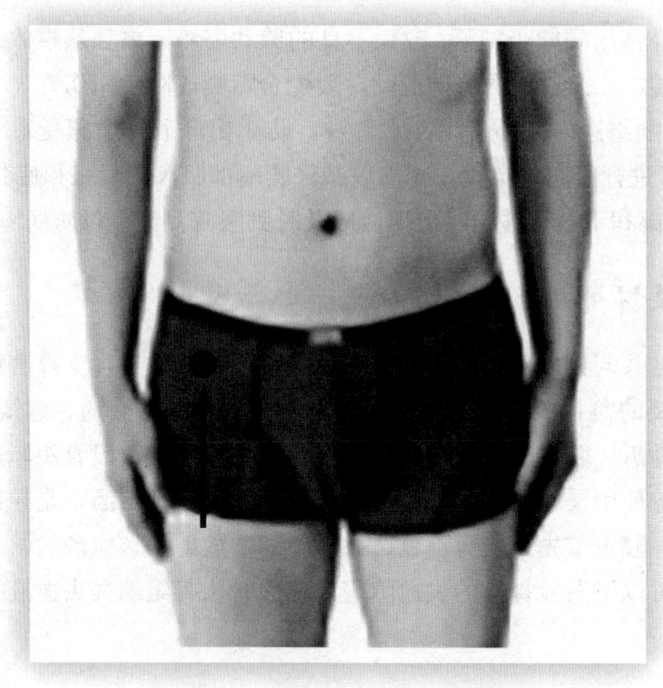

图 15-9　从大腿上段向髂前上棘方向浮刺

支配髋关节活动的主要股神经和闭孔神经，二者都源于第 2 腰椎和第 4 腰椎，还应加刺第 2 腰椎夹脊刺向（透刺）第 4 腰椎夹脊。

股骨头坏死属于慢性顽固性疑难病症，强调采用中西医结合的方法综合治疗。内服具有疏通血脉、活血化瘀、解痉止痛、壮骨生髓中药方剂，外贴同类药物加工制成的中药膏剂，理疗及功能锻炼。

在治疗股骨头坏死的同时，要加强患肢的功能锻炼，为恢复关节的功能创造条件。出现患肢长的假象，不须进行特殊处理，患肢落地负重，配合腰部肌肉的锻炼，骨盆便会慢慢恢复至正常体位，下肢的长度就恢复均衡。

3. 腕踝针疗法　下 1、下 5、下 6，从下向上针刺。

4. 其他简易疗法　经常艾灸大椎和股骨头坏死局部，促进局部血液循环，改善骨质营养状况。

【病例分享】

例 1　北京中推 2016 年 3 月北京浮刺疗法培训班河南新乡学员朗某 10 月 6 月微信分享：李某，女，60 岁，河南人。罹患股骨头坏死近 30 年，现已进入三期。平日里疼痛难忍，重度跛行严重影响日常生活，非常痛苦。患病后吃过无数中西药物，也做过微创手术，花费了近二十万元，病情没有缓解。患者听说我从北京学习了一种治疗各种疼痛的新方法，就让家里人用拖车带着到我诊所治疗，之后因为患者行动不便，自己不能来，家属 3~5 天带她来治疗 1 次。经过 12 次浮刺疗法后，患者的疼痛终于消失了。随访半年没有复发。

例2 成都岐黄轩2016年12月成都浮刺疗法培训班大医精诚12月29日微信分享：我最近收治一位股骨头缺血性坏死患者，病程5年，经浮刺疗法治疗10次，扔掉拐杖，正常步行走路，达到临床治愈标准。

【附注】

1. 浮刺疗法对于股骨头坏死引起的疼痛疗效肯定，若能配合用中药膏剂外敷，疗效更佳。

2. 不喝酒，少走路，不负重，多对患肢的功能进行锻炼。同时坚持针药结合治疗。

3. 中西医结合方法，内服中药、外贴膏药、功能锻炼、理疗。

4. 股骨头坏死患者喜暖畏寒，在天气变冷时病情加重，需特别注意防寒保暖，加强灸疗措施。

三、股外侧皮神经炎

股外侧皮神经炎是皮神经炎中最常见的一种，又称"感觉异常性股痛"，是由于股外侧皮神经受损而产生的大腿前外侧皮肤感觉异常及疼痛的综合征。股外侧皮神经为感觉神经，通过腹股沟韧带的下方穿出，浅行于大腿前外侧。本病是由无菌性炎症、神经受压或外伤等，引起该神经末梢代谢障碍，血供受限而发病。常由外伤、腰椎退行性病变、腰大肌压迫、糖尿病、肥胖、妊娠、腹部手术等情况引起。

本病属中医学的肌肉痹证范畴，《针灸甲乙经》中有"髀痹引膝股外廉痛，不仁"的记载，颇似对股外侧皮神经炎临床表现的描述。中医学认为，本病的病机为外感风寒湿邪，致营卫不和；或外伤、受压等因素导致经络阻滞，不通则痛；肌肤失养则麻木不仁。

【临床表现】

在大腿前外侧面出现疼痛、麻木、烧灼感、针刺感。常为单侧性，局部痛觉和触觉减退，无肌肉萎缩，无膝反射改变。

【治疗方法】

1. **治则** 疏经通络，行气活血，寒湿引起者最好加艾灸。

2. **刺法** 侧卧位（患侧向上），针刺点严格消毒。局部阿是穴（即大腿外侧痛麻的部位），如有明确的压痛点，则按照浮刺疗法常规针刺；如没有明确的压痛点，仅仅只是局部麻木，则在患部采用皮下前后或左右透刺法（每次双向对刺二穴，轮流使用）；从膝关节水平线上7寸的风市（足少阳胆经）进针，针尖向上浮刺。各摇针2分钟左右，留针1~2天。

3. **腕踝针疗法** 上1、上2、上3、下5，每次选取2组，从下向上针刺。

4. **其他简易疗法** ①局部阿是穴隔姜灸；②局部阿是穴刺络放血、拔罐。

【附注】

1. 浮刺治疗本病有较好的效果。对于有明显的致病因素者，应积极治疗原发病。

2. 患者应注意病变局部的保暖，避免受凉。

四、膝关节疼痛

膝关节组织结构比较复杂，有髌骨、半月板、脂肪垫、各种韧带等，加上几十年的负重、走路、活动、运动造成的膝关节磨损、骨质增生，不可逆转的关节老化，使得膝关节疼痛既多见又棘手，治疗难度也可想而知。本病多见于青壮年，男性多于女性。

【临床表现】

膝关节酸麻疼痛，活动受限，走路时加重、吃力，不能上下楼梯和下蹲起立，夜间时常会疼醒。反复发作、久治不愈。甚至于关节变形成O型/X型腿，常常被西医骨伤科医生责令实施置换关节手术。

若见膝关节红肿或青紫，局部剧痛，多为扭伤，韧带断裂或软组织撕裂伤。

半月板损伤是膝关节最常见的损伤之一，症见膝关节间隙明显弹响和疼痛。

【治疗方法】

1. **刺法** 端坐或仰卧位，针刺点严格消毒。膝关节多种疾病引起的疼痛，①如果痛点在腘窝横纹以上，针刺点多选取在大腿，方向朝下直对痛点；②病痛在腘窝横纹以下，针刺点多选取在小腿部，针刺方向朝上直对痛点；③痛点在膝关节内侧，从内侧针；④痛点在膝关节外侧，则从外侧针；⑤如痛点正好在腘窝中，针从上方或下方正对腘窝（图15-10）。膝关节骨性关节炎双膝眼部位疼痛，最好从下往上浮刺（图15-11）；膝眼及髌骨上多处疼痛，上下同针（图15-12）。

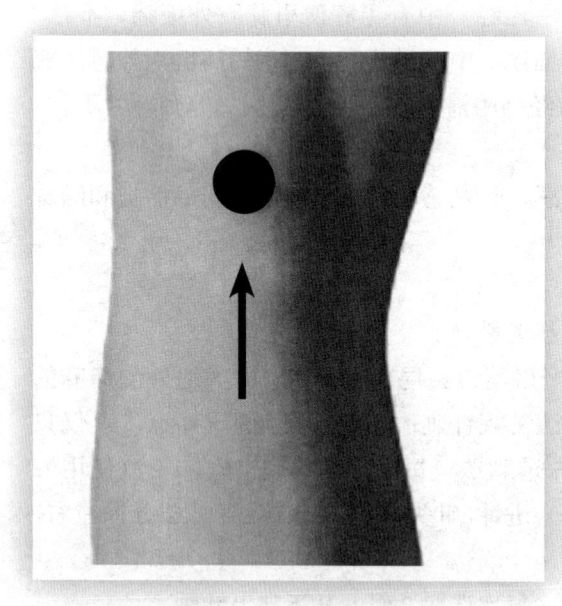

图15-10 正对腘窝浮刺　　　　　图15-11 从下往上浮刺

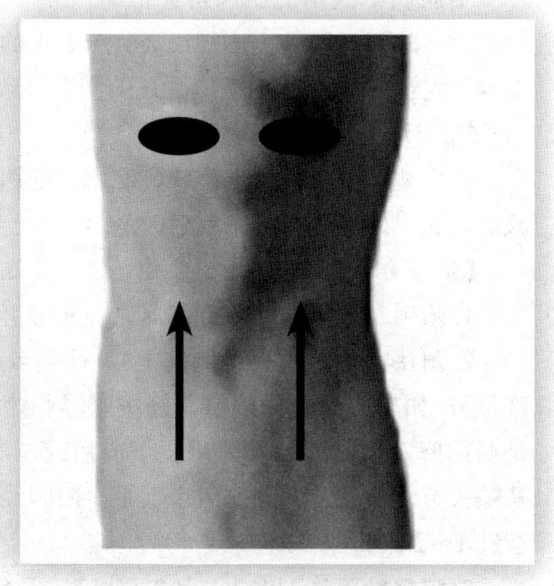

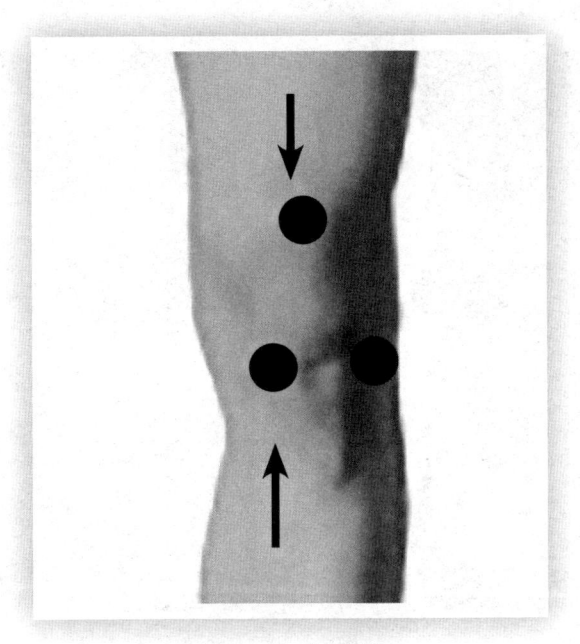

图 15-12 上下同针

膝关节髌韧带损伤膝盖正中疼痛，从胫骨内侧或外侧向上对准痛点浮刺（图 15-13）；膝关节内侧副韧带损伤膝内侧痛，从内侧面对准痛点上下针（图 15-14）；膝关节半月板损伤膝两边痛者，则针对痛点上下同针（图 15-15）。必要时并排多针（图 15-16）。各摇针 2 分钟左右，留针 1~2 天。

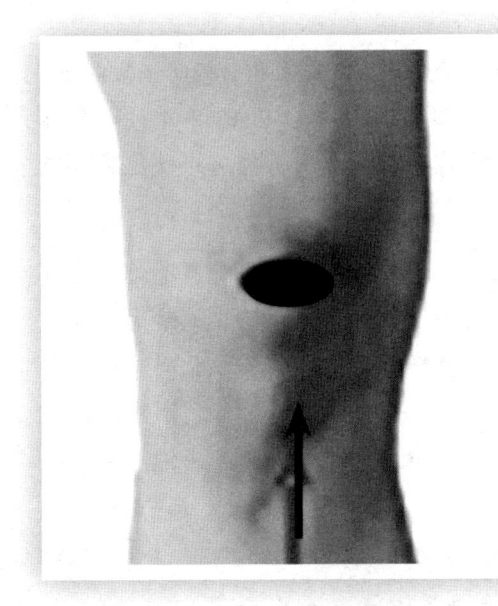

图 15-13 向上对准痛点浮刺 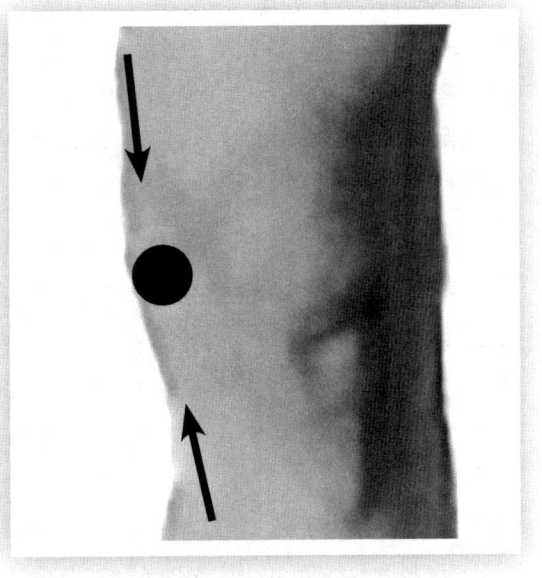　　图 15-14 膝内侧面对准痛点上下针

图15-15 针对痛点上下同针　　　　　　　图15-16 并排多针

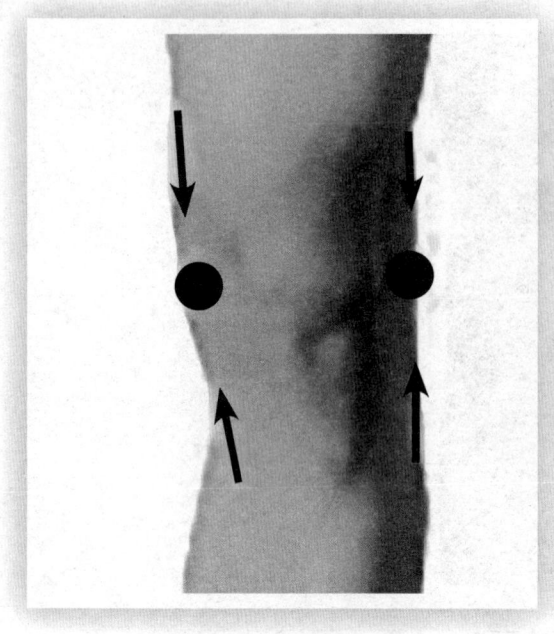

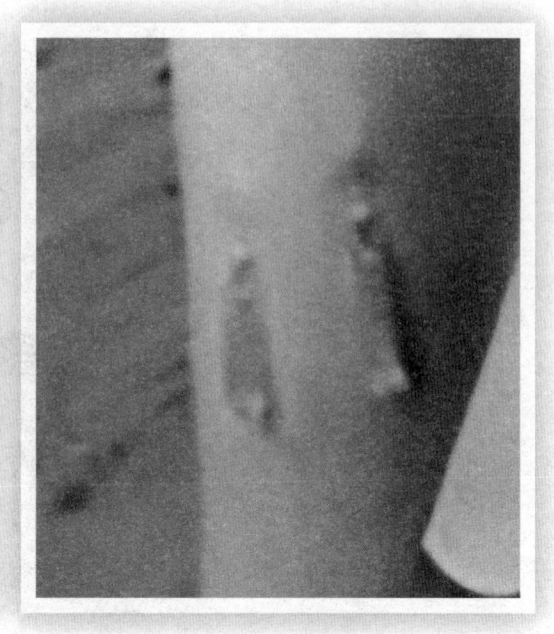

根据生物全息论，膝关节病痛除了在患侧局部针刺，还可以在对侧膝关节相应部位、同侧上肢肘关节相应部位乃至对侧上肢肘关节相应部位选点（曲池、肘髎）针刺。

2. 腕踝针疗法　下1、下2、下3、下4、下5、下6，每次选用2组，从下往上针刺。

3. 其他简易疗法　①局部阿是穴隔姜灸；②局部阿是穴刺络放血、拔罐。

【病例分享】

例1　宋某，膝关节老化，病痛致使白天不能多活动，更不能上街，夜间经常疼醒，严重影响睡眠质量。北京多家医院治疗疗效不理想，建议换关节。2015年4月经套针浮刺法1次痛止，3次基本痊愈。他高兴地写道：浮刺疗法，简便易行，疗效显著，值得推广。

例2　成都岐黄轩医学培训中心2016年1月重庆浮刺疗法培训班贵州遵义学员何某（班长）1月17日微信分享：我母亲膝关节骨质增生，已经四五年了，关节周围有一些像骨头一样的游离体，经常疼痛。以前我经常用针灸理疗，能缓解一段时间，但经常复发。现委中、血海处有游离体突现，膝关节疼痛加重，不能触及，且行走困难。我从重庆学习结束回老家给我妈妈做浮刺治疗，从承山往委中方向针，摇针5分钟，疼痛消失；又从血海上方向下针，摇针5分钟，疼痛减轻，压痛消失，效果比较好。几年的病痛，终于能有效止痛了。

例3　北京中推2016年6月浮刺疗法培训班青岛学员高某7月23日微信分享：患者右下肢膝关节内侧疼痛，诊断为"半月板损伤"。采用浮刺法镇痛，摇针约4分钟，当时患者就感到疼痛减轻。今天复诊，取出留针，确认疼痛确实减轻有效。下一步治疗有两个思路，一是浮刺加毫针按疗程治疗，巩固疗效；二是配合中药外敷提高疗效。

例4 成都岐黄轩医学培训中心2016年7月太原浮刺疗法培训班新疆学员杨某9月28日微信分享：患者，女，58岁，维吾尔族，体重约75kg，农民，以"双侧持续性膝前痛伴双膝关节活动受限8年"主诉就诊。十余年前，无明显原因出现劳累后双侧膝前间断性疼痛，随后逐渐出现双膝酸软。由于休息后上述症状能明显缓解或消失，考虑劳累过度所致，故未引起重视。近8年，上述症状逐渐加重，双膝前呈持续性疼痛，伴双膝关节活动受限。近3年越来越严重，由于疼痛导致双膝关节变形失稳，走路容易摔跤。曾多次在当地大小医院就诊，分别给予消炎止痛，针灸理疗等治疗，症状时轻时重。查体：一般情况良好，无高血压、糖尿病和风湿病史。双膝关节肥大变形，双侧膝眼饱满隆起。双膝下僵硬，屈伸严重受限，下蹲困难。沿髌下可触及大片软组织僵硬粘连，髌韧带两旁均有压痛。双膝关节过伸实验阳性。初步诊断为"双侧膝髌下脂肪垫炎"。

浮刺治疗前，向患者说明情况，浮刺治疗止痛肯定有效，但最终能达到的效果如何无法确定，可能还是要考虑手术治疗。沿髌骨下方做5个治疗点，每天做1个治疗点，5天一个疗程，逐渐松解脂肪垫和周围软组织粘连；循序渐进对双膝进行康复功能锻炼。经过1个疗程治疗，患者疼痛完全消失，双膝屈伸功能明显得到改善。患者对治疗效果非常满意，希望休息2周后开始第2个疗程，力争不作手术治疗。

例5 北京中推2016年8月浮刺疗法培训班内蒙古学员赵某8月25日微信分享：张某，男，45岁，公务员。由于过度锻炼，导致双膝关节外侧疼痛1个多月，活动稍受限，上下楼梯为甚。以双膝外侧痛处为靶点，从足三里下方向上远距离进针，每次摇针2～3分钟，当即痛止。治疗2次疼痛完全消失，后又巩固治疗1次，3次痊愈。患者夸我是中西医全能大夫。还有一位患者兰某，女，59岁。左膝关节疼痛1个多月，不敢用力，活动受限。X线检查提示，膝关节老化，骨质增生。触诊双侧膝眼压痛（左侧外膝眼为甚）。浮刺法从阳陵泉、阴陵泉二穴下方进针，分别向内外膝眼透刺，外加毫针针刺双膝眼。每日1次，10次痊愈。

例6 张某，女，49岁。双膝关节骨质增生疼痛平时不能多走路，不能下蹲、起立，上下楼梯吃力，需要搀扶。双下肢冰凉，双膝关节尤甚。时值她女儿王某正好在北京中推学习浮刺疗法。2016年9月18日，笔者在培训班上现场为张女士治疗。从双侧小腿胫骨前嵴外侧旁开一横指的足阳明胃经上选任意部位，从下向上用"接力"针法（图15-17），摇针后留针；膝关节局部用毫针加刺膝眼、阳陵泉二穴。取出套针后患者膝关节疼痛大大减轻，兴奋地登上教室的台阶，自己下蹲、起立，对浮刺治疗效果非常满意，并向我拱手致谢。次日，王某微信告知，经过一次浮刺治疗，她母亲回家时已不需搀扶，自行上楼梯，且上楼梯时，双侧膝关节疼痛大为减轻（50%～60%），走路也不费力了。鉴于患者双下肢以及膝关节特别冰凉，嘱咐患者今后多在膝眼、足三里、三阴交施行温针灸法。

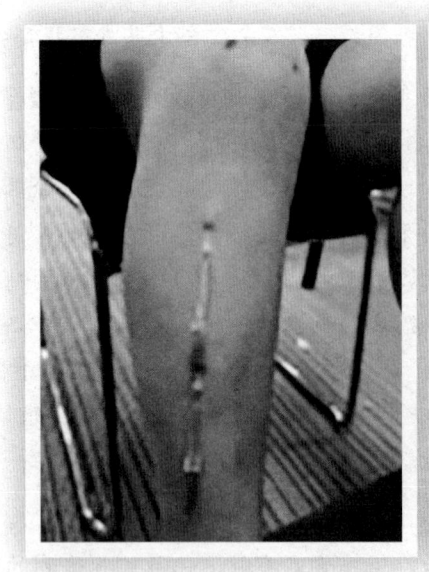

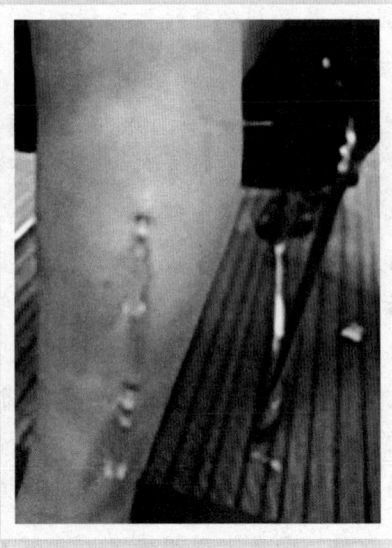

图 15-17　胫骨前足阳明胃经上选任意部位针刺

例 7　广州市政医院骨科大师钟士元 2016 年 8 月 2 日微信告知，他最近治疗一位半月板三度损伤、前交叉韧带断裂、膝关节肿痛、无法行走的患者，其他医院建议手术，患者拒绝。钟教授通过针灸、手法、易罐等多种有利的、有效的方法集中起来作用于患部，第 1 次治疗后患者当场就能下床走路。仅治疗 3 次，就能自如地蹲下、站起和走路，患者非常满意和开心。

【附录】

1. 膝关节病痛，浮刺疗效多数情况下较好，有时可收针入病除之效。但对膝关节骨性关节炎、韧带损伤、半月板损伤、髌下脂肪垫损伤等伴有器质性病变引起的疼痛，因为这些受损的组织修复能力较差，浮刺疗法可使病痛部分减轻，但不容易完全消失，需要多次浮刺、并排多针或综合治疗。

2. 注意膝关节保暖，戴护膝，尽量少爬楼梯或少爬山，减少站立或行走的时间，减少下蹲和起立活动，减少负重或不负重；但需要保持适当的膝关节伸曲活动。

五、腓肠肌痉挛

腓肠肌痉挛，即"小腿肚抽筋"，是痛性痉挛中最常见的一种。引起腓肠肌痉挛的原因很多，常见的包括：①外界环境下的寒冷刺激，如游泳时水温过低，又突然下水；②一些中老年人晚上睡觉没有盖好被子；③过度疲劳，如长途旅行、登山时，小腿肌肉最容易发生疲劳型抽搐；④睡眠姿势不好，如长时间仰卧，使被子压在足面或长时间俯卧，足面抵在床铺上，引起肌肉"被动挛缩"；⑤睡眠过多，导致血液循环减慢，二氧化碳堆积；⑥全身性脱水、失盐、缺钙，如中老年人桑拿浴，出汗或排尿过多，导致身体大量失水、失盐,又没能及时补充含盐饮料,使血液电解质紊乱等;⑦动脉硬化:腿部的血液循环会受阻不畅,血流受阻血供减少后,局部组织出现缺血缺氧,血液供应减少,代谢产物不能被及时带走,当达到一定浓度时,就会刺激肌肉收缩,引起疼痛抽筋。

【临床表现】

腓肠肌突然发作的强直性痛性痉挛、牵掣,痛如扭转,一般持续数十秒至数分钟或更久,其痛楚难以名状。患者多习惯将患肢弯曲,不敢直伸。睡眠和游泳中多发。

【治疗方法】

1. **治则** 祛寒、舒筋、通络、止痛。

2. **刺法** 当下肢发生抽筋时,轻者适当活动下肢即可自行缓解。浮刺以腓肠肌部位的承山(当小腿用力时,腓肠肌两边的肌肉出现"人字形"的顶端处)为主要目标。

取俯卧位,针刺点严格消毒。既可以从腓肠肌上面向下浮刺,也可以从腓肠肌下面向上浮刺;一侧抽痛针一侧,两侧抽痛针双侧。摇针2分钟左右,留针1天左右。

经常发生腓肠肌痉挛者,在间歇期可以分别从两边踝关节的上方进针,内侧相当于足少阴肾经的复溜,外侧即足太阳膀胱经跗阳上下,针尖朝上沿着腓肠肌两侧浮刺。

3. **腕踝针疗法** 下1、下6区,从下往上针刺。

4. **其他简易疗法** ①游泳时一旦在水中发生小腿肌肉痉挛,应立即改成仰泳姿势,并迅速游回岸边,暂时停止游泳,并强制性伸直下肢、足背背屈;若发生在睡觉时,应当下床,扶床站立使血液充盈下肢;疼痛剧烈者可热敷并按摩腓肠肌,也可用松节油涂搽局部。②先将下肢慢慢弯曲到极限,并将足趾尽量背屈,再忍住疼痛猛地把腿伸直。往往当即见效,一次即愈。③自我按摩:拍打小腿,均匀柔和地按揉、搓揉小腿后面腓肠肌局部的肌肉或点按承山;迅速用力掐压人中,患侧腘窝正中央的委中、手背部位的合谷、用大拇指和食指或中指对捏、弹拨足跟内外两侧的太溪(足少阴肾经)和昆仑(足太阳膀胱经)各20~30秒,可以起到温经通络、宣通气血、解痉止痛的作用,对于缓解腓肠肌痉挛所致小腿肌肉僵硬、剧痛等症状效果颇佳,有时甚至可以手到病除。

【附注】

1. 每日对小腿肌肉进行按摩,促进局部血液循环。

2. 春秋冬时节,要注意易发痉挛下肢的防寒保暖,每天睡觉前最好能用烫热水泡泡脚,睡觉时不要把腿放在被子外面,以免不知不觉地睡着了下肢受凉引发抽搐。

3. 中老年人平时要多活动,多劳动,多运动,加强体育锻炼。运动前要做充分准备活动,尤其是游泳如果水温偏低时,应做好热身活动。但当身体过度疲劳时,应多加休息,减少活动和运动量。

4. 为了有效地预防夜间小腿抽筋,老年人在膳食方面要多吃些含钙量高的营养食品,如大豆、豆浆、豆腐、牛奶、海带、虾米、芝麻酱等;也可在食品中加骨粉、乳酸钙等钙盐;

为老人烹制的菜和汤中加点醋或放几枚山楂、梅子,可促进食物钙溶化,易为人体所吸收;必要时补充一些维生素 D 和维生素 E。天热又大运动量活动时,应在运动前或运动中及时补充含盐类的饮料。

六、踝关节病证

常见的踝关节病证主要有踝关节炎、踝关节扭伤。踝关节炎多与气候变化有关,恶寒喜暖;扭伤则见局部红肿青紫,疼痛剧烈,走动受限或完全不能行走。

【治疗方法】

1. 刺法 针刺点多选取在小腿前、后、内、外侧,方向朝下直对痛点(图 15-18)。各摇针 2 分钟左右,留针 1～2 天。

踝关节病证若能及时进行浮刺治疗,有时可收立竿见影之效。

踝关节扭伤有时病痛表现在外踝前下方,因为知觉干涉的阻拦效应,当针刺点选取在小腿外侧、针尖向下未能取得疗效的情况下,应该改变在足背内侧进针,针尖向上即能收到效果。

2. 腕踝针疗法 下 1、下 2、下 3、下 4、下 5、下 6,每次选用 2 组,从上往下针刺。

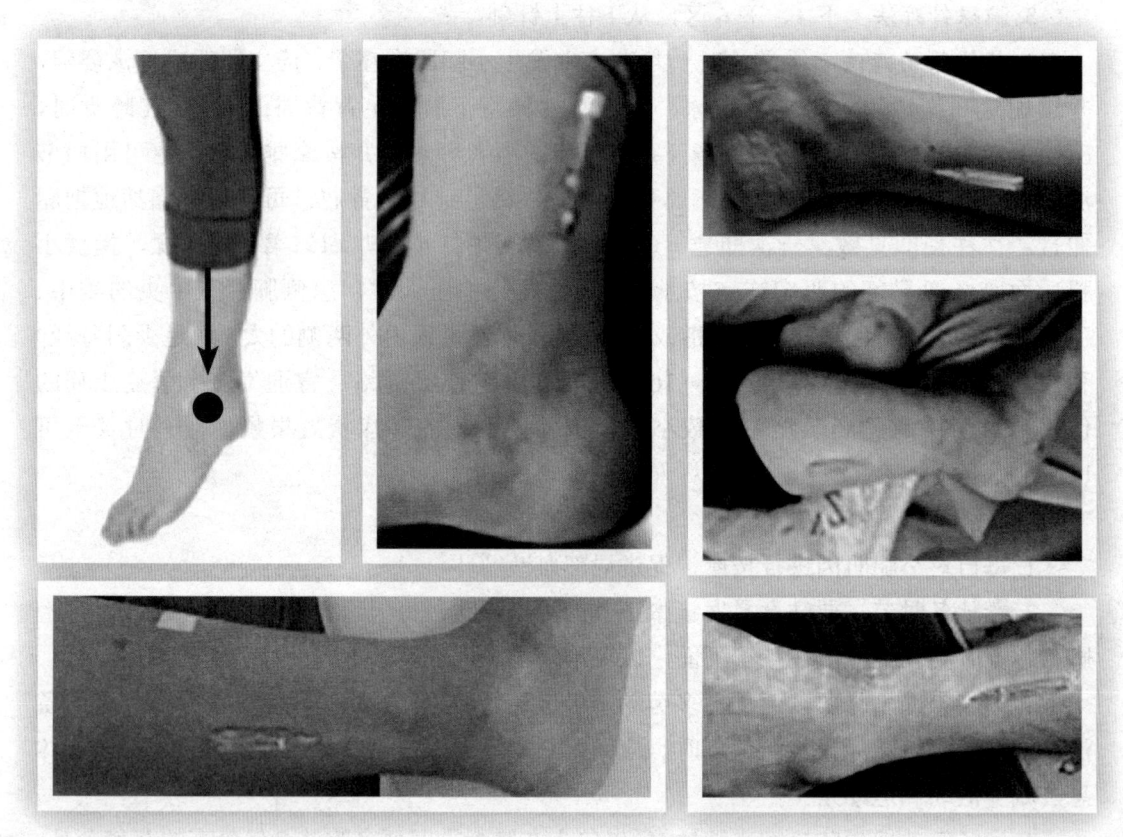

图 15-18 小腿前、后、内、外侧朝下直对痛点针刺

3. 其他简易疗法 ①毫针针刺足少阴肾经太溪和足太阳膀胱经的昆仑；②刺激对侧踝关节相应压痛点、同侧腕关节相应压痛点、对侧腕关节相应压痛点。

【病例分享】

例1 北京中推2016年6月合肥浮刺疗法培训班新疆学员张某7月24日微信分享：患者左足踝及跟腱受伤，在医院输液1周后，仍不能下地活动，足面浮肿，晚上疼痛明显。在其承山浮刺1次后，可以下地走路，足面浮肿消失。

例2 北京中推2016年6月浮刺疗法培训班天津学员黄芪熟地（韩某）6月22日微信分享：昨天给一位右足外踝关节疼痛多年的患者做浮刺治疗，以痛点为靶向进针，摇针3分钟，留针24小时。今早患者前来取针时，疼痛已经消失了。另一位接受浮刺治疗的类风湿关节炎足踝及足背疼痛的患者，今早电话随访，患者说感觉不错，已经不痛了。

例3 周某，男，60岁。右侧外踝前内侧处间断性疼痛3个多月，加重伴活动受限1周。既往无风湿、类风湿以及外伤病史。查体：右小腿下端及外踝前内侧处轻度肿胀，局部皮肤不发红，皮温正常，外踝前内侧半圆区域压痛和深压痛，腓骨长肌压痛（++），腓骨短肌压痛（++）。治疗时嘱其患肢制动，浮刺治疗沿腓骨长肌和腓骨短肌向下接力式各刺1针，治疗后患处疼痛明显减轻，嘱其连续治疗3次，每日1次。

七、痛风

痛风全称"痛风性关节炎"，是由嘌呤代谢紊乱所致的全身性疾病。本病以反复发作的小关节（尤其是足部趾跖关节）疼痛、血尿酸增高为主症，属于中医学"痹证"的范畴。常见于肥胖的中老年人，男性多于女性。

中医学认为，若人平素嗜酒成性或恣食肥甘厚味，加之年老体弱，脏腑气化功能失调，体力劳动和体育运动减少，体内水湿容易停滞，瘀积日久，化热生痰，闭阻于经脉、关节之间而生本病。

【临床表现】

急性痛风性关节炎是原发性痛风最常见的首发症状，病变关节呈单侧不对称性，主要在蹈趾关节或第一跖趾关节，其次是踝、指、腕、膝、肘关节。起病急骤、疼痛剧烈、发展迅速是本病的主要特征。病情可在一天内达到高潮，受累关节及周围软组织红肿热痛，痛觉过敏，常在半夜因足趾关节剧痛而醒。疼痛持续数天或数周后可自行缓解而进入间歇期，功能活动逐渐恢复。仅存留关节局部皮肤色泽改变等痕迹。

本病常反复发作，受累关节随发作次数的增加而增多，以致形成慢性痛风性关节炎及关节肥大、畸形、僵硬、活动受限。尿酸盐结晶可在关节或关节附近的肌腱、腱鞘以及皮肤结缔组织（如耳郭）中沉积，形成黄白色结节（痛风石），磨损溃破则形成瘘管，常有白色尿酸盐结晶排出。历时更久者还会伴发肾脏的损害（如尿路感染、肾结石、尿路结石、肾功能衰竭)、心血管系统病变(如高血压、高脂血症、动脉硬化、冠心病)及糖尿病等。

实验室检查:血尿酸(UA)增高(男性>340μmol/L,女性>256μmol/L);急性期血中白细胞增高,红细胞沉降率加快。X线检查:急性期仅见关节周围软组织肿胀,慢性反复发作者可见骨质改变,关节软骨缘破坏,关节面不规则,关节间隙狭窄,软骨下骨内或骨髓内有痛风石形成,骨质呈凿孔样缺损、边缘可见增生现象。肾区可见结石阴影,可借助于肾盂造影确诊。

1. **风湿热痹** 跖趾关节红肿热痛,喜凉恶热,皮肤可见红斑,局部触之有热感,关节屈伸不利,可伴有全身发热、汗出、乏力、头昏、心烦口渴、尿黄便干,舌红、苔黄燥或黄腻,脉滑数。

2. **寒湿阻络** 跖趾关节酸胀疼痛,但无红肿、热感,局部怕凉,喜温恶寒,关节屈伸不利,形寒肢冷,面色少华,口淡不渴,舌淡或有齿印、苔薄白而腻,脉濡缓。

3. **痰瘀阻滞** 跖趾关节刺痛,入夜尤甚,痛点固定不移,关节呈梭形肿胀或畸形改变,屈伸不利,关节周围筋肉僵硬,皮色紫暗,压之痛甚,皮下可触及硬结,面色晦滞,唇舌暗红或有瘀斑、瘀点,苔白腻而厚,脉细涩。

4. **肝肾亏虚** 跖趾关节痹痛日久,关节肿胀、畸形,屈伸不利,筋肉痿软,四肢瘦削,行走艰难,面色少华,神衰疲乏,头目昏花,舌质偏红、少苔或无苔,脉细数。

【治疗方法】

1. **治则** 风湿热痹者祛风、清热、化湿;寒湿阻络者温化寒湿;痰瘀阻滞者化痰通络;肝肾亏虚者滋养肝肾。

2. **刺法** 仰卧或端坐位,针刺点严格消毒。痛风多见于下肢,除出了踝、膝关节以外,原则上要求从足背进针,针尖朝向病痛部位(图15-19)。但是如果患者的足背肌肉特别浅薄,又布满肌腱、韧带、表浅静脉或毛细血管,就要从足踝以上的小腿部下针,不必受针刺点同病变部位不能隔着关节针刺的限制。各摇针2分钟左右,留针1~2天。

足背部远端的病痛(痛风、类风湿、足趾麻木等),针刺点可选取在足背部近心端,沿足阳明胃经、足太阴脾经的循行路线,针尖朝下。因为局部神经末梢及血管丰富,进针时要避开血管,动作要求快速。

3. **腕踝针疗法** 下1~6区(图12-7),每次选用2组,从上往下针刺。

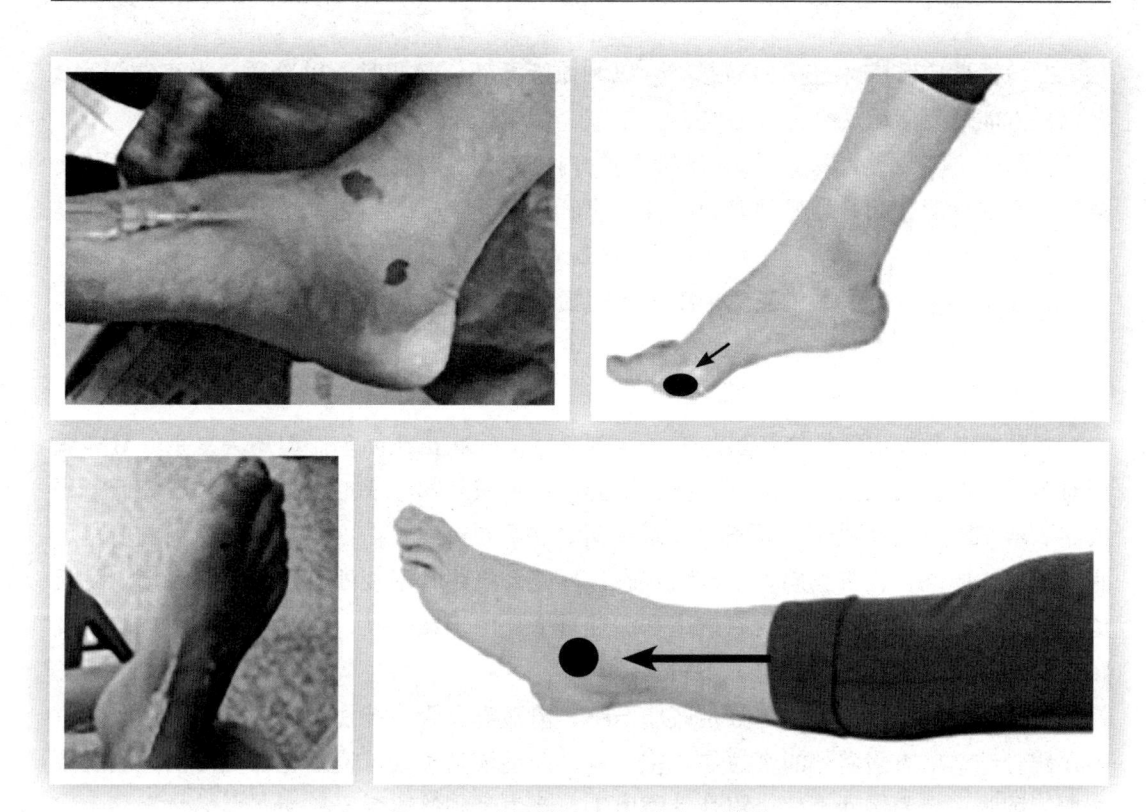

图15-19 从足背进针，针尖朝向病痛部位

【病例分享】

例1 十多年前，笔者在南京金陵饭店参加由辽宁中医药研究院举办的中国针灸专家为日本患者诊疗活动，遇见一位72岁的男性痛风患者。由于常年嗜饮啤酒、吃海鲜，罹患痛风多年，足背肿痛，跗趾及第一跖趾关节红肿发亮，平素只能穿宽松的布鞋。通过翻译获知，他足背靠足弓处正痛，白天参加南京一日游未能坚持下来，中途打车回去休息。我让他找到足背的压痛点，但老人较瘦，足背除了骨头外，就是布满的青筋和静脉血管，实在无从下手，最后决定从踝关节以上的胫骨内外两侧进针，针尖向下浮刺。摇针3～5分钟并配合病痛部位抹揉，治疗结束后患者按原压痛处，疼痛消失。

例2 北京中推2016年8月浮刺疗法培训班内蒙古学员赵某10月31日微信分享：邢某，男，56岁。罹患痛风病2年多，近3个月频频发作，每次饮酒后都会疼痛难忍。查右足大趾有结节，结节周围红肿。以往每次发作来我诊所都是静脉输液，最近我改用浮刺疗法治疗。选用短针在足背距跗趾痛点3～4cm处进针，摇针5分钟左右。第1次治疗后，疼痛缓解；第2天复诊，局部红肿也有所消退。前后共治疗3次，已无任何症状，临床痊愈。

【附注】

1.针灸对于本病有一定的止痛效果，但不易痊愈。

2. 急性期应卧床休息，抬高患肢，以利血液循环。必要时予以冷敷。当疼痛缓解3天以后方能恢复活动。

3. 不吃高嘌呤类食物，诸如海鲜、动物内脏、骨髓、鸡汤、鱼卵、蛤蟹、豌豆及菠菜等。力戒烟酒（尤其是啤酒）和肥甘厚味，防止发胖。

4. 平时应多饮水，增加尿量（每日2000ml以上），以利尿酸排出。

5. 穿鞋不宜过紧，尽量避免足趾关节的损伤，减少诱发因素。

八、足跟痛

足跟痛是急性或慢性损伤引起的足跟部疼痛。症状虽然简单，但病因复杂，且多缠绵难愈。一般多因人从高处落下，强大暴力撞击足跟底部，或走路时足跟部被高低不平的路面或小石子顶挫致伤。因职业关系长期站立于硬板地工作，扁平足，跑跳过多，足底跖筋膜、肌肉、韧带长期处于紧张状态，反复牵拉跟骨附着处可引起足跟底痛。跳跃运动员踏跳过多，长跑运动员用前足掌蹬地过多，由于跖腱膜、屈趾短肌、跖方肌以及跖长韧带等反复牵拉，日久也可发病。

根据不同的损伤原因，可致足底脂肪垫、滑液囊及骨膜挫伤，或跖腱膜、屈趾短肌等在跟骨结节前方附着处的牵拉伤。损伤后，跖筋膜附着处可发生充血性渗出，脂肪垫充血、肿胀，滑囊慢性炎症，跟骨骨膜增生，产生骨刺等改变。

中医学认为，该病是以肝肾亏虚、气血失和、筋脉失养为先决条件，复因风、寒、湿邪侵袭，外伤、劳损等致使气血阻滞而成。

【临床表现】

患者多在中年以上，有急性或慢性足跟部损伤史。站立或走路时足跟及足底疼痛，不敢着地。疼痛可向前扩散到前足，运动及行走后疼痛加重，休息减轻。

检查可见足跟部轻微肿胀，压痛明显。根据压痛点可以确定病变部位：跖腱膜炎和跟骨骨刺压痛点在跟骨结节前方；脂肪垫损伤与跟骨下滑囊炎的压痛点在足跟中部或稍偏内侧。踝背伸抗阻时，部分患者跟底部疼痛加重。

X线检查早期多为阴性，晚期可见跟底骨膜增厚，或跟骨结节前方骨刺，骨刺与跖腱膜方向一致。有的患者虽有骨刺形成，但却无临床症状。

【治疗方法】

1. **刺法** 端坐或俯卧位，针刺点严格消毒。足跟痛以取足少阴肾经和与其相表里的足太阳膀胱经为主。《灵枢·经脉》明确记载："肾，足少阴之脉……绕内踝，别入跟中。"这是人体唯一环绕内踝并有支脉分布到足后跟的经脉。

先从内踝高点与跟腱连线中点取太溪，用长针从太溪上2寸的复溜进针，针尖向下浮刺（图15-20），也可以从三阴交进针向下刺（图15-21）；外侧先从外踝高点与跟腱连线中点找到昆仑，用长针从昆仑上3寸的跗阳进针，针尖向下浮刺（图15-22）；后既可以从腓肠肌下面的承山进针，也可以从腓肠肌下进针，针尖向下浮刺（图15-23）。

各摇针 2 分钟左右，摇针过程中可配合叩击足跟、跺足跟等。留针 1～2 天。

许多患者表现为足底板疼痛，浮刺方法是针对不同部位灵活运用（图 15-24）。

2. **腕踝针疗法**　下 1～6 区，每次选用 2 组，从上往下针刺。

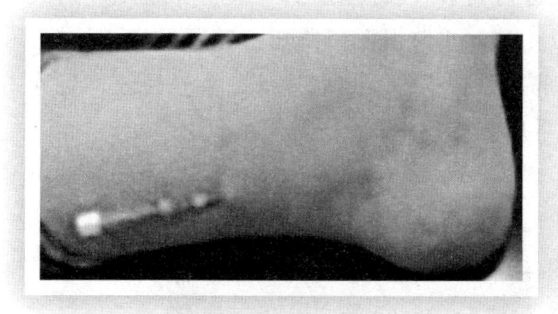

图 15-20　复溜向下浮刺

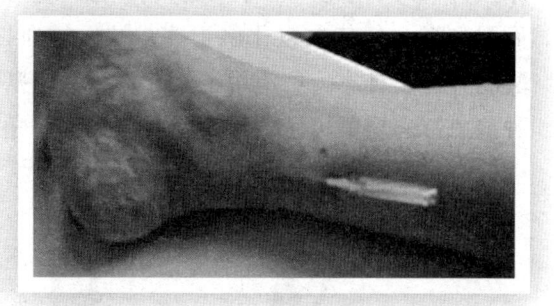

图 15-21　三阴交向下浮刺

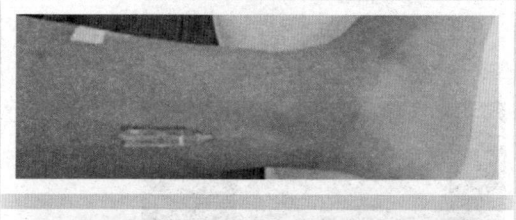

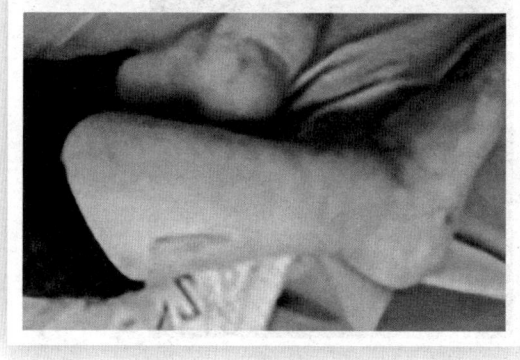

图 15-22　跗阳向下浮刺

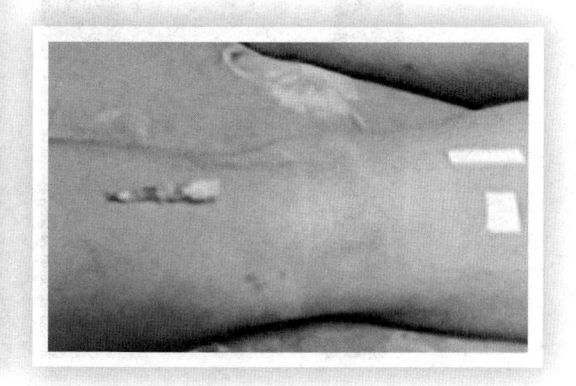

图 15-23　腓肠肌下面（或承山）向下浮刺

3. **其他简易疗法**　①毫针针刺足少阴肾经太溪和足太阳膀胱经的昆仑。②刺激对侧踝关节相应压痛点、同侧腕关节相应压痛点、对侧腕关节相应压痛点。③根据生物全息论，踝关节病痛除了在局部针刺外，还可以在对侧踝关节相应部位、同侧上肢腕关节相应部位乃至对侧上肢腕关节相应部位选点（大陵、阳池）针刺。在对全身肌肉、关节疼痛或麻木病证做浮刺治疗的过程中，均可以率先使用"开四关"（合谷配太冲）之法，能发挥很好的辅助治疗作用。合谷，手阳明大肠经原穴，全身要穴之一。其主治作用十分广泛，在局部为手背红肿疼痛、麻木、酸软无力、瘫痪失用、肌肉萎缩；在邻近为整个上肢病变（表现同手背）；在远端为头（阳明头痛）面（面神经麻痹、面神经痉挛、三叉神经痛、腮腺炎、下颌关节炎）五官病证。其全身治疗作用和特殊治疗作用分别体现在祛风解表、清热泻火、行气活血、化瘀止痛、调理肠道、醒脑开窍、镇痉宁神等方面。主要通过与其他腧穴的配伍，共同发挥协同治疗作用。合谷属阳主气，太冲属阴主血（足厥阴肝经原穴），二穴相配，合称"四关"。散寒湿以通利关节（《标幽赋》："寒热痹痛，开四关而已之"），行气血以化瘀止痛，祛风行血以止痒，平降肝阳以降压，镇肝息风止抽搐，醒脑开窍宁神志。广泛用于治疗各种关节痹痛、跌仆损伤、皮肤瘙痒、头晕目眩、目赤肿痛、神志昏蒙、牙关紧闭、肢体抽搐、角弓反张等症。

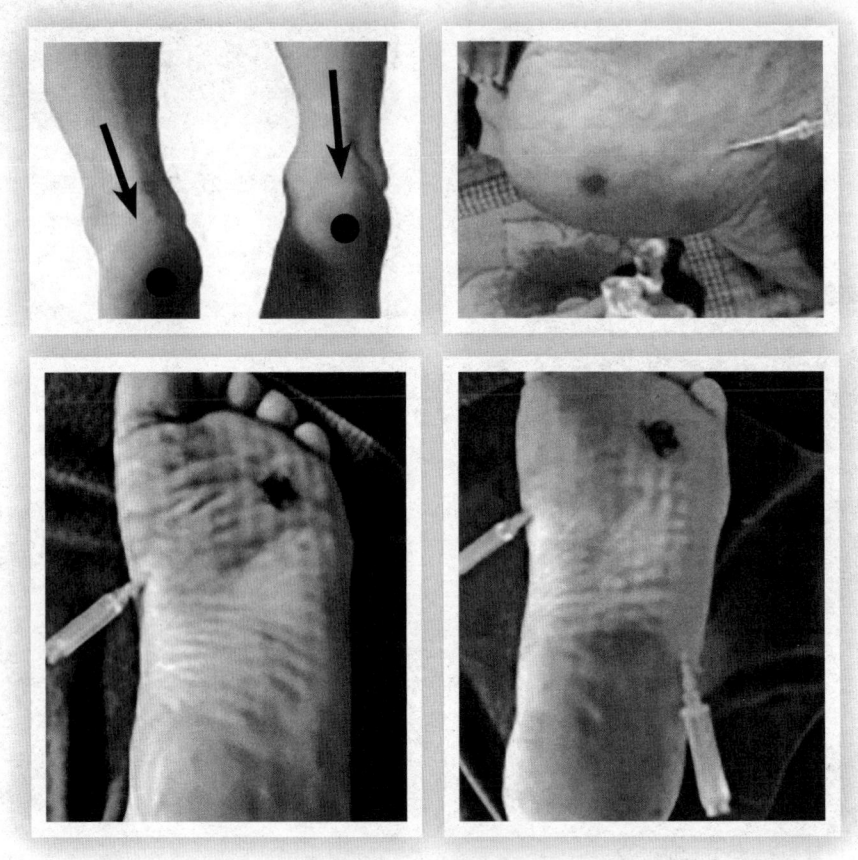

图15-24 不同部位灵活浮刺

【病例分享】

例1　北京中推2016年6月浮刺疗法培训班学员"你是你"6月22日微信分享：患者20年前因车祸第3、4腰椎损伤导致足跟痛，每天以镇痛针维持。今天为其做了浮刺疗法，摇针10分钟后，患者说一点也不痛了，很高兴。

例2　患者，女，30岁，江苏盐城人，2016年9月盐城浮刺疗法培训班男学员家属。左侧足底疼痛，不能着地（平底足）。经浮刺内侧复溜向下透刺太溪、外侧跗阳向下透刺昆仑，摇针并配合叩击足底3分钟左右。留软管中即可下地行走。

例3 北京中推2016年4月长春浮刺疗法培训班哈尔滨学员邵某10月16日微信分享：刘某，男，80岁，农民，家住哈尔滨市郊区。今年3月脑中风（脑溢血）在某医院抢救、治疗以及针灸康复调理3个多月，6月出院时生活基本能自理，但遗留左上肢和左下肢麻木、无力，不听使唤，偶有疼痛感，但痛点不很明确。患者素有高血压病史，一直服用降压药维持血压，平时脾气很大，肝阳上亢征象明显，易动肝火。10月4日前来就诊，脉弦数，血压130/90mmHg。浮刺治疗选定相关经络，对准麻木区、疼痛点进针，摇针5分钟左右，疼痛减轻，但是麻木没有改变。随即开"四关"，留针半小时，麻木减轻大半；经3次治疗，麻木症状消失，现在继续巩固治疗。

例4 北京中推2016年6月合肥浮刺疗法培训班西安学员李某10月26日微信分享：畅某，女，34岁。外伤导致的足踝肿胀疼痛，诉9月10日骑自行车在路上被摩托车碰伤，当时只感觉到右腿外踝处略有疼痛，其他没有大碍。回家后发现外踝肿胀疼痛，医治一段时间无效，于2016年国庆节前来就诊，要求针灸治疗。查右腿外踝疼痛，踝上有一拳头大小硬块，没有骨折，也没有高血压、糖尿病史。随后，我用王启才老师在课堂上传授的针灸毫针"开四关"法，进针后提插捻转，得气后留针1个小时，其间每隔10分钟左右行针1次。取针时，嘱患者需要7天一个疗程调理。患者第2天没有来，我打电话询问病情怎么样了。患者高兴地告诉我好多了，外踝疼痛大大减轻，肿胀范围也缩小了。后患者一直未再复诊，10月26日又一次电话回访，患者说还有一点肿胀，过几天前来复诊治疗。

【附注】

1. 浮刺治疗本病疗效可靠，但对痛风急性期疗效较差。对有些病例也非一时能治愈，须坚持治疗，或配合其他方法综合治疗。

2. 急性期应注意休息，症状缓解后应减少站立和步行。平时宜穿软底鞋，或在患足鞋内放置海绵垫。

3. 注意劳逸结合，避免风冷潮湿。

第16章 其他病证

一、咳嗽

咳嗽是肺系疾病的常见症状，"咳"指肺气上逆，有声无痰；"嗽"指咯吐痰液，有痰无声。临床上一般多声痰互见，故并称"咳嗽"。

其实，咳嗽是人体的一个重要的防御和生理反射机制。长期讲话、呼吸道的分泌物以及外界环境中的有害气体、刺激性食物、异物等都能引起呼吸道黏膜的刺激而引起咳嗽动作。

咳嗽虽然是一个单一的症状，但涉及的病因却很多。根据发病原因，总体上可分为外感咳嗽和内伤咳嗽两大类。外感咳嗽多属急性病证，调治失当可转为慢性咳嗽；内伤咳嗽多为慢性病证，复感外邪也可急性发作。若迁延不愈，或年老体弱，肺气大伤，则可并发喘息，遂成"咳喘"。常见于西医学的上呼吸道感染，急、慢性支气管炎，支气管扩张等。

外感咳嗽多因风寒、风热、燥热等外邪侵袭所致。外邪入侵，首先犯肺，肺主气，肺失宣肃，津液失于敷布，聚而成痰，阻塞气道，引起咳嗽、咯痰。内伤咳嗽因病情迁延日久，多与肺、脾、肾三脏功能失调有关。肺虚则宣降失司，气无所主；脾虚则水湿内停，湿聚成痰；肾虚则摄纳无权，息短气促；若肝火犯肺，肺热伤津，则咳嗽阵作，甚则痰中带血。外感咳嗽多为实证，内伤咳嗽以虚证多见或为本虚标实之证。

【临床表现】

1. 外感咳嗽 起病较急，病初干咳，咽喉或痒或痛，数日后咯出少量黏痰或稀痰。可伴有发热、恶寒、流涕、头身酸痛等症。

(1) 风寒束肺：咳嗽白痰，鼻塞流涕，恶寒发热，头痛，全身酸楚，舌淡、苔薄白，脉浮紧。

(2) 风热犯肺：咳嗽黄痰，黏稠难以咳出，口干咽痛，头痛身热，舌尖红、苔薄黄，脉浮数。

(3) 燥热伤肺：干咳无痰或痰少而黏，甚则痰中带血，咯痰不爽，鼻燥咽干，胸闷而痛，头痛发热，便干尿赤，舌红少津、苔薄白，脉细数。

2. 内伤咳嗽 病程较长，反复咳嗽、咯痰，或伴有喘息。一般秋冬加重，春夏减轻，甚者常年咳嗽不断，发为咳喘重症。

(1) 痰湿阻肺：咳嗽痰多，色白呈泡沫状，易于咯出，咳声重浊，胸部满闷或喘促短气，纳呆腹胀，舌淡、苔白腻，脉濡滑。

(2) 肺肾阴虚：干咳无痰或少痰，痰黏带血，口干咽燥，五心烦热，潮热盗汗，形体消瘦，舌红、少苔，脉细数。

(3) 脾肾阳虚：咳嗽气喘，动则尤甚，痰液清稀，面色淡白，形寒肢冷，或肢体浮肿，小便不利，舌淡、苔薄白微腻，脉沉细。

(4) 肝火灼肺：咳嗽气逆，阵阵而作，痰少而黏，咯吐不易，甚则痰中带血，胁肋胀痛，咽喉干痒，目赤口苦，便秘尿赤，舌边及舌尖红、苔薄黄，脉弦数。

【治疗方法】

1. 治则　外感咳嗽宣通肺气，祛邪止咳（风寒加灸）；内伤咳嗽调理脏腑功能，补肺、健脾、益肾、清肝、化痰止咳。急性发作时宜标本兼顾，缓解期须从调理肺、脾、肾三脏功能入手，重在治本；内伤咳嗽易反复发作，应坚持按疗程治疗。

2. 刺法　仰卧或俯卧位，针刺点严格消毒。①从两乳间的膻中进针，针尖向下浮刺，起宽胸理气、降气止咳作用；②背部从肺俞横向对准脊柱浮刺第 3 胸椎棘突下的身柱；③慢性咳嗽和虚性咳嗽，取足太阳膀胱经肾俞、脾俞、肺俞从下向上接力刺（图 16-1）；④上肢前臂从肺经的孔最进针，虚证（起病缓慢，咳嗽病程长，咳声偏低，白痰）从上肢内侧前缘向下对准掌面腕横纹拇指侧的太渊浮刺，实证（起病急，咳嗽病程短，咳声偏高，黄痰）从上肢内侧前缘向上对准肘横纹拇指侧的尺泽浮刺（图 16-2）；⑤痰多者从下肢小腿外侧丰隆稍下进针，针尖向上浮刺（图 16-3）。

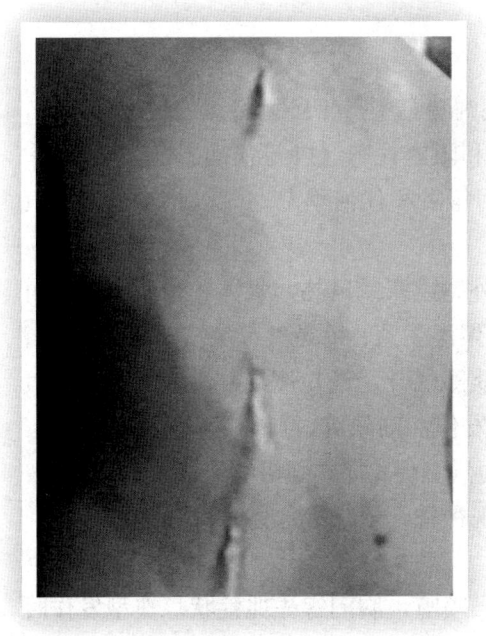

图 16-1　肾俞、脾俞、肺俞从下向上接力刺

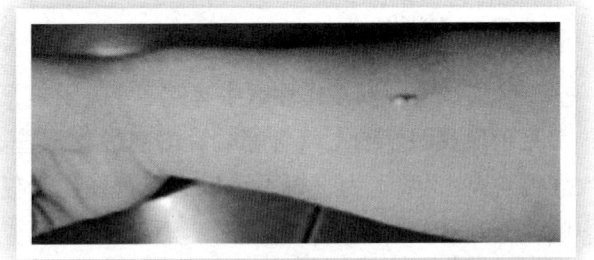

图 16-2　孔最向上针

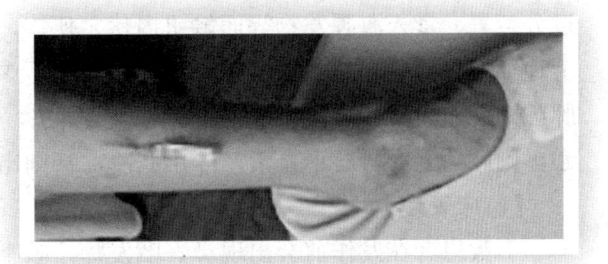

图 16-3　丰隆向上针

以上部位各摇针 2 分钟左右，留针 1~2 天。外感咳嗽者每日治疗 1~2 次，内伤咳嗽者隔日治疗 1 次。

3. 腕踝针疗法 上 1、上 3、上 4 区，每次选用 2 组，从下往上针刺。

4. 其他简易疗法 经常艾条灸或艾灸盒灸胸部的膻中、背部的身柱和肺俞。

【病例分享】

例 北京中推 2016 年合肥浮刺疗法培训班西安学员李某 10 月 15 日微信分享：患者，男，63 岁，素有咳嗽病史，最近咳嗽发作已连续 5 天，痰清色白，每天服药但咳嗽依旧。每次出远门一紧张就便秘，最近两天没有排便。适逢世界中医药联合会套针专业委员会成立大会期间，患者同本人同住一室，用套针（新浮针）治疗。膻中往上进针对准胸骨柄上缘凹陷中的天突，摇针 5 分钟；之后开四关（合谷、太冲），10 分钟行针一次，共 1 小时。针后先后大便 4 次，继而咳嗽症状减轻。

【附注】

1. 浮刺法对咳嗽有一定效果，急性咳嗽更佳，慢性咳嗽须按疗程治疗。
2. 本病若出现高热、咯吐脓痰、胸闷喘促气短等重症时，应采用综合治疗措施。
3. 感冒流行期间应减少外出，避免因感冒诱发本病。咳嗽发作时应注意休息，谨防病情加重。
4. 平时注意锻炼身体，增强体质，提高机体防御疾病的能力及对寒冷环境的适应能力。

二、哮喘

哮喘是一种以发作性喉中哮鸣、呼吸困难、甚则喘息不得平卧为特点的过敏性病证，常见于现代医学的支气管哮喘、喘息性支气管炎和阻塞性肺气肿等疾病。"哮"为喉中痰鸣有声，"喘"为气短不足以息。可发生于任何年龄和任何季节，尤以寒冷季节和气候骤变时多发。

中医学认为，本病主要因痰饮伏肺而引发。外感风寒或风热，吸入花粉、烟尘等可致肺失宣肃而凝津成痰；饮食不当，脾运失健则聚湿生痰；每当气候突变、情志失调、过分劳累、食入海腥发物等而触引内伏之痰饮，痰随气升，气与痰结，壅塞气道，肺气上逆而发为哮喘。病初在肺，多属实证；若反复发作，则致脾、肺、肾、心诸脏俱虚。脾虚则运化失常，酿生痰浊；肺虚则气无所主，短气喘促；肾虚则摄纳无权，动则喘甚；心虚则脉动无力，唇甲青紫，汗出肢冷，甚则出现神昏、烦躁等危候。

【临床表现】

多数患者在发作前会出现鼻、咽发痒，咳嗽，喷嚏，胸闷等先兆症状。典型发作时突感胸闷，呼吸困难，喉中哮鸣，呼气延长，不得平卧，烦躁，汗出，甚则发绀。发作可持续数分钟、数小时或更长时间。发作将停时，常咳出较多稀薄痰液，随之气促减轻，哮喘缓解。

发作时胸部多较饱满，叩诊呈过度反响，听诊两肺布满哮鸣音。

1. **寒饮伏肺** 遇寒触发，胸膈满闷，呼吸急促，喉中痰鸣，咯痰稀白，初起多兼恶寒发热，头痛无汗，鼻流清涕，舌淡、苔白滑，脉浮紧。

2. **痰热壅肺** 喘急胸闷，喉中哮鸣，声高息涌，痰黄质稠，咯吐不爽，发热口渴，舌红、苔黄腻，脉滑数。

3. **肺脾气虚** 咳喘气短，动则加剧，咳声低怯，痰液清稀，畏风自汗，神疲倦怠，食少便溏，舌淡、苔薄白，脉濡细。

4. **肺肾阴虚** 短气而喘，咳嗽痰少，头晕耳鸣，腰膝酸软，潮热盗汗，舌红少苔，脉细数。

5. **心肾阳虚** 喘促短气，呼多吸少，气不得续，畏寒肢冷，尿少浮肿，甚则喘急烦躁，心悸神疲，冷汗淋漓，唇甲青紫，舌质紫暗或有瘀点瘀斑、苔薄白，脉沉细或微弱而结代。

【治疗方法】

1. **治则** 寒饮伏肺者温肺散寒，止哮平喘；痰热壅肺者清热润肺，化痰平喘；肺肾阴虚者滋阴润肺，平降喘逆；肺脾气虚者培土生金，扶正固本；心肾阳虚者补益心肾，温阳平喘。

2. **刺法** 哮喘的浮刺治法基本与咳嗽大同小异，可作参照。哮喘急性发作者，上肢前臂内侧孔最朝肘关节方向浮刺尺泽最为重要（手太阴肺经郄穴，专治肺的急性、发作性病证）。另外，可加用定喘左右互透或者向下浮刺肺俞；肾不纳气之虚喘，一从脐下3寸关元向上透刺气海；一从足内踝后太溪向上透刺复溜或从复溜进针向上浮刺，补肾气而摄纳肺气。各摇针2分钟左右，留针1~2天。急性发作可每日治疗1~2次，慢性间歇期隔日治疗1次。

3. **腕踝针疗法** 上1、上3、上4区，每次选用2组，从下往上针刺。

4. **其他简易疗法** 经常艾条灸或艾灸盒灸胸部的膻中、下腹部的气海、关元，背部的身柱和定喘、肺俞以及腰部的肾俞。

【病例分享】

例 北京中推2016年10月浮刺疗法培训班山东学员孙某10月30日微信分享：患者，男，81岁，有5年的慢性支气管哮喘病史，经常急性发作。浮刺疗法，先在两乳间的膻中偏下方扎1针，针尖向上对准咽喉；然后在背部两侧肺俞各进1针，针尖朝向大椎旁边的定喘，各摇针3分钟。当时哮喘未见好转，留针10分钟后哮喘平息，一点也听不见哮喘声音了。在哮喘缓解的间歇期间，每天可以配合使用艾灸风门、肺俞、膏肓、脾俞、肾俞、关元、气海、足三里等穴。每次选用2~3组穴，灸至皮肤潮红为度。灸后加拔火罐，能巩固疗效。每日1次，连续灸治3~6个月，常有较好的防治作用。

【附注】

1. 浮刺治疗哮喘有较好的效果，在急性发作期以控制症状为主；在缓解期以扶助正气、提高抗病能力、控制或延缓急性发作为主。

2. 哮喘发作持续 24 小时以上，或经针灸治疗 12 小时以上仍未能控制者，易导致严重缺氧、酸碱平衡破坏及电解质紊乱，出现呼吸、循环衰竭，宜采取综合治疗措施。

3. 平时积极锻炼身体，增强体质，提高抗病能力。认真查找过敏源，避免接触而诱发。防寒保暖，力戒烟酒，不吃或少食肥甘厚腻之品及海腥发物。

三、鼾症

鼾症，又称"打鼾""打呼噜""睡眠呼吸暂停综合征"，是在睡觉过程中由于咽喉部呼吸受阻，舌头与软腭颤动而产生的粗而重的喉中痰鸣声。人在睡眠中唇、舌、颊、腭部肌肉不可能随意搭配形成各种空腔了，但始终留出一个大的通道咽部，如果咽部通道变窄，气流通过时就会发出声音来，这就是打鼾。

胖子以及咽喉部肌肉松弛的人鼻喉气道狭窄，吸气的真空效应造成了打鼾、嗓子发炎的人最容易打鼾。患者熟睡后鼾声响度增大，超过 60dB（分贝）以上，妨碍正常呼吸时的气体交换。5% 的鼾症患者兼有睡眠期间不同程度憋气现象，称"阻塞性睡眠呼吸暂停低通气综合征"，是一种普遍存在的睡眠异常现象。

打鼾的人自己睡眠比较深沉、踏实，却影响和干扰同室人的正常休息睡眠。更为严重的是，由于打呼噜能使睡眠呼吸反复暂停，造成大脑、血液严重缺氧，形成低氧血症，从而诱发高血压、脑心病、心律失常、心绞痛、心肌梗死等。上呼吸道任何解剖部位的狭窄或堵塞，都可导致阻塞性睡眠呼吸暂停，夜间呼吸暂停时间超过 2 分钟时容易在凌晨发生猝死。

【临床表现】

睡眠中打鼾、憋气，并可发生呼吸暂停现象。部分患者会有遗尿和梦游现象发生。白天精神疲乏、嗜睡、健忘等。病情逐渐发展，还可出现心血管和呼吸系统继发病症，如高血压、心律失常、肺心病、呼吸衰竭等并发症。

体检：纤维鼻咽镜检查有新生物、舌后移、咽腔狭窄、塌陷，会厌向喉内移位。部分患者会有心脏肥大，肺功能检查有不同程度慢性肺损伤。

【治疗方法】

1. 治则　宽胸理气，清利咽喉。

2. 刺法　端坐或仰卧位，针刺点严格消毒。①用浮刺针具从胸部膻中进针或从胸部前正中线进针，即任脉接近咽喉的任意点，约当华盖，从下往上对准咽喉浮刺；②背部从第 3 胸椎棘突下旁开 1.5 寸的肺俞下方进针，针尖向上浮刺；③外加两侧手太阴肺经孔最或者在肘关节以下肺经任意点，针尖向上浮刺；④双下肢从小腿外侧正中的丰隆稍下进针，针尖朝上浮刺（针体透过丰隆下）。各摇针 2 分钟左右，留针 1～2 天。

以上处方，膻中属于任脉，宽胸理气，清利咽喉；肺俞直接调节肺部气机，改善呼吸功能；孔最是手太阴肺经的郄穴，主治肺部的急性病证，缓解鼾症发作；丰隆是人体化痰第一要穴，分别作用于脾胃、肺和咽喉，化痰通络。诸穴合用，通过改善肺的呼吸功能，改善咽喉部黏膜的血液供应，使咽喉腔黏膜处于充分供血状态，软腭和悬雍垂就不会因松弛而振动，鼾声也就减弱、停止。

3. 腕踝针疗法 上1、上3区，从下往上针刺。

4. 其他简易疗法 ①将舌尖顶向硬腭，然后顶住向后卷，保持20秒。②将舌头抬起，舌的上面整面向上推，紧贴（顶住）上腭20秒。③将舌头的背面以及舌根下压，同时舌尖抵住下方牙齿20秒。④带上一次性手套，用食指将脸部肌肉外拉，离开牙齿，每边10次。⑤花椒5～10粒，睡前用开水泡一杯水，待水凉后将花椒水一次服下（花椒弃之），连服5天。⑥注意两侧均衡咀嚼：平时进食时，养成用两边牙齿交替咀嚼的习惯，不要只单边咀嚼。

【病例分享】

例1 北京中推2016年9月浮刺疗法培训班山东学员李某10月24日微信分享：周某，男，72岁，患有鼻干症多年，多处治疗未奏效。前天晚上8点多给予患者浮刺治疗：一针在胸部膻中（两乳头连线中点）上方进针（膻中处有疤痕），针尖向上；一针于前臂孔最（肘关节横纹拇指侧下5寸）处进针，针尖向上；一针从小腿外侧丰隆（外膝眼与外踝高点连线中点）稍下进针，针尖向上。今早上班时患者家属反馈：前天晚上近天亮时打了两下呼噜，昨晚整夜未听到呼噜声。患者及家属非常高兴。

例2 成都岐黄轩中医培训中心2016成都浮刺疗法培训班广东汕头学员江某2016年12月29日晚微信分享：杨某，男性，39岁，偏胖，模特，因打鼾、咳痰，在班上浮刺膻中、孔最，今天他反馈昨晚一夜没有打鼾，咳痰也明显好转。

【附注】

1. 打鼾者睡觉应采取侧卧位睡眠姿势，尤以右侧卧位为宜，避免在睡眠时舌、软腭、悬雍垂松弛后坠，加重上气道堵塞。可在睡眠时背部揹一个小皮球，有助于强制性保持侧卧位睡眠。

2. 保持良好的生活习惯，戒除烟酒，尤其是睡前饮酒。吸烟能引起呼吸道症状加重，饮酒能加重打鼾，使夜间呼吸紊乱和低氧血症。

3. 避免应用镇静剂。镇静剂可降低上气道周围肌肉活动，甚至颏舌肌活动，诱发睡眠呼吸暂停。睡前不要喝浓茶、咖啡，也禁止服用镇静、安眠药物，以免加重对呼吸中枢调节的抑制，促使睡眠呼吸暂停的发生。

4. 肥胖者，要多活动、劳动、运动，以便减轻体重。

5. 清淡饮食，少吃肥甘厚味，多吃新鲜蔬菜、瓜果，降脂减肥。

6. 鼾症患者多有血氧含量下降，故常伴有高血压、心律失常、血液黏稠度增高。心脏负担加重，容易导致心脑血管疾病的发生，所以要重视血压的监测。

7. 手术后的患者要以软食为主，不吃过烫的食物，避免剧烈活动。

四、失眠

失眠，又称"不寐""不得眠""不得卧""目不眠"，常见于现代医学的神经衰弱、神经官能症以及贫血等疾病中。

失眠的病因病机非常复杂，涉及的脏腑很多。中医学认为，本病的病位在心，涉及脾胃肝胆肾。凡思虑忧愁、操劳太过、损伤心脾、气血虚弱、心神失养；或房劳伤肾、肾阴亏耗、阴虚火旺、心肾不交；或脾胃不和、湿盛生痰、痰郁生热、痰热上扰心神；或抑郁恼怒、肝火上扰、心神不宁等均可导致失眠。此外，还有"胃不和则卧不安"的类型。

【临床表现】

患者不能获得正常睡眠，轻者入寐困难或寐而易醒，醒后不寐；重者彻夜难眠。常伴有头痛、头昏、心悸、健忘、多梦等。

1. **心脾两虚** 多梦易醒，伴心悸、健忘、头晕目眩、神疲乏力、面色无华。舌淡、苔白，脉细弱。

2. **心胆气虚** 心悸胆怯，善惊多恐，夜寐多梦易惊，舌淡、苔薄，脉弦细。

3. **肝郁化火** 心烦不能入睡，烦躁易怒，胸闷胁痛，头痛眩晕，面红目赤，口苦，便秘尿黄，舌红、苔黄，脉弦数。

4. **阴虚火旺** 心烦不寐，或时寐时醒，手足心热，头晕耳鸣，心悸，健忘，颧红潮热，口干少津，舌红、苔少，脉细数。

5. **心肾不交** 心悸怔忡，寐而多梦，头晕耳鸣，腰膝酸软，舌红、少苔，脉沉细而数。

6. **痰热内扰** 睡眠不安，心烦懊恼，胸闷脘痞，口苦痰多，头晕目眩，舌红、苔黄腻，脉滑（数）。

【治疗方法】

1. **治则** 心脾两虚者补益心脾，益气养血；心胆气虚者补益心胆，养肝壮胆；阴虚火旺者滋阴降火，交通心肾；肝郁化火者疏肝理气，平降肝火；痰热内扰者化痰通络，安神定志。

2. **刺法** 端坐或俯卧位，针刺点严格消毒。

(1) 选用长针，浮刺后项部"安眠线"，即（图16-4）：押手将进针一侧耳垂往面颊部紧贴，充分暴露耳垂后下部的翳风，再找到斜方肌外侧的风池，翳风与风池二穴连线中点是"安眠"，而翳风与安眠连线中点又谓之"安眠1"，风池与安眠穴连线中点谓之"安眠2"。从翳风处进针，针尖朝向风池。

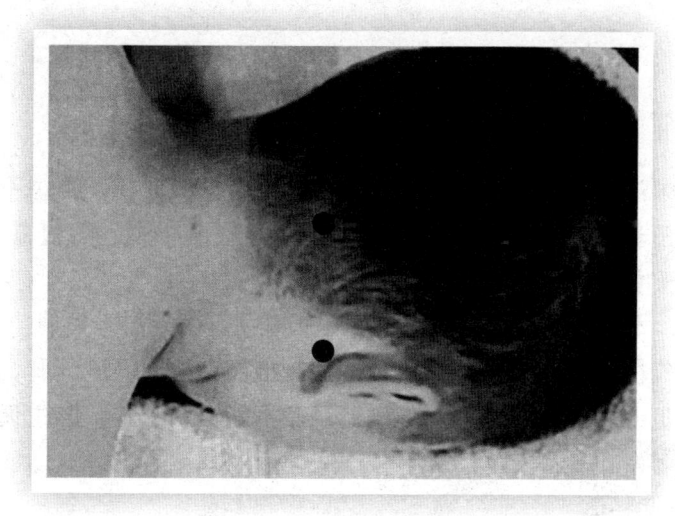

图 16-4　浮刺翳风至风池

(2) 背部最好能从肾俞稍下进针,按照浮刺"接力"的方式向上透刺脾俞、胆俞、肝俞;或者根据不同证型,心脾两虚者浮刺脾俞、心俞;心胆气虚者浮刺胆俞、心俞;阴虚火旺者浮刺肾俞、心俞;肝郁化火者浮刺肝俞、心俞。

(3) 至于心俞和厥阴俞,既可以从厥阴俞向上透刺心俞,也可以双侧厥阴俞向脊柱对刺或双侧心俞朝向脊柱对刺,约第 5 胸椎棘突下的神道。

(4) 痰热内扰和抑郁症患者宜从胸部膻中进针,向下浮刺;下肢从小腿外侧的丰隆(足外踝高点上 8 寸)稍下方进针,穿过丰隆向上浮刺。

以上进针部位各摇针 2 分钟左右,留针 1~2 天。

3. 腕踝针疗法　上 1、上 2 区,从下往上针刺。

4. 其他简易疗法　每天早晚搓足心、艾灸足跟 5~10 分钟;睡前用短毫针针刺后项部安眠、安眠 1、安眠 2;或睡前 1~2 小时将钦针埋入上述穴中。

【病例分享】

例　北京中推 2016 年 8 月浮刺疗法培训班内蒙古学员赵某 10 月 4 日微信分享:赵某,男,70 岁。第 3、4 腰椎压缩性骨折 90 多天,患者家属称患者最近失眠、心悸,每天只能睡 2 小时。我考虑患者失眠是长时间卧床休息,抑郁、焦虑造成的。经过从胸部两乳间的膻中向上浮刺,针灸内关、大陵二穴,半小时后患者自觉心悸减轻,当日睡眠 4 小时。针刺 5 天后睡眠恢复正常,心悸消失。

【附注】

1.浮刺治疗失眠有较好的疗效,但在治疗前应作各系统和实验室检查。如由发热、咳喘、疼痛等其他疾病引起者,应同时治疗原发病。

2.因一时情绪紧张或环境吵闹、卧榻不适等而引起失眠者,不属病理范围,只要解除有关因素即可恢复正常。老年人因睡眠时间逐渐缩短而容易醒觉,如无明显症状,则属生理现象。

五、抑郁症

抑郁症是临床常见的精神障碍，主要表现为情绪郁闷低落、焦虑不安、激动难抑、对外界事物丧失兴趣、自我价值下降等。本病多发于先天禀赋阴气过盛、气量小、心胸狭窄的女性，属于中医的"癫证""郁证"范畴。

中医学认为，本病的发生与情志因素和体质有关。由于情志失调，心情压抑久久不得宣泄，大脑的气机紊乱，失于控制而致本病。继而影响心、肝、脾、肾诸脏的功能，导致心脾气血不足或肝肾阴液亏虚，使气血精微不能上荣于脑，脑失调控进一步加重，从而出现心境低落等情志症状。

【临床表现】

以情绪郁闷低落、焦虑不安、激动难抑、对外界事物丧失兴趣为主症。

1.**肺失宣降** 情绪低落，悲伤、喜哭，少气懒言，胸闷不舒，自我评价过低，对工作失去热情，对生活缺乏信心，对未来失去希望，自暴自弃，悲观失望，甚至产生自杀念头，舌苔淡白，脉弱无力。

2.**肝气郁结** 精神抑郁，情绪不宁，善怒易哭，喜叹息，胁肋胀痛，痛无定处，脘闷不舒，嗳气反酸，或有呕吐，腹胀痛泻，女子月经不调，苔薄腻，脉弦。

3.**痰瘀阻络** 精神恍惚，悲忧善哭，胸胁胀闷疼痛，咽中如有梗物（梅核气），吞之不进，吐之不出，苔白腻，脉弦滑。

4.**心脾两虚** 精神疲倦，头晕目眩，面色无华，心事重重，惊悸胆怯，少寐多梦，健忘，纳少便溏，舌淡，脉细弱。

5.**肝肾阴虚** 头晕耳鸣，烦躁不宁，易怒，心悸少寐，腰膝酸软，潮热盗汗，男子遗精、阳痿，女子月经不调，舌红，脉弦细数。

【治疗方法】

1.**治则** 肺失宣降者宣肺降气；肝气郁结者疏肝理气；痰瘀阻络者化痰通络；心脾两虚者补益心脾；肝肾阴虚滋养肝肾。

2.**刺法** 端坐或仰卧、俯卧位，针刺点严格消毒。①从头顶的前、后神聪（百会前后各1寸）或左右神聪（百会左右各1寸）进针，互相透刺；②然后从胸部两乳间的膻中进针，针尖向下浮刺；③第3胸椎棘突下的身柱透刺大椎或者与肺俞互透；④厥阴俞或心俞透刺肺俞；⑤从厥阴俞向上透刺心俞；⑥也可以双侧心俞、厥阴俞向脊柱对刺，约第5胸椎棘突下的神道；⑦下肢从小腿外侧的丰隆进针，向上浮刺。

抑郁症引起的失眠，加刺后项部翳风与风池连线的"安眠线"。

以上处方每次选用2～3个，按疗程轮流实用。各摇针2分钟左右，留针1～2天。

3.**腕踝针疗法** 上1（相当于手少阴心经）、上2（相当于手厥阴心包经的内关），从下往上针刺。

4.其他简易疗法　指掐人中；皮肤针叩刺神庭、百会、大椎、身柱以及肺俞。

【附注】

1.浮刺对本病有良好的疗效，不仅能明显改善症状，同时可使患者的脑电活动趋于正常（脑电图的慢波δ波降低，快波α波增高）。对年龄轻、病程短的患者疗效更佳。

2.调节情志，保持心情舒畅和乐观情绪，消除顾虑及精神负担。对患者进行心理卫生知识教育，参加适当的体育和文娱活动，增强体质。

六、癔病

癔病以郁闷善忧、情绪不宁或易怒善哭为主症，类似于西医学的神经官能症、歇斯底里症等，是一种心因性情志疾病。

中医学认为，癔病多由情志不舒、郁怒伤肝、思虑伤脾所致。肝气郁结则化火，脾气郁滞则生湿，气机失常，郁滞为患，日久则心情愈加抑郁，饮食减少，气血不足，引起脾气虚弱或肾阴亏耗等病理变化。脾气虚则不能为胃行其津液，肾阳虚则不能上济心火，虚火妄动，以致心神不宁，终致五脏气机失和而发病。

【临床表现】

患者常有多种原因的情志所伤史。每多忧郁不畅，胸闷胁胀，善太息，不思饮食，失眠多梦，易怒善哭等。部分患者会伴发突然失明、失听、失语、肢体瘫痪和意识障碍等。

1.肝气郁结　精神抑郁，胸胁作胀，或脘腹痞闷，嗳气频作，善太息；或咽中不适，如有物阻，吞之不下，咯之不出，但饮食吞咽无碍（梅核气）；女子或见月经不调；苔白，脉弦。

2.气郁化火　急躁易怒，哭笑无常，胸闷胁胀，头痛目赤，口苦，嘈杂反酸，便结尿黄，舌红、苔黄，脉弦数。

3.心脾两虚　苦思多虑，胸闷心悸，失眠健忘，面色萎黄，头晕目眩，神疲倦怠，易出汗，纳谷不香，舌淡、苔白，脉弦细或细数。

4.阴虚火旺　病程日久，虚烦少寐，烦躁易怒，哭笑无常，头晕心悸，午后颧红，手足心热，口干咽燥，或见盗汗，舌红、苔薄，脉弦细或细数。

【治疗方法】

1.治则　肝气郁结者疏肝理气；气郁化火者解郁泻火；心脾两虚者补益心脾；阴虚火旺者滋阴降火。

2.刺法　端坐或仰卧、俯卧位，针刺点严格消毒。①交替选用前后神聪浮刺互透（皮下经过百会）或左右神聪浮刺互透（皮下经过百会）；②宽胸理气胸部从膻中进针，向下浮刺；③咽喉有梅核气感者膻中刺向咽喉（图16-5）；④从掌面腕横纹中点上2寸的内关进针，向上浮刺（图16-6）；⑤下肢从丰隆下进针，向上浮刺。每次可选择2~3组部位，各摇针2分钟左右，留针1~2天。

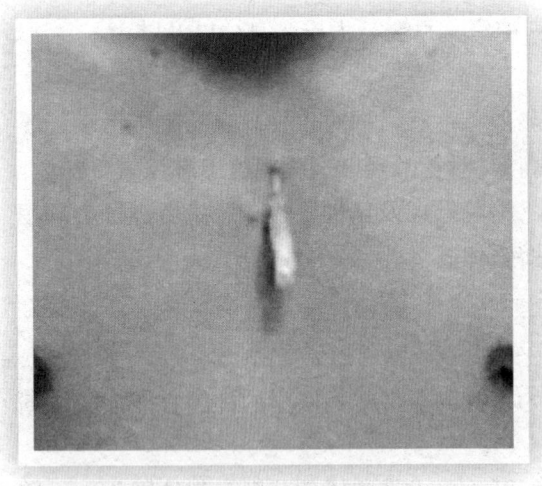

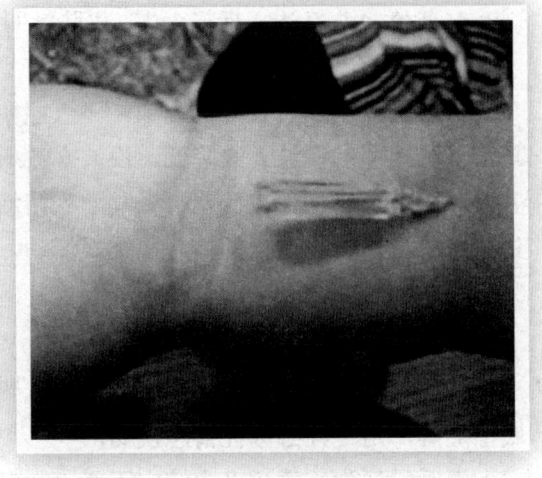

图 16-5 膻中刺向咽喉　　　　　　图 16-6 内关向上浮刺

3. 腕踝针疗法　上 1（相当于手少阴心经）、上 2（相当于手厥阴心包经的内关）区，从下往上针刺。

4. 其他简易疗法　指掐人中穴。

【附注】

1. 本病是一种心因性的情志病，治疗时不能忽视语言的暗示作用，应该恰如其分地解除病员的思想顾虑，树立战胜疾病的信心。

2. 应作各系统检查和实验室检查以排除器质性疾病。注意与癫病、狂病以及脑动脉硬化、脑外伤等所产生的精神症状作鉴别。

七、眩晕

眩晕，又称"头眩""掉眩""冒眩""风眩"等。"眩"是指眼花，"晕"指头晕，是以头晕目眩、视物运转为主要表现的一种自觉症状。常见于西医学的梅尼埃病、颈椎病、椎-基底动脉系统血管病以及贫血、高血压病、脑血管病等疾病。

中医学认为，本病病位在脑，与忧郁恼怒、恣食厚味、劳伤过度和气血虚弱有关。有因情志不舒、气郁化火、风阳升动、肝阳上亢而发者；有因恣食肥厚、脾失健运、痰湿中阻、清阳不升而发者；有因劳伤过度、肾精亏损、不能上充于脑而发者；病后体虚、气血虚弱、脑失所养亦能发生眩晕。

【临床表现】

本病以头晕目眩、视物运转为主要表现。轻者如坐车船，飘摇不定，闭目少顷即可复常；重者两眼昏花缭乱，视物不明，旋摇不止，难以站立，昏昏欲倒，甚则跌仆。可伴有恶心呕吐、眼球震颤、耳鸣耳聋、汗出、面色苍白等症状。

1. 风阳上扰　眩晕耳鸣，头目胀痛，烦躁易怒，失眠多梦，面红目赤，口苦，舌红、苔黄，脉弦数。

2. **痰浊上蒙** 头重如裹，视物旋转，胸闷恶心，呕吐痰涎，口黏纳差，舌淡、苔白腻，脉弦滑。

3. **气血不足** 头晕目眩，面色淡白或萎黄，神倦乏力，心悸少寐，腹胀纳呆，舌淡、苔薄白，脉弱。

4. **肝肾阴虚** 眩晕久发不已，视力减退，少寐健忘，心烦口干，耳鸣，神倦乏力，腰膝酸软，舌红、苔薄，脉弦细。

【治疗方法】

1. **治则** 风阳上扰者平肝潜阳；痰浊上蒙者化痰开窍；气血不足者补益气血；肝肾阴虚者滋养肝肾。

2. **刺法** 端坐或仰卧、俯卧位，针刺点严格消毒。①交替选用前后神聪浮刺互透（皮下经过百会）或左右神聪浮刺互透（皮下经过百会），后发际下进针，向上浮刺风池（图16-7），左右各一；②风阳上扰者头部从印堂或太阳朝上刺向发际内；下肢用短针从足背第1、2跖趾之间的行间浮刺太冲；③痰浊上蒙者从小腿外侧中点的丰隆向上透刺；腹部中脘向下浮刺（图16-8）；④气血不足者在后背第11胸椎棘突下旁开1.5寸的脾俞向上透刺肝俞，再加灸百会、足三里以提高疗效；⑤肝肾阴虚者从下腹部关元向上透刺气海，下肢从足跟部内踝与跟腱之间的太溪上2寸的复溜向上浮刺。每次可浮刺2~3针，交替选用。各摇针2分钟左右，留针1~2天。

3. **腕踝针疗法** 上1、上2、上6、下1、下2、下3，每次选用2组，从下往上针刺。

4. **其他简易疗法** 毫针针刺头顶百会、足背太冲、上肢内关、小腿外侧正中丰隆。

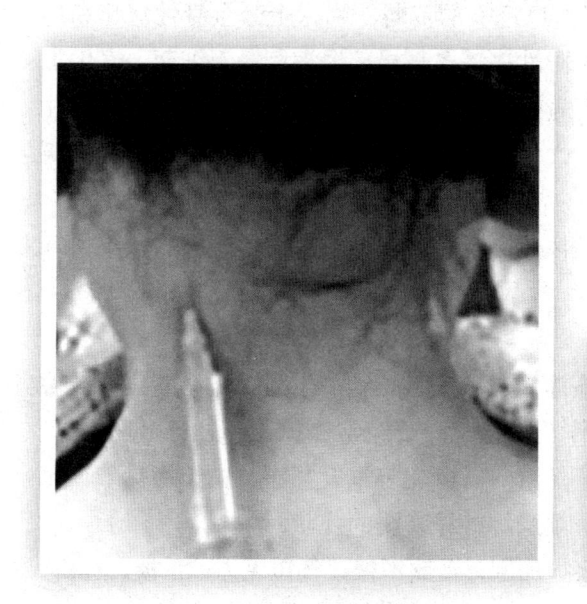

图16-7 从后发际下向上浮刺风池

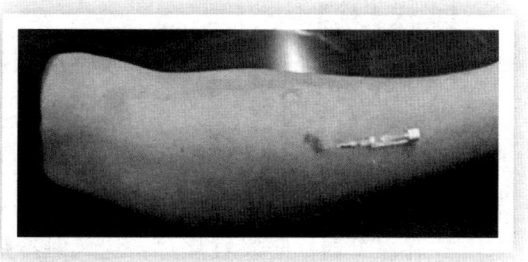

图16-8 丰隆向上透刺

【病例分享】

例1　北京中推2016年北京浮刺疗法培训班河南新乡学员郎某3月26日微信分享：今天有位70岁老太太，患眩晕症，成天头痛头昏，视物不清。应用浮刺法刺了两侧的风池，患者立即头轻眼亮。

例2　北京中推2016年北京浮刺疗法培训班河北承德学员刘某3月24日微信分享：有位大哥，因10年前喝多了岁酒，经常头晕、头痛，辗转多处治疗，效果也不很明显。在我的朋友圈看见我同王启才教授的合影照片，抱着怀疑的态度找到我试治。我按照头晕、头痛疗程进行浮刺治疗，几次后他的头痛、头晕消失，未再复发。

【附注】

1. 浮刺治疗本病效果较好，但应分辨标本缓急。眩晕急重者，先治其标；眩晕较轻或发作间歇期，注意求因治本。

2. 为明确诊断，在治疗的同时应测血压，查血红蛋白、红细胞计数及心电图、电测听、脑干诱发电位、眼震电图、颈椎X线以及CT、MRI等检查。

3. 眩晕发作时，令患者闭目安卧（或坐位），以手指按压印堂、太阳等穴，使头面部经气舒畅，眩晕症状可减轻。

4. 痰浊上蒙者应以清淡食物为主，少食油腻厚味之品，以免助湿生痰，酿热生风。也应避免辛辣食品，戒除烟酒，以防风阳升散之虞。

八、皮肤瘙痒

皮肤瘙痒是指皮肤无原发性损害，仅以皮肤瘙痒为主的神经功能障碍性皮肤病。本病属于中医学"风痒""痒风""风瘙痒""血风疮"的范畴。临床上分全身性瘙痒和局限性瘙痒两大类。其发病原因十分复杂，局限性瘙痒多与局部摩擦刺激、细菌、寄生虫或神经官能症有关；全身性瘙痒多与慢性疾病有关，如糖尿病、肝胆病、尿毒症、恶性肿瘤等；部分病例与工作环境、气候变化、饮食、药物过敏有关。本病好发于下肢，病程较长，冬季发病，春天好转。

中医学认为，本病多因肝肾阴虚、血虚风燥、肌肤失养，或风湿蕴于肌肤，不得宣发疏泄而致。

【临床表现】

初起时无皮肤损害，而以阵发性剧烈瘙痒为主要症状。饮酒之后、情绪变化、被褥过于温暖以及某些暗示，都可促使瘙痒发作及加重。由于经常搔抓，患处可出现抓痕、血痂，日久皮肤增厚，皮纹增粗，发生色素沉着、苔藓化等继发损害。由于瘙痒入夜尤甚，影响睡眠，又可出现头晕、精神忧郁、烦躁等神经衰弱的症状。

1. 脾虚卫弱　阵发性瘙痒，遇风触冷瘙痒加剧，食欲不振，气短无力，舌淡、苔白，脉细弱。

2. 肝肾亏损 夜间瘙痒为主，皮肤干燥多屑、肥厚呈草席状，腰酸膝软，夜寐不安，舌淡、苔黄，脉沉细。

3. 气血两燔 皮肤弥漫潮红，瘙痒剧烈，抓痕血迹斑斑，烦热口渴，小便短赤，舌红、苔黄，脉数。

【治疗方法】

1. 治则 脾虚卫弱、肝肾亏损者健脾化湿，滋养肝肾，养血润肤；气血两燔者清热凉血，疏风止痒。

2. 刺法 端坐或仰卧、俯卧位，针刺点严格消毒。①患病局部直接从皮损区的皮下对刺；②背部风门外侧3寸（足太阳膀胱经附分）向内侧浮刺（图16-9）；③上肢伸直，从肘关节处的曲池（人体止痒第一要穴）稍下方进针，向上透刺；④下肢伸直，一支从大腿外侧的风市稍下方进针，向上透刺；⑤一支从膝关节髌骨内上缘上2寸的血海进针，向上透刺；⑥肺俞向下浮刺膈俞，⑦膈俞向内朝脊柱方向沿皮透刺。

中医学认为，肺合皮毛，血海和膈俞（血之会穴）都同血液密切相关，中医学有"治风先治血，血行风自灭"的治则，能养血润燥，祛风止痒，活血止痒。

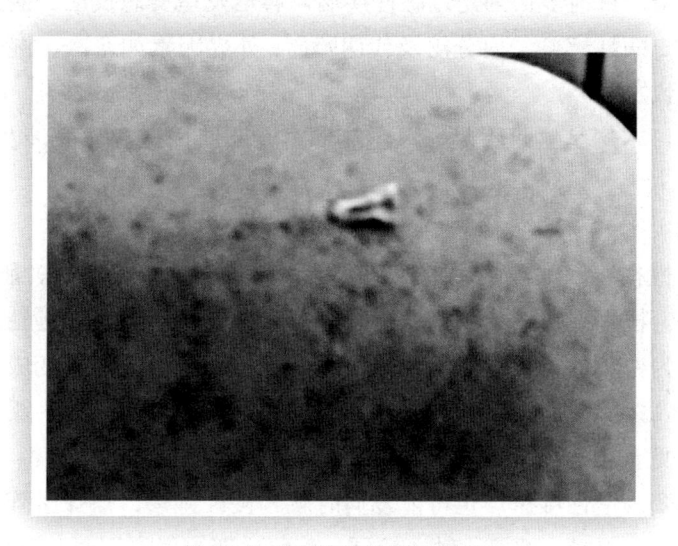

图16-9 风门外侧3寸向内侧浮刺

3. 腕踝针疗法 上1、上2、上3区，从下往上针刺。

4. 其他简易疗法 ①肚脐拔罐，用大号玻璃罐拔之，先留罐5分钟，起罐后再拔5分钟，如此反复拔3次；也可以用闪罐法反复拔罐至穴位局部充血。②皮肤针叩刺风池、曲池、血海、夹脊，中强度手法叩刺，至皮肤充血或隐隐出血为度。③三棱针点刺出血，取大椎、风门、曲泽、委中，每次选用1个躯干穴和1个四肢穴，大椎或风门用三棱针刺0.5~1cm深，加拔火罐，留置10~15分钟；曲泽或委中用三棱针快速点刺1cm深左右，使暗红色血液自然流出，待颜色转淡红后再加拔火罐10~15分钟。

【附注】
1. 本病应与湿疹、皮炎、荨麻疹、疥疮、脂溢性皮炎等相鉴别。
2. 避免过度搔抓，以防抓破皮肤，继发感染。
3. 避免用碱性强的肥皂洗浴，且忌热水烫洗。
4. 内衣要用柔软宽松的棉织品或丝织品，不宜用毛织品。
5. 忌食辛辣刺激性食物及浓茶，少食鱼、虾等海味发物，多吃蔬菜、水果，力戒烟酒。

九、湿疹

湿疹，又称"湿疮"，属于中医学"癣疮"范畴。本病是一种呈多形性皮疹倾向、湿润、剧烈瘙痒、易于复发和慢性化的过敏性炎症性皮肤病。因其症状及病变部位的不同，名称各异。如浸淫遍体、渗液极多者名"浸淫疮"；身起红粟、瘙痒出血的称"血风疮"；发于面部者称"面游风"；发于耳部为"旋耳风"；发于乳头者称"乳头风"；发于脐部者称"脐疮"；发于肘、膝窝处的称"四弯风"；发于手掌者称"鹅掌风"；发于小腿者称"湿毒疮"；发于肛门者称"肛圈癣"；发于阴囊者称"绣球风"或"肾囊风"。

本病病因复杂，目前多认为是过敏性疾病，属迟发型变态反应。病原可以是吸入物质、摄入的食物、病灶感染、内分泌及代谢障碍；外界因素如寒冷、湿热、油漆、毛织品等刺激均可导致发病。

中医学认为，本病是禀赋不足，风湿热邪客于肌肤而成。病变涉及脏腑主要在脾，湿邪是主要病因。

【临床表现】

皮疹呈多形性损害，如丘疹、疱疹、糜烂、渗出、结痂、鳞屑、肥厚、苔藓样变、皮肤色素沉着等。根据湿疹症状和发病缓急可分为急性、亚急性和慢性三期。急性湿疹起病较快，初起为密集的点状红斑及粟粒大小的丘疹和疱疹，很快变成小水疱，破溃后形成点状糜烂面，瘙痒难忍，并可合并感染，形成脓疱，脓液渗出；亚急性湿疹为急性湿疹迁延而来，见有小丘疹，并有疱疹和水疱，轻度糜烂，剧烈瘙痒；急性、亚急性反复发作不愈，则变为慢性湿疹，也可能发病时就为慢性湿疹，瘙痒呈阵发性，遇热或入睡时瘙痒加剧，皮肤粗糙、增厚，触之较硬，苔藓样变，色素沉着，有抓痕，间有糜烂、渗出、血痂、鳞屑。病程较长，可迁延数个月或数年。

1. **湿热浸淫** 发病急，可泛发全身各部，初起皮损潮红灼热、肿胀，继而粟疹成片或水疱密集，渗液流津，瘙痒不休，伴身热、心烦、口渴、大便干、小便短赤，舌红、苔黄腻，脉滑数。

2. **脾虚湿蕴** 发病较缓，皮损潮红，瘙痒，抓后糜烂，可见鳞屑，伴纳少神疲、腹胀便溏，舌淡白胖嫩、边有齿痕、苔白腻，脉濡缓。

3. **血虚风燥** 病情反复发作，病程较长，皮损色暗或色素沉着，粗糙肥厚，呈苔藓样变，剧痒，皮损表面有抓痕、血痂和脱屑。伴头昏乏力、腰酸肢软、口干不欲饮。舌淡、苔白，脉弦细。

【治疗方法】

1. **治则** 湿热浸淫者清热化湿；脾虚湿蕴者健脾化湿；血虚风燥者养血润燥。

2. **刺法** 端坐或仰卧、俯卧位，针刺点严格消毒。①患病局部直接从皮损区的皮下对刺2针；②背部从肺俞进针，针尖朝下透刺膈俞；③上肢伸直，从肘关节处的曲池稍下方进针，向上透刺；④下肢从小腿内侧前缘中段进针，针尖朝上刺向膝关节胫骨内侧髁下方的清除湿毒要穴阴陵泉（图16-10）。摇针2分钟左右，留针1～2天。急性期每日1次，慢性期隔日1次。

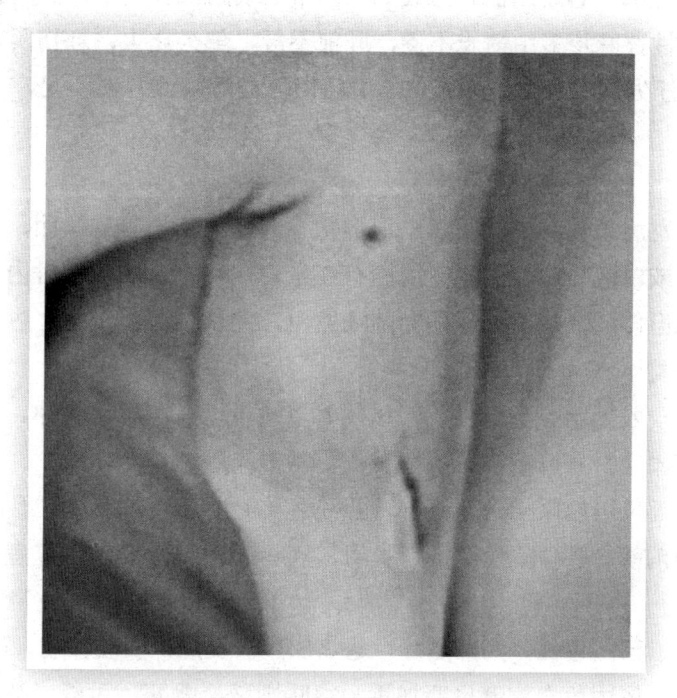

图16-10 小腿内侧前缘中段向上刺阴陵泉

3. **腕踝针疗法** 上1、上2、上3，从下向上针刺。

4. **其他简易疗法** 皮肤针疗法，先轻叩背部脊柱两旁夹脊和足太阳膀胱经第一侧线，以皮肤红晕为度；再将皮损局部常规消毒，用无菌皮肤针重叩出血后，再拔火罐。

【附注】

1. 浮刺治疗湿疹效果明显，可以提高机体免疫反应的能力，是治疗本病的有效方法。特别是缓解症状较快，但根治有相当难度。

2. 患处应避免搔抓。忌用热水烫洗或用肥皂等刺激物洗涤，忌用不适当的外用药。

3. 避免外界刺激，回避致敏因素。不穿尼龙、化纤内衣和袜子。忌食鱼虾、浓茶、咖啡、酒类等食物。

4. 畅达情志，避免精神紧张，防止过度劳累。

十、荨麻疹

荨麻疹又称"风疹块""风团疙瘩",是一种由于皮肤黏膜小血管扩张及渗透性增强而引起的局限性、一过性水肿反应。本病属于中医学"风瘙瘾疹"的范畴,以皮肤突起风团、剧痒为主要特征。一年四季均可发生,尤以春季为发病高峰。临床根据病程长短,起病急、病程在3个月以内者,称为"急性荨麻疹";风团反复发作、病程超过3个月以上者,称为"慢性荨麻疹"。

中医学认为,本病的发生内因禀赋不足,外因风邪为患。急性荨麻疹由于卫表不固,感受风寒或风热之邪,客于肌肤,致使营卫不和;或因饮食不节,致肠胃湿热,郁于皮肤腠理而发。慢性荨麻疹多由情志不遂,肝郁不舒,郁久化火,耗伤阴血;或脾气虚弱,湿热虫积;或冲任失调,经血过多;或久病耗伤气血等,致营血不足,生风生燥,肌肤失养而成。

【临床表现】

急性荨麻疹发病急骤,皮肤突然出现形状不一、大小不等的风团,融合成片或孤立散在,呈淡红色或白色,边界清楚,周围有红晕,瘙痒不止。数小时内水肿减轻,变为红斑而渐消失,但伴随搔抓新的风团会陆续发生,此伏彼起,一日之内可发作数次。一般在2周内停止发作。

慢性荨麻疹一般无明显全身症状,风团时多时少,有的可有规律,如晨起或晚间加重,有的则无规律性。病情缠绵,反复发作,常多年不愈。

荨麻疹发生部位可局限于身体某部,也可泛发于全身。如果发生于胃肠,可见恶心、呕吐、腹痛、腹泻等;咽喉黏膜受侵则胸闷、气喘、呼吸困难,严重者可引起窒息而危及生命。

1. **风热犯表**　风团色红,灼热剧痒,遇热加重,发热,咽喉肿痛,苔薄黄,脉浮数。

2. **风寒束表**　风团色白,遇风寒加重,得暖则减,恶寒,舌淡、苔薄白,脉浮紧。

3. **血虚风燥**　风疹反复发作,迁延日久,午后或夜间加剧,心烦少寐,口干,手足心热,舌红、少苔,脉细数无力。

4. **胃肠实热**　风团色红,成块成片,脘腹疼痛、恶心呕吐、便秘或泄泻,苔黄腻,脉滑数。

【治疗方法】

1. **治则**　风热犯表者疏风清热;风寒束表者散寒解表;血虚风燥者养血润燥,祛风止痒;肠胃实热者清热泻火,通调腑气。

2. **刺法**　同"皮肤瘙痒症"。荨麻疹发作与月经有关者可于每次月经来潮前3～5天开始治疗。

3. **腕踝针疗法**　上1、上2、上3区,从下向上针刺。

4. **其他简易疗法**　①肚脐拔罐。②皮针或皮肤滚针疗法:先用无菌皮肤(滚)针轻叩刺或滚刺背部脊柱两旁夹脊和足太阳膀胱经第一侧线，以皮肤红晕为度；再将皮损局部常规消毒，最后重叩出血后拔罐。

【附注】

1. 浮刺治疗本病效果良好，一般通过1~4次的治疗即能退疹止痒。

2. 对慢性荨麻疹应查明原因，针对慢性感染灶、肠道寄生虫、内分泌失调等原因给予相应治疗。若出现胸闷、呼吸困难等，应采取综合治疗。

3. 在治疗期间应避免接触过敏性物品及药物。忌食鱼腥、虾蟹、酒类、咖啡、葱蒜辛辣等刺激性饮食，保持大便通畅。

十一、带状疱疹

带状疱疹是由水痘-带状疱疹病毒引起的一种以簇集状丘疱疹、局部刺痛为特征的急性疱疹性皮肤病。该病毒潜伏于脊髓后根神经节的神经元中，当细胞免疫功能下降时被激活而发病。当机体免疫功能低下，如上呼吸道感染、劳累过度、精神创伤、恶性肿瘤放射治疗或应用皮质类固醇激素及一些免疫抑制剂等均可成为本病的诱因。疱疹多沿某一周围神经分布，排列成带状，出现于身体的某一侧，好发于肋间神经、颈神经、三叉神经及腰神经分布区域。若不经治疗，一般2周左右疱疹可结痂自愈。

中医学称之为"蛇丹""蛇串疮""蜘蛛疮""缠腰火丹"。中医学认为，本病是感受风火或湿毒之邪引起，与情志、饮食、起居失调等因素有关。情志不遂则肝气郁结、郁而化热；饮食不节则脾失健运、湿浊内停；或起居不慎，卫外功能失调，使风火、湿毒之邪郁于肝胆。肝火脾湿郁于内，毒邪乘虚侵于外，经络瘀阻于腰腹之间，气血凝滞于肌肤之表而发为本病。

【临床表现】

发病前常有轻度发热，疲倦乏力，食欲不振，全身不适，皮肤灼热、刺痛等症状，也可不发生前驱症状而直接出现丘疱疹。

皮损部神经痛为本病的主症之一，但疼痛程度不一，且不与皮疹严重程度成正比。

疱疹好发于腰腹之间，其次是颈项、面部，呈带状排列，刺痛。有些患者在皮疹完全消退后仍遗留神经痛，称之为"带状疱疹后遗痛"。

1. **肝经郁热** 皮损鲜红，疱壁紧张，灼热刺痛，口苦咽干，烦躁易怒，大便干，小便黄，苔黄，脉弦滑数。

2. **脾经湿热** 皮损色淡，疱壁松弛，口渴不欲饮，胸脘痞满，纳差，大便时溏，舌红、苔黄腻，脉濡数。

3. **瘀血阻络** 皮疹消退后局部仍疼痛不止。伴心烦不寐。舌紫暗、苔薄白，脉弦细。

【治疗方法】

1. **治则** 肝经郁热者清肝泻火；脾经湿热者清热利湿；瘀血阻络者化瘀通络。

2. **刺法** 端坐或仰卧、侧卧，针刺点严格消毒。①患病局部直接从皮损区的皮下对刺进针（每次2支）；②肝经郁热从第6肋间隙沿皮下朝向乳头直下2个肋间的期门（图16-11）；③肘关节伸直，先从腕背横纹中点上3寸的支沟进针，向上沿皮浮刺（图16-12）；④再从肘横纹拇指侧的曲池稍下进针，向上透过曲池浮刺；⑤下肢从丰隆向上对准膝关节外下方的阳陵泉浮刺（图16-13）；⑥脾经湿热从小腿内侧下方向上透刺膝关节内下方的阴陵泉；⑦瘀血阻络直接从皮损区的皮下对刺（每次2针）。各摇针2分钟左右，留针1~2天。

本治疗方案尤其是病痛局部刺法，也适合带状疱疹后遗痛患者。

3. **腕踝针疗法** 上1、上2、上3，从下向上针刺。

4. **其他简易疗法** 皮肤针或皮肤滚针疗法，先轻叩（或滚刺）背部脊柱两旁夹脊和足太阳膀胱经第一侧线，以皮肤红晕为度；再用围刺法（包围疗法）叩刺（或滚刺）；最后将皮损局部常规消毒，用无菌皮肤（滚）针重叩（滚刺）出血后拔火罐。

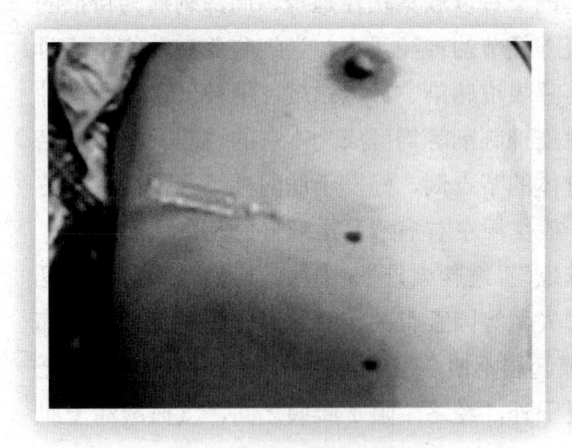

图16-11 肋间隙刺向期门

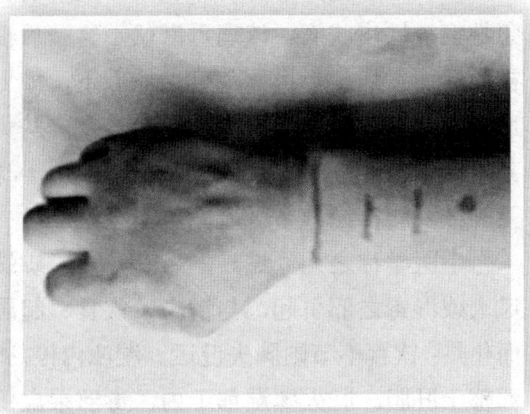

图16-12 支沟向上沿皮浮刺

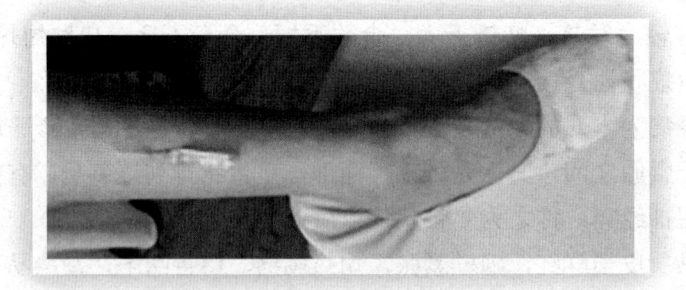

图16-13 丰隆对准阳陵泉向上浮刺

【病例分享】

例 北京中推2016年10月北京浮刺疗法培训班山西学员李某10月21日微信分享：患者，罗某，男，53岁，带状疱疹后遗症引起的神经痛，左胁下带状疱疹一年半，经抗病毒治疗，皮损部位好转，恢复正常，但疼痛一直没有消失，经常疼痛，疼痛厉害时，夜不能眠。经用浮刺疗法从胸前第7肋间进针，针尖由内向外，背部针尖由外向内，同时摇针5分钟,疼痛明显减轻。继续治疗2次后,拔软管时疼痛已基本消失,患者非常满意。浮刺疗法用于带状疱疹及其后遗症疼痛疗效明确。

【附注】

1. 浮刺治疗本病有明显的止痛效果,并且能减少神经痛的后遗症状。若早期就采用针灸治疗,多数患者可在1周内痊愈。

2. 若疱疹处皮损严重,可在患处少许抗生素软膏或其他收敛干燥剂,防止继发感染。组织病或恶性肿瘤合并本病时应采取中西医综合治疗措施。

3. 本病应与湿疹、单纯疱疹、接触性皮炎、虫咬皮炎等相鉴别。

十二、单纯性肥胖症

单纯性肥胖症是指无明显内分泌-代谢原因,且排除因水钠潴留或肌肉发达等蛋白质增多诸因素引起实际体重超过理想体重20%的一种疾病。目前,中国"肥胖问题工作组"根据20世纪90年代中国人群有关数据的汇总分析报告,提出了适合我国成人的肥胖标准:正常体重指数[体重(kg)÷身高(m)^2]是18.5~23.9,≥24为超重;≥28为肥胖。男性腰围≥85cm、女性腰围≥80cm为腹部肥胖标准。临床上所称的肥胖症大多指单纯性肥胖。

正常成年人的能量摄入和机体的能量消耗长期维持在平衡状态,脂肪量也维持一定水平,使体重保持相对稳定。若神经、精神、遗传、饮食等因素使摄入能量过多或消耗能量过少,多余的能量除了以肝糖原、肌糖原形式贮存之外,脂肪就成为多余能量的主要贮存形式。长期能量代谢障碍,可引起肥胖症。按发病年龄和脂肪组织病理可分为体质性肥胖和获得性肥胖两类。体质性肥胖与遗传有关,且营养过度,幼年起即有肥胖,全身脂肪细胞增生、肥大;获得性肥胖多自青少年时代因营养过度、活动减少等因素而发病,脂肪细胞仅有肥大而无增生。

本病的发生总因多吃、贪睡、少动,与肺、肝、脾、胃、肾等诸多脏腑的功能失调有关。肺失宣降,腠理闭塞,汗无以出,炼而生痰,且大便不利;肝气郁结,剋伐脾胃,运化受损,郁而增肥;脾胃功能失常,虚则水湿不化,酿生痰浊;实则胃肠腑热,食欲偏旺,消谷善饥,多食而生浊脂;肾阳不足,气不化水,二便排泄无力,肌肤肿胀。在上述诸多因素的影响下,遂致痰湿浊脂滞留肌肤而形成肥胖。

病机主要有肺失宣降、胃肠腑热、肝郁气滞、脾肾阳虚、痰湿闭阻,痰湿闭阻是其中最为主要的环节。

【临床表现】

单纯性肥胖症脂肪分布均匀,面肥颈壅,项厚背宽,腹大腰粗,臀丰腿圆。轻度肥胖者多无明显症状;中度肥胖者常怕热多汗,易感疲乏,呼吸短促,头晕心悸等;重度肥胖者行动不便,胸闷气急,甚则端坐呼吸等。中、重度肥胖者常可并发高血压、冠心病、糖尿病、痛风、胆石症及关节退行性变等。

1. **肺失宣降** 体质肥胖，皮肤粗糙，身热无汗，怕热，动则气喘，时有咳嗽，小便量少、色偏黄，大便不利或不通，舌尖偏红、苔黄，脉数。

2. **痰湿闭阻** 肥胖以面、颈部为甚，按之松弛，头身沉重，心悸气短，胸腹满闷，嗜睡懒言，口黏纳呆，大便黏滞不爽，间或溏薄，小便如常或尿少，身肿，舌胖大而淡、边有齿印、苔腻，脉滑或细缓无力。

3. **胃肠实热** 体质肥胖，上下匀称，按之结实，消谷善饥，食欲亢进，口干欲饮，怕热多汗，急躁易怒，腹胀，便秘，小便短黄，舌质红、苔黄腻，脉滑有力。

4. **肝郁气滞** 胸胁胀满，连及乳房和脘腹，时有微痛，走窜不定，每因情志变化而增减，喜叹息，得嗳气或矢气则舒，纳呆食少，苔薄白，脉弦。

5. **脾肾阳虚** 尿频，小便多，肢体倦怠，腰腿酸软，面足浮肿，纳差腹胀，大便溏薄，舌淡、苔白，脉沉细无力。

【治疗方法】

1. **治则** 肺失宣降者宣通肺气，通调肠道；肝郁气滞者疏肝解郁，理脾和胃；均只针不灸，泻法；痰湿闭阻者治宜健运脾胃，化痰除湿，针灸并用，平补平泻；胃肠腑热者清胃泻火，理肠导滞；脾肾阳虚者健脾益肾，温阳化气，针灸并用，补法。

2. **刺法** 以任脉、足太阴、手足阳明经腧穴为主。中脘刺向（透刺）水分，关元刺向水道，天枢刺向大横，或大横刺向天枢，配合毫针曲池、支沟、内庭，丰隆刺向上巨虚刺向足三里，三阴交刺向阴陵泉（分组轮流选用）。

肥胖之症，多责之脾、胃、肠腑。中脘乃胃募、腑会，合谷、曲池为手阳明大肠经穴，天枢为大肠的募穴，足三里是胃经下合穴，上巨虚为大肠的下合穴，诸穴配用可通利肠腑，降浊消脂；大横、关元健脾益肾，助运水湿；水分、水道、丰隆、三阴交、阴陵泉分利水湿，蠲化痰浊；支沟疏调三焦；内庭清泻胃腑。诸穴合用可收健脾胃、利肠腑、化痰浊、消浊脂之功。

肺失宣降加列缺、尺泽刺向孔最，肺俞宣通肺气；肝郁气滞加期门、太冲疏肝理气；脾肾阳虚加气海、脾俞、肾俞健脾益肾；少气懒言加太白、气海补中益气；心悸加神门、心俞宁心安神；胸闷加膻中、内关宽胸理气；嗜睡加照海、申脉调理阴阳。

心俞、脾俞不可直刺、深刺，以免伤及内脏；脾胃虚弱、真元不足者可灸天枢、上巨虚、阴陵泉、三阴交、气海、关元、脾俞、足三里、肾俞等穴；其他腧穴视患者肥胖程度及取穴部位的不同而比常规刺深0.5～1寸。

3. **其他简易疗法** ①皮肤针或皮肤滚针，按针灸主方及加减选穴，或取肥胖局部阿是穴。实证重力叩刺、滚刺，以皮肤渗血为度；虚证中等力度叩刺或滚刺，以皮肤潮红为度。每2日1次。②耳针：取口、肺、胃、脾、三焦、饥点、内分泌、皮质下等。每次选3～5穴，毫针浅刺，中强刺激，留针30分钟，每日或隔日1次；或用埋针法、药丸贴压法，留置和更换时间视季节而定，其间嘱患者餐前或有饥饿感时自行按压穴位2～3分钟，以增强刺激。③电针：按针灸主方及加减选穴，针刺得气后接电针仪（或直接用电极板贴压腧穴及肥胖部位），用连续波或疏密波刺激30~40分钟，2日1次。④穴位埋线：按针灸主方及加减选穴，每次5~8穴，将特制的外科手术用羊肠线植入穴内，外以胶布或创可贴固定。每2周1次。

【病例分享】

例1 患者，女，38岁，2016年3月17日来诊。形体肥胖，身高168cm，体重76kg，浮肿，肌肉松软，疲乏无力，肢体沉重，腰背发冷，食欲不振，腹部胀满，大便不爽，尿少，脉沉细，舌体胖大、边有齿痕、舌质淡白，舌苔薄腻。属于痰湿闭阻型。治疗以毫针浮刺加埋线为主；中脘毫针浮刺透刺，天枢透刺，选取带脉、支沟、气海、阴陵泉、三阴交、丰隆、肾俞、命门等，将医用羊肠线剪成1.5cm和1cm，除了三阴交穴埋入1cm羊肠线外，其他穴均埋入1.5cm羊肠线。配合每天早晨爬山运动。第一次埋线20天，减了5.5kg，身体无不适感。第二次同样的选穴埋线法，40天后再次埋线时已经减掉10.5kg。第三次埋线后，微信随访，共计减去15.5kg，体型已非常标准。患者非常高兴地给我发来一组裙装照片，说是穿上了多年梦想中的裙子。至今已有3年，未反弹。

例2 辽宁大连弟子王某医案：观察埋针结合中药治疗肥胖的效果，选取2016年1月至2019年10月收治肥胖患者各20例（男7例、女13例），分为观察组和对照组，观察组患者给予埋针治疗，配合服用中药；对照组患者只予中药治疗。结果观察组患者治疗总有效率明显高于对照组患者，埋针结合中药治疗肥胖具有良好的临床疗效，能有效提高患者的各项脏腑功能，值得在临床推广应用。

例3 2021年12月3日至2022年2月3日在俄罗斯联邦境内运用套针减肥22例，分为两组：一组从脐旁2寸的天枢穴进针，针尖向外透刺大横穴9例，二组从脐旁4寸的大横穴进针，针尖向内透刺天枢穴13例，均留针3天。治疗期间不控制饮食，也不刻意强调运动。其中二组1人于第二天发生留针处出血，终止治疗，退出观察。留针期间每组仅1~2人感觉轻微嗳气、排气增多，其余均无任何不适。结果：一组腹围减肥1~2cm者，5例；减肥2cm以上者，4例（最多2.5cm）。二组腹围减肥1~2cm者，4例，减肥2cm以上者，8例（最多者2.3cm）。两组减肥疗效比较，全部有效，且疗效相当，并无任何不良反应，也无须控制饮食和刻意运动。

典型病例：谢尔盖·奇佐夫，54岁，俄罗斯人。身高163cm，腰围113cm，体重88.5kg。脉搏平稳，舌淡红，要求减重（重点是减小腹部体积）。套针治疗1次，留软管3天。拔出软管后，腰围109cm，体重87.5kg。患者表示非常满意（图16-14和图16-15）。（俄罗斯套针培训中心主任吴继华医学博士、格拉迪舍夫·亚历山大）

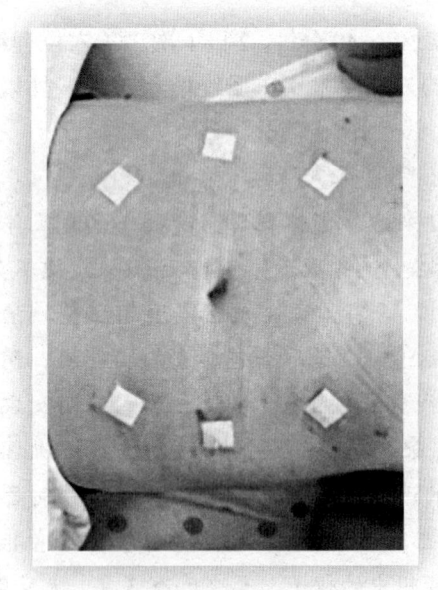

图 16-14 套针减肥前　　　　　　　　　　　图 16-15 套针减肥后

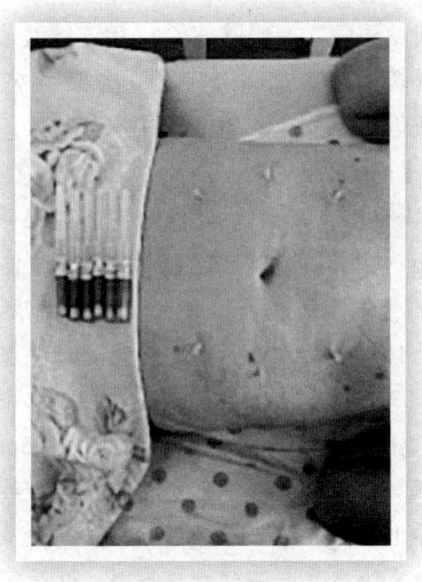

十三、肿瘤防治

肿瘤是全身性疾病在局部的表现，分良性和恶性两类。恶性肿瘤是目前危害人类健康最严重的常见疾病。

肿瘤的致病因素比较复杂。外因可由感受六淫之邪，或夹杂疫疠之气，侵袭人体，而使人致病；或由于长期饮食不节，使脾胃功能受损，酿湿生痰，日久痰湿化热，痰热阻滞，可影响气血的运行。内因则由于情志失调，七情太过而造成脏腑功能失调，气机郁滞，络脉壅塞。农药、化学药品、放射腺等现代因素。上述诸种原因，都可导致气滞、血瘀、湿聚、痰凝、热毒等，这些因素相互交结而成肿瘤。

恶性肿瘤的种类虽然很多，但其病理往往有以下三方面特点：第一，病邪长期停留体内，使正气耗伤；第二，放疗化疗存在不良反应，药毒、热毒损伤人体阳气与阴液；第三，肿瘤难以根除，痰瘀热毒可能转移或复发。

北京盖国才教授经过几十年的临床研究和观察，总结出了一系列穴位压诊辅助诊断肿瘤的经验，将大腿后侧足太阳膀胱经承扶与委中连线的中点外下 5 分处的"新大郄"定为恶性肿瘤的定位穴（压痛点在 +++ ～ ++++）；承扶与委中连线的中点内下 5 分处的"新内郄"则确定为良性肿瘤的定位穴（图 16-16）；而足太阳膀胱经腰背部的背俞则为癌症定位穴（笔者补充：膈俞为血癌的定位穴；肺俞为皮肤癌的定位穴；肾俞或大椎为骨癌的定位穴，压痛点在 +++～++++）。

【治疗方法】

1. **治则**　治疗恶性肿瘤应该辨病与辨症结合，扶正与祛邪并举。通过清热解毒、化痰除湿、行气活血、化瘀止痛、软坚散结、扶正固本等治法达到调和气血，平衡阴阳的目的。

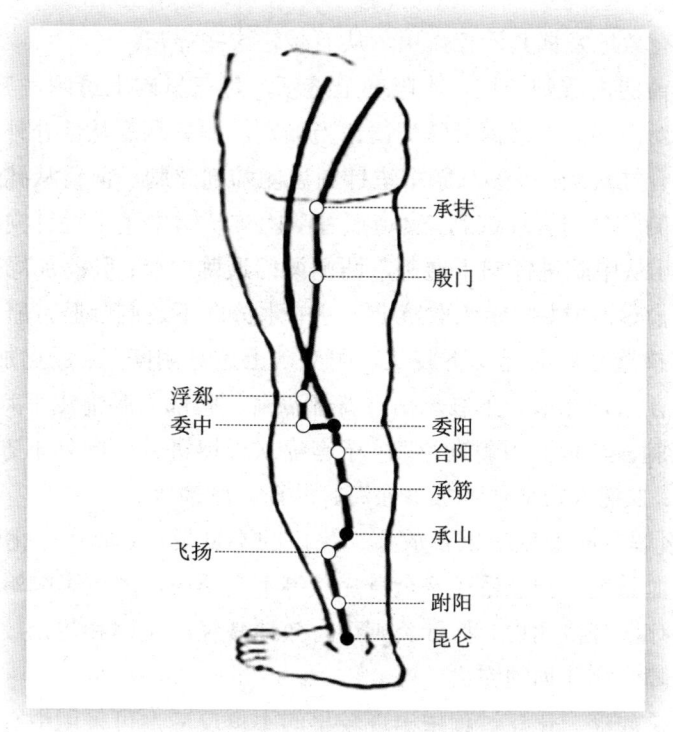

图 16-16　足太阳膀胱经下肢治癌经穴

2. 治法　浮刺在肿瘤治疗上的应用主要体现在抑制癌肿疼痛、改善临床症状、减轻和缓解放疗化疗的不良反应、提高机体免疫力并改善脏腑功能以及抑制肿瘤生长或转移方面。

(1) 抑制癌肿疼痛，减轻患者痛苦：疼痛是肿瘤患者最痛苦的症状之一，肿瘤引起的疼痛，医学上称之为"副癌综合征"。一般止痛药效果不佳，吗啡类药物很容易产生药物依赖，而针灸抑制癌症疼痛具有疗效好、无毒副作用、不产生依赖等优点。即使是恶性肿瘤的剧痛，也有一定的止痛作用。浮刺主穴除了选用肿瘤局部有关经穴或阿是穴对准痛点浮刺并摇针外，其他还有百会及四神聪浮刺法、神门浮刺通里法；腕踝针上2区（也即内关透刺上1寸的间使）或透刺郄门；相应夹脊互相透刺等。

脑瘤疼痛加前后或左右四神聪互透（经过百会）；肺癌胸痛加膻中向患侧肺部浮刺、孔最向肘关节拇指侧的尺泽浮刺；乳腺癌疼痛加膻中浮刺乳房、乳根透刺乳房；胃癌、肠癌疼痛加两侧梁门透中脘、两侧天枢向肚脐浮刺、下肢上巨虚向上浮刺足三里；肝癌疼痛加患侧章门透刺期门。

"新大郄"和"新内郄"既然是能反映肿瘤压痛的两个基本穴，也就能作为肿瘤疼痛的治疗目标。从两个穴位的下方进针，向上浮刺，配合背部相应脏腑的"背俞"。根据病情轻重，各摇针3～5分钟，留针2天左右。

(2) 改善肿瘤患者的临床症状：不同的肿瘤有不同的临床症状，如鼻咽癌患者鼻出血、肺癌患者咳血、食道癌吞咽困难、胃癌恶心呕吐、肠癌患者便血等，给患者造成相应的痛苦。针灸则能有效地发挥其治疗作用，从而减轻这些痛苦。

主穴多取膈俞向内透刺脊柱，丰隆向上透刺，足三里向上透刺，三阴交向上透刺，新大郄向内透刺新内郄。再根据具体病情适当加穴，如鼻咽癌从地仓外下方透刺鼻旁迎香，二侧肺俞向脊柱透刺；肺癌从膻中进针向患侧肺部浮刺，前臂从孔最进针向上透刺肘关节尺泽，二侧肺俞向脊柱透刺；食道癌吞咽困难从膻中稍下进针向上透刺咽喉部天突；胃癌恶心呕吐从中脘进针向下透刺，两侧梁门透刺中脘；肝癌加局部的期门沿肋间隙横刺，两侧肝俞透刺脊柱；腹水取脐上1寸的水分向下透刺肚脐，脐旁天枢向下透刺水道或两侧水道横透任脉关元，下肢从三阴交向上透刺阴陵泉；肠癌加天枢向下透刺；直肠癌便血分别在上臂孔最、下肢承山、背部膈俞、腰部大肠俞皮下刺；乳腺癌由膻中外向患侧乳房透刺，乳根向内斜向浮刺；子宫癌从天枢进针，向外下方透刺子宫；骨癌加灸大椎、悬钟；血癌（白血病）加灸血海、肝俞、脾俞等。

(3) 减轻和缓解胃肠道反应以及放疗、化疗的不良反应：放疗、化疗过程中常常产生胃肠反应、造血系统、神经系统及全身症状等不良反应，严重影响治疗计划，许多患者不得不停止治疗，等待死亡。而针灸则可有效地减轻、缓解和防止放疗、化疗对人体的不良反应，保障治疗计划的完成。

胃肠道反应是放疗、化疗过程中出现较早的不良反应，可采用中脘向肚脐或天枢透刺，腕踝针上2（即内关向上浮刺）；口腔咽喉反应可采用膻中透刺天突；直肠反应可采用天枢透刺肚脐，两侧大肠俞透刺脊柱。

放疗、化疗在杀死癌细胞的同时，也会抑制骨髓造血功能。白细胞减少是放疗、化疗过程中最为多见的不良反应，针灸尤其是灸法在对抗放疗、化疗对骨髓造血功能的破坏作用、改善骨髓造血功能、升高白细胞方面具有良好的疗效。

治疗可选用大椎、心俞、厥阴俞、膏肓、膈俞、肝俞、脾俞、胃俞、血海、足三里、三阴交、悬钟等穴，以艾灸法为主，每次每穴灸5~10分钟，每日1~2次，明显提升白细胞的指数，保障放疗、化疗的正常进行。

(4) 提高机体免疫力，改善脏腑功能：艾灸关元、气海、中脘、膻中、膏肓、脾俞、胃俞、肾俞、足三里、血海、三阴交等穴，可有效地减轻和防止放疗、化疗对人体细胞免疫功能的抑制作用，许多患者在接受针灸治疗的过程中，会明显感觉到饮食、睡眠及精神大为好转，为抗癌治疗增添体力和信心。

(5) 抑制肿瘤生长或转移：针灸还有一定的抑制肿瘤生长和转移的作用，能使一些良性肿瘤甚至恶性肿瘤缩小或消失。刺法为背部两侧膈俞对刺脊柱浮刺；两侧痞根对刺脊柱；两侧天枢对刺肚脐；丰隆皮下透刺等。

十四、竞技紧张综合征

竞技紧张综合征包括考场紧张综合征和比赛紧张综合征等，是在竞技前或竞技过程中由于精神紧张出现的神经、消化、心血管等系统的一系列症状，常见于参与各种考试的人和运动员。其机制主要是个人心理压力和社会环境影响等多因素的刺激，使心理失衡，情绪变化，并通过自主神经、内分泌系统的作用引起人体一系列的生理异常变化。

本病隶属于中医学心悸、不寐、晕厥的范畴，病因病机是七情内伤，情志偏胜，喜怒忧思太过，从而引起脏腑功能失调。

【临床表现】

头痛、头晕、心悸、失眠、嗜睡、纳差、腹痛、泄泻、出冷汗、气急、烦躁、手抖、肌肉震颤、倦怠乏力、注意力不能集中，甚则运动员在比赛中出现血压升高，晕厥；学生在考前或考试中出现记忆力下降，书写困难，视力模糊，尿频、尿急、晕厥等。

【治疗方法】

1. **治则** 补益心脾，疏肝理气，镇静宁神，醒脑增智。

2. **刺法** 先端坐，后仰卧位、再后俯卧位，针刺点严格消毒。①考前或赛前以头顶的前、后神聪（百会前后各1寸）或左右神聪（百会左右各1寸）进针，互相透刺；②第7颈椎棘突下的大椎横向浮刺；③脾俞可根据具体症状表现，偏于心理素质方面就上透心俞、厥阴俞；偏于胃肠道系统方面就下透胃俞；④上肢手少阴心经从掌面腕横纹小指侧上1.5寸（灵道）处进针，针尖朝上刺近心端；⑤内关则可采用浮刺法或腕踝针法从下往肘关节方向浮刺（图16-17）；⑥下肢从外踝高点上2寸左右进针，针尖向上透悬钟浮刺（图16-18）。摇针3～5分钟，根据季节决定留针时长。

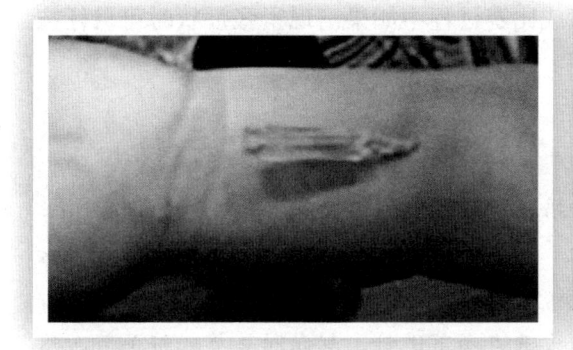

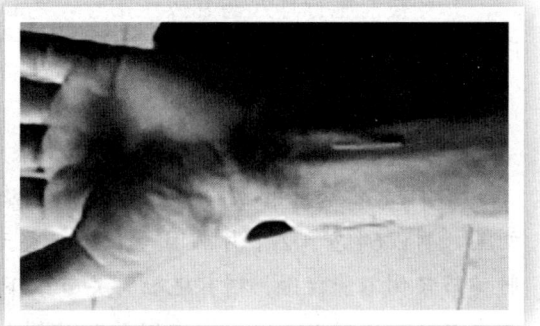

图16-17 从下往肘关节方向浮刺

以上处方，百会及四神聪位于头顶正中，与头部诸多经脉联系，深入脑髓，具有醒脑开窍、健脑益智作用（可以带针上考场）；大椎属于督脉穴，人体全身阳气皆会于此，故为"诸阳之会"，阳气最旺，能给人朝气蓬勃的精气神；脾统血，主思维，古有"智慧囊"之美誉，产生智慧，健脑益智；灵道、内关分别属于手少阴心经和手厥阴心包经，内通心脑，补养心血、安神定志、镇静宁神、健脑益智；悬钟是"髓"之会，髓充则脑健，思维能力和记忆能力都会很强。

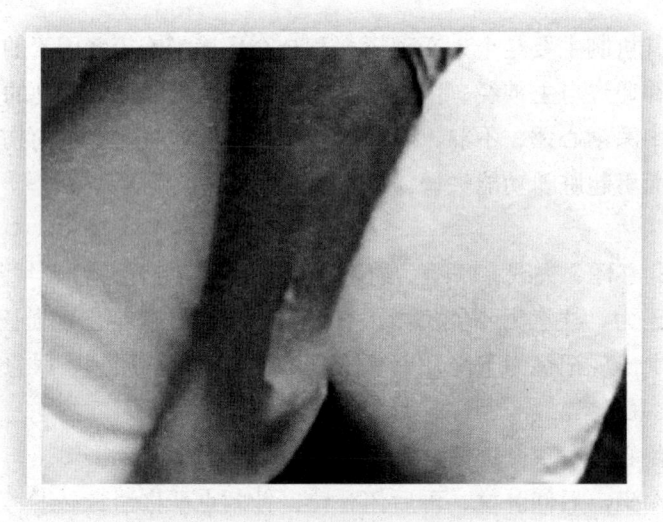

图 16-18　从外踝高点向上透刺悬钟

3. **腕踝针疗法**　上1、上2、下1区，从下往上针刺。
4. **其他简易疗法**　皮肤针叩刺上述穴位，每穴 3~5 分钟。每日 1 次。

【附注】
1. 浮刺治疗竞技紧张综合征疗效确切，无不良反应，不影响运动员药检结果。
2. 竞技紧张综合征由精神紧张引起，除了上述治疗外，可配合心理疏导。
3. 竞技前施行耳穴药丸按压治疗，考试或比赛过程中如果出现紧张症状时可自行按压耳穴以加强刺激，增强镇静安神效果。

十五、其他疑难杂症

例1　北京中推 2016 年 8 月浮刺疗法培训班内蒙古学员赵某 9 月 14 日微信分享：刘某，男，64 岁。2 个月前因干农活一整天，突然出现肘关节以下至手指麻木无知觉，肘关节尺侧不能碰触，稍有碰触肘关节以下就像触电一样疼麻，无名指、小指均不能握，曾在其他诊所治疗无效。我在肘关节尺侧上方选点向下进针，刺向肘关节、腕关节，然后在距离腕关节上 2cm 处向下再进一针，摇针 5 分钟。第一次治疗后肘关节到腕关节麻木消失，知觉恢复，碰触肘关节尺侧无触电感，无名指和小指能握。初战告捷，给我增添了信心，第二天同法再治一次，腕关节到手指恢复知觉（仅稍有麻木）。第四天因小指末段还稍有麻木，先针刺八邪，留针半小时后再以同样的方法浮刺治疗，小指末端麻木消失。又巩固治疗 2 天，至今没有复发。

这位患者是我学习浮刺疗法不久遇到的一位病情复杂的患者，当时用王老师传授的浮刺疗法和毫针疗法综合治疗的，但是对疗效心里没底。没想到效果极佳，6 次就痊愈了。

例2　成都岐黄轩医学培训中心 2016 年太原浮刺疗法培训班新疆学员杨某 2016

年10月23日微信分享：房某，男，38岁。右侧肩关节及肘关节疼痛伴活动受限1周。1周前，患者和几个朋友玩耍后出现右侧肩关节、肘关节内侧疼痛，活动后加重。右肩部在抬手60°～90°时感觉剧烈疼痛，再往上时疼痛消失。曾在当地医院按肩关节半脱位给予手法治疗无效。查体：患侧肩关节和肘关节均没有肿胀畸形，肘关节内侧肱骨内上髁处压痛（+），按压时疼痛可向上臂放射，肱骨大小结节之间有明显压痛点，喙突也有明显压痛。诊断为右侧肱骨内上髁炎，右侧肱二头肌长头肌腱炎，右侧冈上肌腱炎。治疗从前臂内侧向肱骨内上髁方向浮刺，从三角肌下沿往上向肩袖方向浮刺，从腋上向喙突方向浮刺，各摇针5分钟左右。浮刺后患处疼痛明显缓解。嘱制动1周，浮刺治疗1个疗程（3～5次），2～3天一次而愈。

需要强调的是，学习和应用浮刺疗法，必须克服浮刺万能和浮刺无用的两个极端思想认识，实事求是把握浮刺疗法的临床应用。

浮刺万能者认为，浮刺治疗没有必要配用其他任何治疗方法，因为浮刺治不好的病，其他任何方法也治不好，似乎浮刺疗法就是天底下唯一的、最好的疗法。甚至还说，如果配用了其他疗法，就会干扰浮刺的疗效，本来浮刺有效的反而会变得无效。此论显然是不科学、不现实、没有道理的。

部分学员在浮刺疗法的临床工作中，偶尔遇到没有疗效甚至疗效欠佳，而又没有对策的病种后，就会心急火燎、心烦意乱。北京中推2016年8月北京浮刺疗法培训班内蒙古学员赵某刚开始接触浮刺疗法时就是这样。他本是一名毕业于大连医学院的西医生，却一直喜欢中医针灸。自从当上了针灸医生，不但学会了浮刺疗法，还掌握了不少普通针灸技术。一旦心情激动，就容易急于求成。偶尔遇到一时难以奏效的病例，就会焦躁不安，急得像热锅上的蚂蚁。后来经过反复锤炼，对浮刺加针灸治疗诸多疼痛性病证，甚至一些内科病证，都能做到心中有数、得心应手。

学员中甚至还有情绪低落、吃不好饭、睡不好觉的。北京中推2016年9月浙江金华班浮刺疗法培训班班长丁某9月28日微信反馈：昨天一位49岁的女患者，因腰椎问题引起左下肢下蹲疼痛，浮刺治疗效果不显，我的情绪十分低落。这样遇到一点挫折和失败就唉声叹气、灰心丧气，也是从另一个层面体现出的浮刺万能思想。

极个别学员，平时也经常在微信群里分享一些成功的病例，一旦偶尔碰到了无效的病例，就会抱怨和怀疑浮刺疗法的作用。须知，有些疑难杂症是会比较难治，这本来是很正常的事，犯不上耿耿于怀。天下没有万能的治疗方法，也没有万能的灵丹妙药。军事上都有"胜败乃兵家常事"的说法，又何况医者呢？如果一个医生走在哪里都喜欢拍胸，高调叫喊"百病皆治""包治包好"，与张悟本绿豆、茄子、冬瓜、萝卜"四大法宝"包治百病（甚至包括癌症）有何区别。

综合治疗的思路和方法，古今中外都是提倡的。孙思邈在《千金方》中说："针而不灸，灸而不针，非良医也；针灸而不药，药而不针灸，亦非良医也。"临床上做浮刺治疗，可以根据患者的病情和经济条件等实际情况，酌情选择毫针法、电针法、艾灸法、拔罐、刺血法、穴位注射法、局部贴膏药等多种物理疗法，以增强和提高疗效。

成都岐黄轩医学培训中心西安浮刺疗法培训班雁塔2016年1月29日微信反馈：我从第一次做浮刺到现在，一直是浮刺、膏药同用，原因有二。第一，浮刺法不在痛点进针，痛点正好外贴膏药；第二，浮刺疗法不是万能的，膏药可以增强浮刺的疗效。

成都岐黄轩医学培训中心2016年重庆浮刺疗法培训班贵州学员何某（班长）2016年1月19日微信分享：杨某，60岁，左下肢腘窝上有一直径2~3cm的良性囊肿，局部皮肤凸起，无红肿，但触摸非常疼痛。我用浮刺法在委中上下刺，配合针灸内外膝眼、阳陵泉、承山、梁丘、阴谷。患者疼痛明显减轻，行走也不酸了，囊肿也变小、没有治疗前那么硬了。这就是浮刺法和毫针刺法结合的神奇效果。

北京中推2016年3月浮刺疗法培训班河南新乡学员郎某对很多病经常都是浮刺、毫（火）针、电针、拔罐、刺血疗法等综合治疗，深受当地患者的欢迎。郎某2016年5月10日分享：患者膝关节疼痛，不能走路，浮刺治疗时找不到痛点，治疗后也没有反应。第二次治疗，痛点出现，浮刺针法外加传统火针点刺痛点，再接电针治疗仪，非常有效。经过4次治疗，患者行走自如。

北京中推2016年4月武汉浮刺疗法培训班李时珍养生馆徐医师2016年4月30日微信反馈：我非常认可您在浮刺疗法教学中将其融入中医传统针灸经络、腧穴经典。浮刺治病不问病因病机，不讲辨证论治，那其遵循的原理在哪里？其实离不开经络、穴位。中医针灸几千年，当浮刺疗法无效时，还是配合治疗。弟媳的爷爷腰椎间盘突出（第3~5腰椎）发作，腰痛得厉害。去年曾经跟老师学过浮刺疗法的弟弟以浮刺疗法治疗2次无效，我用毫针为老人治疗1次，腰痛即减轻90%。老人说他的病还得靠这个（指毫针），弟弟和弟媳妇都叹服。

北京中推2016年5月浮刺疗法培训班江苏学员杨医生5月29日微信反馈："浮刺法治疗超过2次效果不佳时，一定要综合治疗。"一心向善5月29日微信分享："单一浮刺疗法效果不理想时，我主张多措并举，综合治疗。"

江苏学员郭某5月29日微信分享：一位腰椎骨刺患者，曾在县医院治疗十多次不见效，我做了3次浮刺法加火疗，现在已经找不到痛点了。

石家庄学员跃华5月28日微信分享：一位肩周炎患者，做了2次浮刺，外加贴膏药，效果很好！

天津学员李某：昨晚给患者做浮刺疗法后再敷膏药，效果确实能提高很多。

北京中推2017年长春浮刺疗法培训班哈尔滨学员邵某7月14日微信反馈：今天治疗一位腰椎严重变形、无法平卧、只能坐着睡觉的患者，针对痛点做浮刺，毫针后溪，艾灸腰部第2腰椎棘突下的命门。治疗1个多小时后，患者症状基本消失，也可以平卧了。浮刺疗法与传统针灸综合治疗，效果真的较单一疗法更好。

成都岐黄轩医学培训中心2016年7月太原浮刺疗法培训班新疆学员杨某8月8日微信反馈：没有一种方法可以包治百病，但浮刺疗法对痛证见效快、成本低、风险小，也便于携带和操作。在此感谢王老师，感谢培训部的各位老师，同时希望各位同学今后多总结，多交流，把浮刺事业发扬光大。

附录　腕踝针疗法

腕踝针疗法源于20世纪70年代，由海军军医大学第一附属医院（上海长海医院）西医学习中医针灸的医生们（神经精神科张心曙主任医师等）创立的。它是一种在传统中医针灸疗法以及"全息"理论和实践的指导下，根据病痛的不同部位而在腕、踝部选取相应刺激点，施行皮下浅刺术治疗疾病的疗法。

一、腕踝针疗法的特点

1. 刺激点少而精，全身仅12个刺激点，相当于12个穴位。
2. 刺激点全在腕踝关节部位，无须脱衣，不受季节、气候、环境、条件的限制。
3. 操作简单、方便，易于掌握。
4. 创伤小，损伤轻，无针感，安全无痛，不易出现晕针现象。
5. 现代腕踝针疗法又融入了浮刺理念和方法，增加了摇针手法和软套管留针环节，提高了传统腕踝针的临床疗效。

二、腕踝针的适用范围

腕踝针的适用范围，也即腕、踝穴点的主治范围，包括从头到脚各个部位组织器官及其相应功能的病变。其中，对腕踝关节附近的痛症疗效明显，对各种神经痛、头痛、牙痛、腰腿痛、扭挫伤、肌肤麻木等疗效较好；对鼻塞、流涎、皮肤瘙痒也有一定疗效；对肩周炎、坐骨神经痛有效，但常有反复。

三、全身分区

1. **躯干部分区**　躯干部的分区是以前后正中线（任脉、督脉）为标线，将身体由前而后划为6个纵行区。

1区：前正中线及两侧的区域，包括前额正中、眼眉、鼻、舌、牙齿、咽喉、气管、食道、心脏、腹部正中、前生殖器、会阴部、下肢内侧后缘。

2区：身体前面的两旁较为宽阔的部位，包括颞前部、面颊、后牙、下颌、甲状腺、锁骨上窝、肺、心、乳房、肝、胆、脾、侧腹部、下肢内侧正中及前缘。

3区：身体前面的外缘的狭小区域，包括颞部、耳郭前缘、下颌角、侧颈部、腋前线向下以及下肢内侧前缘。

4区：身体前后的阴阳面的交界处，包括头顶、侧头、耳朵、侧颈、腋窝正中垂直向下的胁肋部以及下肢外侧前缘的狭小区域。

5区：身体后面的两旁，与身前的2区相对，包括头颈的后外侧部、肩胛区、背腰部及臀部外侧、下肢外侧正中区域。

6区：后正中线及两侧，与身前的1区相对，包括头顶正中及后枕部、项部、脊椎、背、腰、骶部、臀部及肛门、下肢外侧后缘区域。

以上6个区可以这样记：前后正中线及两侧是前面的1区、后面的6区；再两旁是前面的2区、后面的5区；身体前后阴阳面的交界处为4区，4区前面的极狭小区域为3区。

身体的上下以横膈为界，以胸骨末端（剑突）和两侧的肋弓的交界处为中心，划一条环绕身体前后的水平线，代表横膈。横膈线将身体两侧的6个区又分成上下两半，横线以上各区分别称为上1区、上2区、上3区、上4区、上5区、上6区；横线以下各区分别称为下1区、下2区、下3区、下4区、下5区、下6区。临床为标明症状是在左侧还是在右侧，又可称之为"左上1区"或"右下6区"等。

2.四肢部分区　四肢部的分区是以臂干线和股干线为四肢同躯干的分界。臂干线是一条环绕三角肌附着缘至腋窝的线，以此作为上肢与躯干的分界。股干线是一条自腹股沟至髂嵴的线，以此作为下肢与躯干的分界。当两侧的上下肢处于内面向前的外旋位置并相互靠拢时，以靠拢处出现的狭缝为分界，前面的相当于前中线，后面的相当于后中线。这样一来，四肢的分区就可以按躯干的分区类推了。

四、定位与主治

穴点就是腕、踝部的针刺点。在四肢部腕、踝附近的手三阴、手三阳和足三阴、足三阳经脉上定下与6个区相对应的点（即6个区投影于同侧腕、踝的相应6个刺激点）。

1.腕部穴点和主治　腕部穴点（附图1）大致在离腕横纹上约2横指环桡腕部的一圈处，从小指侧沿着前臂内侧向拇指侧、再从拇指侧经前臂外侧向小指侧旋转一圈。各点分别记为：上1、上2、上3、上4、上5、上6。其中，上1、上2、上3在掌面小指侧的手少阴心经、正中的手厥阴心包经、拇指侧的手太阴肺经；上4在内外面阴阳交界的桡骨缘上（手阳明大肠经），上5、上6分别在尺桡骨之间（手少阳三焦经）和小指侧（手太阳小肠经）。

上1：掌面腕横纹尺侧缘上2横指，紧靠尺侧（小指侧）屈腕肌腱（手少阴心经）。主治前额痛、面神经麻痹、眼肌痉挛、三叉神经痛、目疾（结膜炎、视力障碍）、鼻病（鼻塞、流涕）、口舌生疮、流涎、前牙肿痛、咽喉肿痛、扁桃体炎、声音嘶哑或失语、感冒、咳喘、心悸、心前区胸闷、心绞痛、胃脘痛、食欲减退或厌食、恶心呕吐、呃逆、眩晕、失眠、精神障碍、癫痫、寒战、潮热或盗汗、多汗或少汗、感觉麻木、皮肤瘙痒、手少阴心经循行区域病变等。

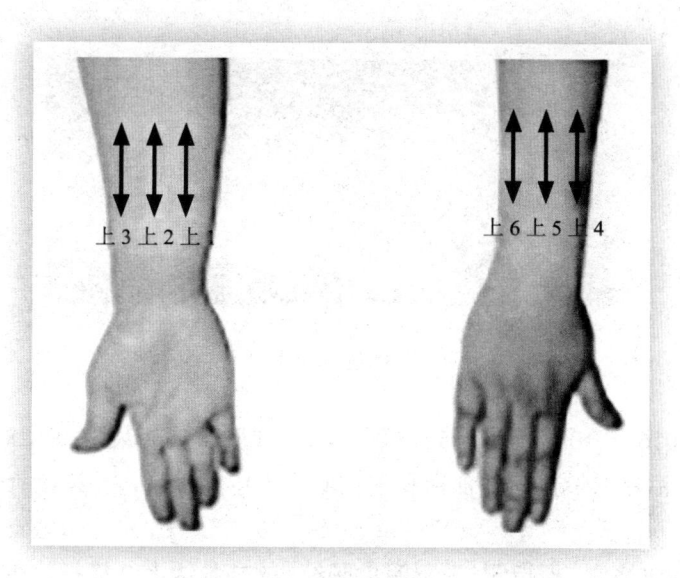

附图1　腕部穴点

上2：掌面腕横纹中点上2横指（掌长肌腱与桡侧腕屈肌腱之间、手厥阴心包经）。主治颞前部痛、颌下肿痛、后牙痛、胸痛、胸闷、乳房胀痛（回乳）、哮喘、胸胁疼痛、肋间神经痛、手心热痛、手厥阴心包经循行区域病变、掌面指端麻木等（附图2）。

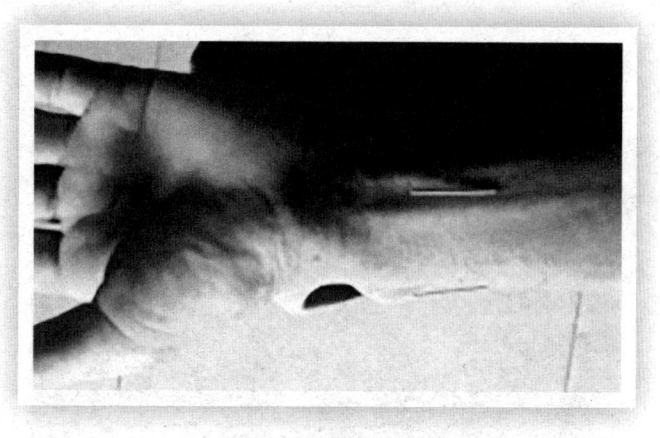

附图2　腕部穴点针刺

成都岐黄轩2016年重庆浮刺疗法培训班学员周某10月14日微信分享：前晚夜宵6人喝酒时，一位56岁女士左胁下早上就痛，席间我以腕踝针在左腕上2区一针，留针3分钟后疼痛消失，实属预料之外。有的病痛腕踝针快过于麻醉很欣慰，感谢王教授传授的好技术。

上3：掌面腕横纹桡侧（拇指侧、桡动脉桡侧、手太阴肺经）上2横指（附图3）。主治耳前部疼痛、腮腺炎肿胀疼痛、胸胁疼痛、手太阴肺经循行区域病变等。

《内经》浮刺治疗学

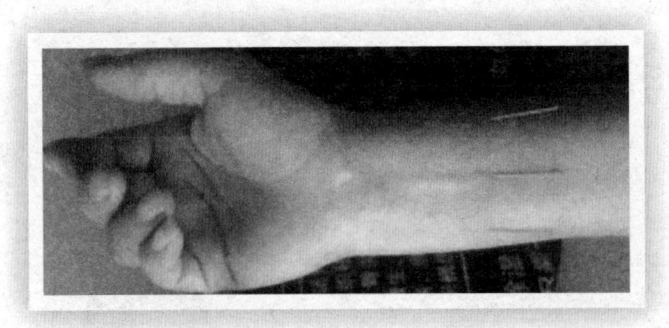

附图3　上3区

北京中推2016年10月河南开封浮刺疗法培训班学员胡某10月28日微信分享：用上2区、上3区治疗一位拇指、食指和中指麻木5年的患者，一次治疗后，麻木感减轻约50%。

上4：腕背横纹桡侧（拇指侧、手阳明大肠经）的桡骨缘上2横指。主治头顶痛、耳痛、耳鸣、幻听、下颌关节炎、肩关节前侧痛（三角肌前缘处）、胸胁疼痛（腋中线部位）、肘关节痛、手阳明大肠经循行区域病变、拇指关节痛等。

上5：腕背横纹中点上2横指（尺、桡骨之间、手少阳三焦经，相当于外关）。主治头痛、头昏、眩晕、晕厥、项背疼痛、脊柱颈胸段疼痛、肩关节酸痛（三角肌后缘处）、上肢感觉及运动功能障碍、手少阳三焦经循行区域病变、腕关节疼痛、手背及指关节疼痛等（附图4）。

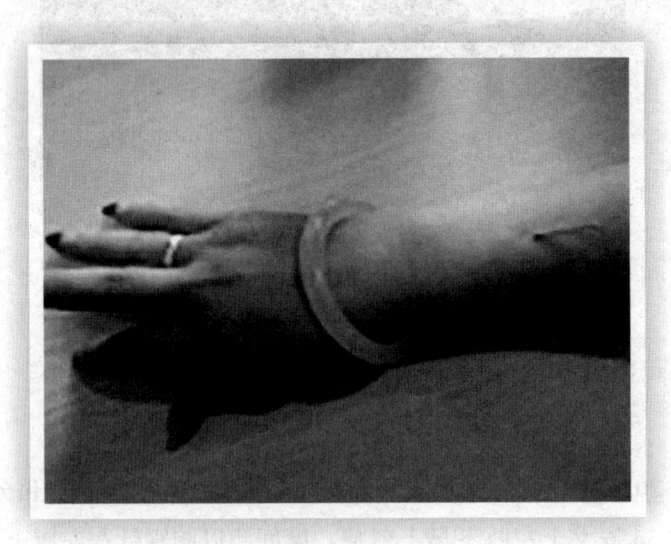

附图4　上5区

北京中推2016年10月河南开封浮刺疗法培训班胡某，10月22日微信分享：我班女学员杨某，二十多年前分娩后没有忌冷水，导致右手中指疼痛，局部关节微肿，影响活动。上课中演示腕踝针，经用上5区（针尖向下），当即疼痛完全消失。

北京中推2016年10月河南开封浮刺疗法培训班陕西学员武某，长期电脑工作，形成"鼠标手"，右手中指、食指、无名指关节经常疼痛，打电脑时疼痛明显。上课中演示腕踝针，经用毫针针刺上4、上5、上6区（针尖向下），当即疼痛完全消失。

上6：腕背横纹尺侧上2横指（小指侧、尺骨尺侧边缘、手太阳小肠经）。主治后头痛连及项背、脊柱颈胸段疼痛、肩关节后侧疼痛（三角肌后缘处）、手太阳小肠经循行区域病变、手背小指侧冻伤、小指关节疼痛等（附图5）。

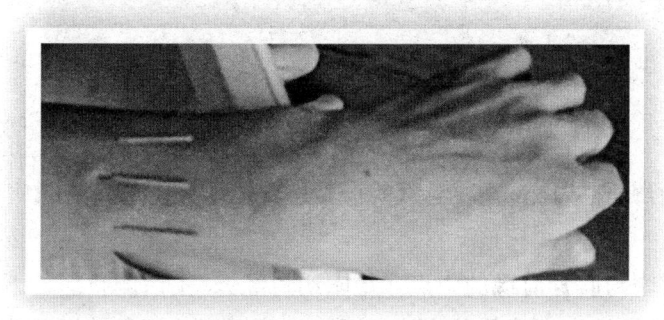

附图5 上4、上5、上6区

北京中推2016年合肥浮刺疗法培训班西安学员李某10月2日分享：患者，女，55岁。年轻时右肩有时候会痛，忍一忍就好了。最近病情加重，右肩关节白天疼痛，半夜更甚，常常会疼醒，影响睡眠。右肩关节活动受限，不能上举、外展和后伸。已经连续3个月左右，贴膏药、吃药都未见效果。2016年9月26日来治，第一次用腕踝针从手臂外侧4、5、6区进针，胶布固定，留针到第二天下午，患者说晚上睡觉没有疼痛，但是活动还有些受限，举到一定高度还是疼痛。再用浮刺法对准痛点进针，摇针疼痛减轻留针，再加用腕踝针4、5、6区留针。连续治疗3天，各方面症状都改善了。右肩活动恢复，可以上举、外展、后伸。

2.踝部穴点和主治 踝部穴点大致在离内踝和外踝隆起部最高点以上约3横指环绕小腿一圈，从跟腱内侧经内踝上、足胫上、外踝上、回到跟腱外侧。各点记为：下1、下2、下3、下4、下5、下6。其中，下1、下2、下3分别在小腿内侧面的足少阴肾经、足太阴脾经和足厥阴肝经，下4、下5、下6分别在小腿外侧面前缘（胫上）的足阳明胃经、正中的足少阳胆经和后缘的足太阳膀胱经（附图6）。

下1：在跟腱内缘（足少阴肾经），主治胃脘部疼痛、脐周疼痛、胆道蛔虫症、下腹部疼痛、遗尿、尿频、尿急、尿痛、尿失禁或尿潴留、痛经、带下、阴痒、下肢内侧后缘循行区域病变、腘窝内侧痛、腓肠肌痉挛、足跟痛等。

下2：在胫骨内侧后缘（足太阴脾经），主治胁肋疼痛、肝区疼痛、侧腹部疼痛、消化不良、过敏性肠炎、腹股沟淋巴结炎、下肢内侧正中区域（大腿及膝关节内侧）疼痛、内踝关节疼痛等。

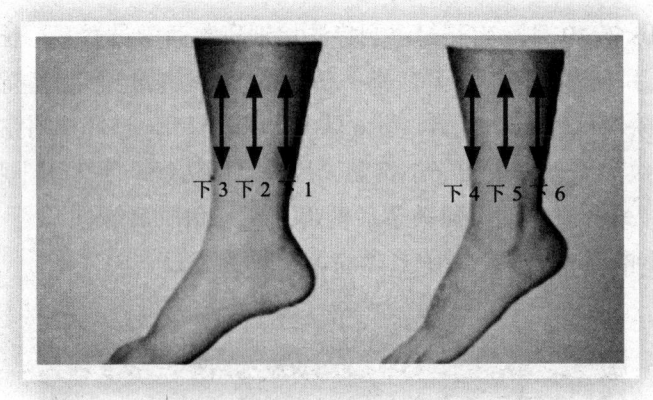

附图6　踝部穴点

下3：胫骨前缘向内1cm处（足厥阴肝经），主治下肢内侧前缘病变、膝关节及髌骨内侧疼痛等。

下4：胫骨前嵴与腓骨前缘的中点（足阳明胃经），主治侧腰痛、下肢外侧前缘疼痛或麻木、股外侧皮神经炎、膝关节疼痛、下肢痿痹瘫痪、感觉及运动功能障碍、足背疼痛、跖趾关节疼痛等。

下5：小腿外侧中央，靠腓骨后缘（足少阳胆经），主治腰背疼痛、臀部中央疼痛、髋关节疼痛、下肢外侧正中区域疼痛或麻木、外踝关节炎及扭伤疼痛等。

下6：靠跟腱外缘（足太阳膀胱经），主治腰骶椎病痛（急性腰扭伤、腰肌劳损、骶髂关节炎、尾骶骨疼痛）、便秘、脱肛、痔疮、下肢外侧后缘区域疼痛或麻木、坐骨神经痛、腓肠肌痉挛、足前掌疼痛、趾端麻木等。

五、选点方法

1. 针刺点在与病证相同的区域选取（根据病证对号入座），如1区的病证选1区，2区的病证选2区等。

2. 上半身病证选腕部穴点，下半身病证选踝部穴点。

3. 身体左变的病变取左边的穴点，身体右边的病变取右边的穴点。例如，左侧耳鸣取左侧上4区，右侧睾丸炎取右侧下1区。

4. 若病证恰在身体中线，则选上下肢左右两侧，如气管炎选择两侧上1；绕脐疼痛取双侧下1；颈椎病取双侧上6；腰骶部损伤取双侧下6。

5. 如若四肢部有运动障碍（瘫痪、震颤等），上肢针上4、上5，下肢针下1、下2、下3、下4。

6. 全身性或不能定位的病证，如全身瘙痒、荨麻疹、盗汗、失眠及一些精神神经症状等，都可以同时针两侧上1、上2。

7. 有几种病证同时存在时，要分析病证的轻重缓急，抓主要矛盾。如病证中有疼痛的主症，则应首先按疼痛所在区选点。

针刺点的位置一般不变，若遇针刺部位有瘢痕、血管、肌腱韧带或需要在手足针刺时，可以沿纵线上下略加移位，而不要向旁边移位（即离点不离线、离穴不离经）。在这点上与《针灸大成》："宁失其穴，勿失其经"是吻合的、一致的。

六、操作方法

腕踝针疗法起初是用电极板刺激穴位，后来改用毫针针刺（32号1～1.5寸针），现在可以改用新型浮刺针具操作（附图7），增加了摇针手法以及软套管留针因素，提高了腕踝针的临床治疗效果。

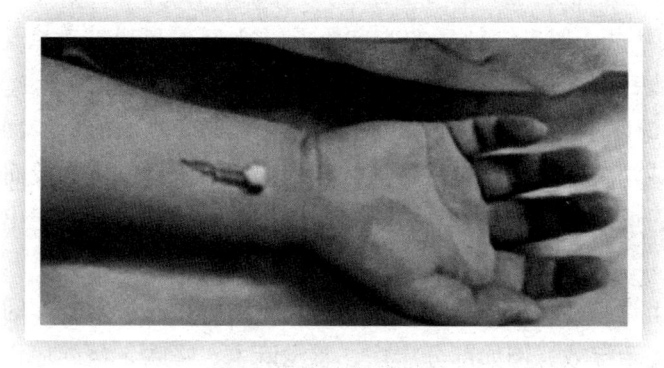

附图7　新型浮刺针具操作

1. **体位**　针腕部穴点患者体位不限，针踝部穴点最好取卧位，使针刺部位的肌肉局部放松，还防止晕针。

2. **进针**　刺手拇食中三指如持毛笔状手持针柄，押手的拇指捏紧针刺点皮肤，将针尖快速刺入皮下。

3. **针刺角度**　最初也是毫针直刺，但操作中发现针尖容易碰到骨骼，也容易出现滞针、弯针。于是试着斜刺和沿皮刺，发现针刺皮下有关部位越表浅，症状消失就越快捷，越彻底。

4. **针刺方向**　以针尖指向病变部位（即"刺向病所"）为原则，若症状在手、足部位，如腕或踝关节扭伤、疼痛、麻木、手或足背冻疮等，针朝向指（趾）端。

5. **进针的深度**　针尖刺入皮下的深度一定要掌握好，有以下3个标志可供判断。

(1) 针尖刺入皮层时仅有轻微刺痛，但很快会消失。

(2) 针尖阻力由紧转松。

(3) 在估计针尖已经刺过皮肤后即可放开持针的手指，要求针自然垂倒并贴近皮肤表面，针尖将皮肤挑起约0.2cm大小的皮丘。如针尖刺入皮下过深，应将针轻轻后退并再观察是否能完全平卧。"3个标志"中第三点是主要的。当针体可以平卧后再将针循纵线沿皮下平刺插入，但针1或6区时，要使针体与腕部或踝部的边缘平行，才能保持针刺在皮下。

(4) 进针要求快，而针推入要慢，不必捻针。注意针刺要表浅，针感要松散，不要求产生酸、麻、胀、重、痛的得气感觉。若有阻力或产生上述感觉都表示针刺入太深，可退针至表浅部位重新插入。

6. 调针 这是操作方法中常能影响疗效的一个重要环节。调针法只是在针刺的当时就能判断疗效欠佳的情况下施行；对于一时无法判断疗效的一些症状，如失眠、遗尿、白带等就无须调针。进针后若原有的一些症状未能消除，在方法上可能有以下原因：

(1) 针不够表浅：这种情况比较多。因针刺的部位在前臂和小腿的远端，这是个上端粗、下端细的部位，进针时虽然力求表浅，但针尖仍容易刺入皮下较深的部位，并出现局部的胀痛感觉，疗效也往往受到影响。此时应将针轻轻退至皮下，重新插入更表浅的部位。

(2) 针的方向不正：如果进针后的方向不正，歪斜偏离纵线就会影响疗效。所以，每次进针后要检查针体是否偏斜，必要时要在退针后予以调整。

(3) 针刺入的深度不当：针刺入的深度不当也会影响疗效。如果是针刺入的深度不够，使症状未能消失或消失不完全，可将针再推入。但也有因针刺过深反而会使原来症状所在部位出现沉困、麻木感，或头昏、心慌等新的症状，则须将针稍退出，往往症状即可消失。

倘若经过以上调整症状仍未能改变，可在留针过程中继续观察。因有的症状在留针的过程中才逐渐显示疗效。例如部分痛症、感觉麻木、哮喘、精神症状等。

7. 摇针加动刺手法 针推进皮下的深度一般约1.5寸，摇针1～2分钟并配合"动刺"法，观察原有疼痛、痒麻以及某些功能受阻症状（例如坐骨神经痛时下肢上抬受限等）的消失及变化情况。

8. 留针 传统腕踝针留针半小时，若病情较重或病期较长，可适当延长留针时间1小时至数小时。新型浮刺针具可以留针24小时以上。留针期间不需要作捻针加强刺激。

9. 出针 患者在家可以自行取针，出针时用消毒棉球压迫针孔，防止皮下出血。

七、治疗疗程

腕踝针疗法的治疗次数视病情而定，需多次治疗时，可以按5～6次1个疗程，疗效缓慢的应酌情增加疗程。急性病可每日治疗2次，一般疾病隔日治疗1次。

八、注意事项

1. 腕踝针进针后一般应无痛感，若有痛感则需要调针至不痛为度。
2. 留针过程中以无感应为佳，不应有沉重和酸麻胀感。如有较强感应，说明针刺过深，应该调针。
3. 女性在月经期如月经正常者以及孕妇不宜针刺，尤其不宜针刺下1区。